内科中成药
辨证论治

郭　维　刘敬霞◎主编

全国百佳图书出版单位
中国中医药出版社
·北京·

图书在版编目（CIP）数据

内科中成药辨证论治/郭维，刘敬霞主编.—北京：中国中医药出版社，2020.12
ISBN 978-7-5132-6453-2

Ⅰ.①内…　Ⅱ.①郭…②刘…　Ⅲ.①内科 – 中成药 – 用药法　Ⅳ.① R286–62

中国版本图书馆 CIP 数据核字（2020）第 186944 号

中国中医药出版社出版

北京经济技术开发区科创十三街 31 号院二区 8 号楼
邮政编码　100176
传真　010–64405721
河北省武强县画业有限责任公司印刷
各地新华书店经销

开本 710×1000　1/16　印张 20　字数 389 千字
2020 年 12 月第 1 版　2020 年 12 月第 1 次印刷
书号　ISBN 978-7-5132-6453-2

定价　68.50 元
网址　www.cptcm.com

社 长 热 线　010–64405720
购 书 热 线　010–89535836
侵 权 打 假　010–64405753

微信服务号　zgzyycbs
微商城网址　https://kdt.im/LldUGr
官 方 微 博　http://e.weibo.com/cptcm
天猫旗舰店网址　https://zgzyycbs.tmall.com

如有印装质量问题请与本社出版部联系（010–64405510）

《内科中成药辨证论治》
编委会

前言

  中成药是以中药材为原料，经制剂加工制成各种不同剂型的中药制品，包括丸、散、膏、丹等不同剂型。由于中成药大多是我国历代医药学家经过千百年医疗实践，创造总结出的有效方剂的精华，且中成药采用科学合理的工艺制备而成，其剂型稳定可控。因此，中成药具有疗效确切，服用及携带方便的优势。在临床上，中成药广受医务人员和患者的欢迎。据不完全统计，我国每年中成药的产量大约三百万吨，且逐年增加。近年来，随着中医药事业的进一步发展和推广，越来越多的中成药在临床被广泛应用。

  目前，中成药的使用一方面是通过医务人员的处方，这其中包括部分西医医生；另一方面通过患者自行购药。然而，由于患者缺乏相应的中医药专业知识，大多数人都是根据病名或药名购买用药，这就与中医辨证论治思想完全不同，因而导致临床疗效并未达到中成药的预期效果。更有甚者，部分患者自行服用中成药，导致严重的毒副作用，出现龙胆泻肝丸中毒等类似的医疗事故，严重影响了中医药的声誉和发展。

  鉴于此，为方便广大医务工作者正确合理使用中成药，特组织临床一线的中医药工作人员编写了《内科中成药辨证论治》。该书以中医内科学常见疾病为主，根据中医辨证论治的原则，每个疾病罗列常见的中医证型，并列举与之对应的中成药及应用方法等。书中所列疾病均以中国中医药出版社出版的《中医内科学》中的疾病为主，所列中成药则选用临床应用较多的品种，中成药的名称、规格、主治功效等方面参考了《中华人民共和国药典（2015版）》和中国医药信息查询平台的相关内容。对于每一种证型，我们都尽量列举常用的中成药，以方便读者查阅使用，有些证型无确切对应的中成药，书中不再列出。

1

本书可供临床一线医务工作者参考使用，也可作为患者自行购买中成药时的参考资料。由于编者时间精力有限，书中如有编写错误，恳请广大读者不吝赐教，在此深表感谢！

编　者

2020年7月

目录

第一章 肺系疾病用药

第一节 感冒

感冒有狭义和广义之分，狭义上指普通感冒，是一种轻微的上呼吸道（鼻及喉部）病毒性感染，广义上还包括流行性感冒，一般比普通感冒更严重，额外的症状包括发热、恶寒及肌肉酸痛，全身性症状较明显。中医将感冒分为风寒、风热、暑湿、秋燥、气虚、阴虚六种类型。气虚感冒和阴虚感冒临床尚无常用中成药，因此本节不列出。

一、风寒感冒

患者表现如下：发热轻，恶寒重，鼻塞声重，打喷嚏，流清鼻涕，咳嗽，咽喉痒，咳痰清稀色白，头痛，肢体酸痛，口不渴或渴喜热饮，舌苔薄白，脉浮紧。恶寒是指患者自觉怕冷怕风，加盖衣被后无明显缓解的一种症状。

1.风寒感冒颗粒

【药物成分】麻黄、葛根、紫苏叶、防风、桂枝、白芷、陈皮、苦杏仁、桔梗、甘草、干姜；辅料为蔗糖、糊精。

【功能主治】解表发汗，疏风散寒。用于风寒感冒，症见发热、头痛、恶寒、无汗、咳嗽、鼻塞、流清涕。

【药物规格】每袋装8g。

【使用方法】口服。一次1袋，一日3次。

【注意事项】①忌烟、酒及辛辣、生冷、油腻食物。②不宜在服药期间同时服用滋补性中成药。③风热感冒者不适用，其表现为发热重、微恶风、有汗、口渴、鼻流浊涕、咽喉红肿热痛、咳吐黄痰。④糖尿病患者及有高血压、心脏病、肝病、肾病等慢性病严重者、孕妇或正在接受其他治疗的患者，均应在医师指导下服用。

2.感冒疏风丸

【药物成分】麻黄绒（炙）、苦杏仁、桂枝、白芍（酒炙）、紫苏叶、防风、桔梗、谷芽（炒）、甘草、大枣（去核）、生姜（捣碎）、独活。

【功能主治】辛温解表，宣肺和中。用于风寒感冒，症见发热咳嗽、头痛怕冷、鼻流清涕、骨节酸痛、四肢疲倦。

【药物规格】水蜜丸每袋6g，大蜜丸每丸9g。

【使用方法】口服。水蜜丸一次6g，大蜜丸一次1丸，一日2次。

【注意事项】同"风寒感冒颗粒"。

【现代研究】《中国药典》2010年版一部增加了酒白芍的含量测定，标准要求含"芍药苷（C23H28O11）计，不得少于1.2%"。白芍（酒炙）为感冒疏风颗粒中的主要药味，在组方中所占的比例也比较大，原标准中未对白芍（酒炙）的含量进行控制。

3. 荆防败毒散

【药物成分】荆芥、羌活、独活、柴胡、枳壳、桔梗、川芎。

【功能主治】解表散寒，祛风除湿，消疮止痛。用于外感风寒，表现为身痛、咳嗽等症。亦可治疗皮肤病、流感、发热、咳嗽、破伤风等。

【药物规格】水蜜丸每袋6g。

【使用方法】口服。水蜜丸一次6g，一日2次。

【注意事项】同"风寒感冒颗粒"。

【现代研究】徐亚萍选择本社区100例风寒感冒患者，将其分为治疗组和对照组各50名，治疗组服荆防败毒散加减治疗；对照组服用酚麻美敏片治疗，3天后观察两组中医证候疗效和中医证候积分的差异。结果提示荆防败毒散加减缓解风寒感冒的疗效与酚麻美敏相当，对改善患者的症状效果较好。

4. 感冒清热颗粒

【药物成分】荆芥穗、薄荷、防风、柴胡、紫苏叶、葛根、桔梗、苦杏仁、白芷、苦地丁、芦根；辅料为蔗糖、糊精。

【功能主治】疏风散寒，解表清热。用于风寒感冒，表现为头痛发热、恶寒身痛、鼻流清涕、咳嗽咽干。

【药物规格】每袋装3g。

【使用方法】用法用量口服。一次1袋，一日2次。

【注意事项】同"风寒感冒颗粒"。

【现代研究】邸金红将60例风寒感冒患儿随机分成观察组和对照组各30例，分别给予感冒清热颗粒和小儿氨酚黄那敏颗粒口服，疗程5天，观察治疗效果。结果显示，观察组总有效率90%（27/30），对照组总有效率70%（21/30），比较差异有统计学意义（$P < 0.05$）；两组均未见明显副反应发生。这说明感冒清热颗粒治疗小儿风寒外感型感冒效果显著。

5. 九味羌活口服液

【药物成分】羌活、防风、苍术、细辛、川芎、白芷、黄芩、甘草、生地黄。

【功能主治】疏风解表，散寒除湿。用于外感风寒夹湿所致的感冒，症见恶寒、发热、无汗、头重而痛、肢体酸痛。

【药物规格】每支装10mL。

【使用方法】口服。一次20mL，一日2~3次。

【注意事项】同"风寒感冒颗粒"。

【现代研究】宋国英认为本方对山区低温多雨季节的外感疾病，症见周身痛楚、头痛咳嗽、恶寒发热者，用之确有良效。因其散寒止痛作用明显，亦可用于治疗牙痛、痹病、中风等疾病，并取得满意效果。

九味羌活丸、九味羌活颗粒这两种药物都是九味羌活口服液的不同剂型，临床可参考九味羌活口服液的相关应用事项辨证使用。

6.正柴胡饮颗粒

【药物成分】柴胡、陈皮、防风、甘草、赤芍、生姜。

【功能主治】发散风寒，解热止痛。用于外感风寒所致的发热恶寒、无汗、头痛、鼻塞、喷嚏、咽痒咳嗽、四肢酸痛，流感初起、轻度上呼吸道感染见上述症状者。

【药物规格】①每袋装10g；②每袋装3g（无蔗糖）。

【使用方法】开水冲服，一次10g或3g（无蔗糖），一日3次，小儿酌减或遵医嘱。

【注意事项】同"风寒感冒颗粒"。

【现代研究】陈志宏将232例外感发热者随机分为两组。治疗组116例给予正柴胡饮颗粒，对照组116例给予清热灵颗粒，疗程为3天。结果显示治疗组的治愈率和总有效率均高于对照组（$P < 0.01$），治疗组尤其对发热、恶寒、头身疼痛等主要症状积分值的改善明显优于对照组（$P < 0.01$）。这说明正柴胡饮颗粒对风寒外感型发热疗效确切。

［鉴别应用］

以上药物都治疗风寒感冒，但是通过药物分析可以看出其临床应用各有侧重。荆防败毒散和感冒疏风丸方中有祛风散寒止痛的药物，用于感冒后发热恶寒、咳嗽并伴随肢体酸痛，效果较好；风寒感冒颗粒中有白芷、葛根、防风等散寒通窍的药物，用于感冒后发热恶寒、咳嗽伴随头痛、鼻塞。感冒清热颗粒中有苦地丁、芦根等清热生津药物，用于感冒后发热、恶寒、咳嗽、身体疼痛并伴随咽喉干燥、口渴等症状。

二、风热感冒

1.风热感冒颗粒

【药物成分】板蓝根、连翘、薄荷、荆芥穗、桑叶、芦根、牛蒡子、菊花、苦杏仁、桑枝、六神曲；辅料为蔗糖、糊精。

【功能主治】疏风清热，利咽解毒。用于风热感冒，表现为发热、有汗、鼻塞、头痛、咽痛、咳嗽、多痰。

【药物规格】每袋装10g。

【使用方法】一次1袋，一日3次。

【注意事项】①忌烟、酒及辛辣、生冷、油腻食物。②不宜在服药期间同时服用滋补性中药。③风寒感冒者不适用。④有高血压、心脏病、肝病、糖尿病、肾病等慢性病严重者应在医师指导下服用。⑤儿童、孕妇、哺乳期妇女、年老体弱及脾虚便溏者应在医师指导下服用。

2. 双黄连口服液

【药物成分】金银花、黄芩、连翘；辅料为蔗糖、香精。

【功能主治】清热解毒。用于风热感冒发热，咳嗽，咽痛。

【药物规格】每支装10mL。

【使用方法】口服。一次10mL（1支），一日3次；小儿酌减。

【注意事项】同"风热感冒颗粒"。

【现代研究】贾静以"双黄连口服液""临床应用"为检索词，按主题检索，检索1996~2012年万方数据库，筛选并记录患者年龄、用法与用量、疗效和不良反应等相关数据进行统计、分析。结果显示，双黄连口服液临床主要用于普通上呼吸道感染、流行性上呼吸道感染以及肺炎等，其疗效确切、安全、有效。

3. 桑菊感冒片

【药物成分】桑叶、菊花、连翘、薄荷素油、苦杏仁、桔梗、甘草、芦根；辅料为蔗糖、硬脂酸镁。

【功能主治】疏风清热，宣肺止咳。用于风热感冒初起，症见头痛、咳嗽、口干、咽痛。

【药物规格】每片重0.6g。

【使用方法】口服。一次4~8片，一日2~3次。

【注意事项】同"风热感冒颗粒"。

【现代研究】王丽观察传统中成药"桑菊感冒片"合"复方丹参片"治疗小儿风热犯肺型咳嗽的临床疗效，将符合标准的160例患儿随机分为治疗组100例，对照组60例。对照组口服"桑菊感冒片"，治疗组在此基础上加用"复方丹参片"口服。结果显示治疗组总有效率为97.0%，对照组总有效率为93.3%。两组总有效率比较有统计意义（$P < 0.05$）。这说明桑菊感冒片合复方丹参片治疗小儿风热犯肺型咳嗽可改善肺系微循环，提高疗效。

4. 其他药物

板蓝根颗粒、银翘解毒片等可参考风热感冒颗粒。

三、暑湿感冒

藿香正气水

【药物成分】苍术、陈皮、厚朴（姜制）、白芷、茯苓、大腹皮、生半夏、甘草浸膏、广藿香油、紫苏叶油。

【功能主治】解表化湿，理气和中。用于外感风寒、内伤湿滞或夏伤暑湿所致的感冒，症见头痛昏重、胸膈痞闷、脘腹胀痛、呕吐泄泻；胃肠型感冒见上述证候者。

【药物规格】每支装10mL。

【使用方法】口服。一次半支（5mL）~1支（10mL），一日2次，用时摇匀。

【注意事项】服药期间忌食辛辣厚味。

【现代研究】冯涛将112例病毒性腹泻患者随机分为两组，对照组给予藿香正气水治疗，治疗组给予思密达联合藿香正气水治疗。结果显示治疗组总有效率为91.07%，对照组总有效率为71.43%，治疗组总有效率优于对照组（$P < 0.05$）。这说明思密达联合藿香正气水治疗病毒性腹泻有良好的疗效。

同类其他药物如藿香正气液、藿香正气丸、藿香正气胶囊都是藿香正气散的不同剂型，临床可参考藿香正气水的相关应用事项辨证使用。

四、燥邪感冒

秋燥感冒颗粒

【药物成分】桑叶、菊花、苦杏仁（炒）、前胡、伊贝母、北沙参、麦冬、桔梗、山豆根、淡竹叶、甘草。

【功能主治】清燥退热，润肺止咳。用于感冒属秋燥证，症见恶寒发热、鼻咽口唇干燥、干咳少痰，舌边尖红，苔薄白而干或薄黄少津。

【药物规格】每袋装10g。

【使用方法】用开水冲服，一次10~20g，一日3次，儿童酌减。

【注意事项】服药期间忌食辛辣厚味。

【现代研究】缪家林应用秋燥感冒颗粒治疗实验鼠后，发现其可明显减少实验鼠的肺指数值，降低肛温，延长咳嗽潜伏期，减少咳嗽次数，增加气管中酚红的含量。可见，秋燥感冒颗粒具有明显的抗病毒、解热作用，值得在临床上推广使用。

五、其他

1.四季感冒片

本药中包含了散寒和疏风清热的多种药物，风寒、风热感冒症状不典型者均可酌情应用。

2.玉屏风颗粒

本药主要用于气虚患者平素预防感冒。

附：儿童感冒

感冒是儿童常见病及多发病，一年四季均可发生。市场上治疗感冒的药物较多，但要辨别感冒的类型，正确使用感冒药，才能安全有效。

中成药在中医理论指导下辨证施治，其安全性、有效性得到大家的认可，在临床上使用越来越广泛，特别是在儿童用药方面。治疗儿童感冒的中成药主要有两大类：风热感冒药和风寒感冒药。用药时，要根据感冒的病情和类型，正确辨证选用。

（一）儿童风热感冒药

中医认为，风热感冒是身体受风热之邪侵袭肺卫，导致卫表不和，肺失清肃而发病，也有患儿感冒初起是感受风寒，没有及时治疗，邪气入里化热，随后呈现风热之证。儿童风热感冒临床表现为发热，稍怕冷，头痛，无汗或有汗，鼻塞，流黄浊涕，咳嗽，痰黄质稠，咽红干痛，舌尖红，苔薄黄，脉浮数等。其治法以辛凉解表、清热解毒为主。

治疗儿童风热感冒的中成药有多种，组方中多含金银花、连翘、黄芩、板蓝根等辛凉解表、清热解毒成分，临床常用的儿童风热感冒药有双黄连口服液（儿童型）、板蓝根颗粒、抗病毒口服液等。

1.双黄连口服液（儿童型）

【药物成分】金银花、黄芩、连翘经提取配制而成。

【功能主治】具有辛凉解表、清热解毒功能，用于外感风热引起的发热、咳嗽、咽痛，儿童专用。

【使用方法】口服。1~3岁一次10mL，4~7岁一次20mL，一日3次。另外，其药味较少，口感好，良药不苦口，对于惧怕中药苦味的孩子尤其适用。

【现代研究】高雅观察双黄连口服液（儿童型）治疗小儿急性扁桃体炎的临床疗效，将急性扁桃体炎患儿随机分成治疗组与对照组。治疗组患者给予双黄连口服液（儿童型）治疗，对照组患者给予口服小儿咽扁颗粒治疗，疗程均为7天。经治疗，治疗组患者症状、体征的改善时间、总有效率明显优于对照组，差异具有统计学意义（$P < 0.05$）。这说明双黄连口服液（儿童型）治疗急性小儿扁桃体炎疗效显著，口感好，患儿依从性高，值得临床推广应用。

2.板蓝根颗粒

【药物成分】板蓝根。

【功能主治】清热解毒，凉血利咽。用于肺胃热盛所致的咽喉肿痛、口咽干燥、急性扁桃体炎见上述证候者。其具有抑制细菌及病毒的作用，对风热感冒有一定的治疗作用，副作用不明显，适宜家庭常备。

【使用方法】开水冲服，一次3~6g，一日3~4次。

【注意事项】板蓝根苦寒，儿童脾胃相对稚嫩，用法中没有明确的儿童用量，若过多服用，会致胃气受损，更不要长期大剂量服用。

【现代研究】丁成福观察板蓝根颗粒对流行性感冒的疗效及安全性，将病程在3天以内的患者随机分为两组，均接受阿莫西林胶囊等药物的基础治疗。板蓝根组的患者加用板蓝根颗粒1袋，一日3次；阳性对照组加用益肺清化颗粒1袋，一日3次；疗程为3天。结果显示板蓝根颗粒对治疗病毒引起的流行性感冒有非常显著的作用，疗效明显优于阳性对照组。

3.抗病毒口服液

【药物成分】板蓝根、石膏、芦根、生地黄、郁金、知母、石菖蒲、广藿香、连翘。

【功能主治】清热祛湿，凉血解毒。常用于治疗风热感冒、流感，有抗菌、抗病毒的作用。

【使用方法】口服。一次10mL，一日2~3次。

【注意事项】小儿用量酌减或遵医嘱，不可盲目服用。

（二）儿童风寒感冒药

中医认为，风寒感冒是感受风寒之邪侵袭肺卫，导致卫表不和，肺失清肃而发病。儿童风寒感冒临床表现为怕冷重、发热轻、头痛、无汗、鼻塞、流清涕、咳嗽、痰稀白、咽痒、苔薄白、脉浮紧等。其治法以辛温解表、发散风寒为主。

治疗儿童风寒感冒的中成药品种较少，可选用部分成人用的颗粒剂、口服液。此类药中多含麻黄、桂枝、荆芥、柴胡等辛温解表药，临床常用有风寒感冒颗粒、感冒清热颗粒、杏苏感冒颗粒等。

1.风寒感冒颗粒

【药物成分】麻黄、葛根、紫苏叶、防风、桂枝、白芷、陈皮、苦杏仁、桔梗、甘草、干姜；辅料为蔗糖、糊精。

【功能主治】解表发汗，疏风散寒。用于风寒感冒，发热，头痛，恶寒，无汗，咳嗽，鼻塞，流清涕。

【药物规格】每袋装8g。

【使用方法】口服。一次1袋，一日3次，小儿酌减。

【注意事项】该药解表发汗力量较强，服药期间要多喝水，以防出汗过多。

2.感冒清热颗粒

【药物成分】荆芥穗、薄荷、防风、柴胡、紫苏叶、葛根、桔梗、苦杏仁、白芷、苦地丁、芦根；辅料为蔗糖、糊精。

【功能主治】疏风散寒，解表清热。用于风寒感冒，表现为头痛发热、恶寒身痛、鼻流清涕、咳嗽咽干。

【药物规格】每袋装3g。

【使用方法】口服。一次1袋，一日2次；小儿遵医嘱。

【注意事项】感冒清热颗粒是治疗风寒感冒的药物，不要因药名中有"清热"就用于风热感冒，否则会加重病情。

【现代研究】杨敏杰观察感冒清热颗粒治疗小儿风寒感冒的临床疗效。分别口服给予对照组和药物组患儿小儿氨酚黄那敏颗粒和感冒清热颗粒进行治疗，疗程为6天，药物组总有效率明显高于对照组。这说明用感冒清热颗粒治疗小儿风寒感冒，能够显著提高临床治疗的有效率。

3.杏苏感冒颗粒

【药物成分】杏仁、紫苏叶、陈皮、前胡、桔梗、茯苓、半夏（姜制）、紫苏叶油、甘草（炙）。

【功能主治】疏风散寒，化痰止咳。用于外感风寒，症见发热、怕冷、咽干、鼻塞头痛、咳嗽多痰、胸闷。尤其适用于风寒感冒的轻症。

【使用方法】开水冲服，一次15g，一日2次。小儿应在医生指导下服用。

治疗儿童感冒的中成药还有很多种。使用中成药时，要以中医理论为指导，辨证选药，如果使用不当，可能延误病情，还可能引发不良反应。另外，应用中成药治疗儿童感冒还要注意以下几个问题：①是药三分毒，药物剂量不得过大，服用时间不应过久；②服药期间多喝开水以利于药物的吸收和排泄，减少药物对小儿身体的毒害；③发热时最好选用物理降温，如冷敷、酒精擦浴等，如物理方法不能使体温下降，应在医生指导下使用退热药，以保证儿童的用药安全。

参考文献

［1］李玉琴，王玉忠.感冒疏风颗粒含量测定方法的研究［J］.宁夏医学杂志，2014，36（02）：178-180.

［2］徐亚萍.荆防败毒散加减治疗风寒感冒的疗效分析［J］.中外女性健康研究，2016（06）：177-178.

［3］邸金红.感冒清热颗粒治疗小儿风寒感冒30例疗效观察［J］.中国中西医结合儿科学，2012，4（03）：277-278.

［4］宋国英，阎艳丽，李春花，等.九味羌活（汤）口服液的制备与疗效观察［J］.中国中药杂志，1997（06）：60-61.

［5］陈志宏.正柴胡饮颗粒治疗外感发热的疗效观察［J］.上海中医药杂志，2006（04）：22-23.

［6］贾静.双黄连口服液的临床应用评价［J］.中国医院用药评价与分析，2013，13（02）：110-112.

［7］王丽，郭萍，高云丽，等.桑菊感冒片合复方丹参片治疗小儿咳嗽100例［J］.中医儿科杂志，2007（04）：36-37.

［8］冯涛.思密达联合藿香正气水治疗病毒性腹泻的疗效观察［J］.中国医药指南，2012，10（30）：134-135.

［9］缪家林，肖春莹，由东，等.对秋燥感冒颗粒的药效学研究［J］.当代医药论丛，2014，12（05）：152-153.

［10］高雅，田丽，李芳，等.双黄连口服液（儿童型）治疗小儿急性扁桃体炎临床研究［J］.亚太传统医药，2015，11（12）：122-123.

［11］丁成福.板蓝根颗粒治疗流行性感冒作用研究［J］.中国民族民间医药，2011，20（15）：47.

［12］杨敏杰，魏艳丽，侯艳艳，等.感冒清热颗粒治疗小儿风寒感冒37例疗效观察［J］.中国医药指南，2015，13（22）：192-193.

第二节　咳嗽

咳嗽指因肺失宣降，肺气上逆而引起咳嗽作声、咳吐痰液的病症，也是肺系疾病的主要症状。西医学中呼吸道感染、急慢性支气管炎、支气管扩张、慢性咽喉炎、肺炎等以咳嗽为主要表现者，均可参照此病辨证用药。中医学辨治咳嗽，大致分为外感和内伤两大类。外感咳嗽多属新病，发病急，病程短，多兼有怕冷、发热、头痛、鼻塞等症状；内伤咳嗽多是宿疾，常反复发作，迁延不已，兼有其他脏腑病症。此外，可根据咳嗽的特点和痰的性质辨识外感内伤以及病症的寒热虚实。

一、外感咳嗽

（一）风寒袭肺

患者主要表现为咳嗽声重、气急或咽痒、痰白稀薄，常伴鼻塞流涕、头痛肢酸、恶寒发热、无汗，舌苔薄白，脉浮或浮紧。

1.通宣理肺丸

【药物成分】紫苏叶、前胡、桔梗、苦杏仁、麻黄、甘草、陈皮、半夏（制）、茯苓、枳壳（炒）、黄芩；辅料为赋形剂蜂蜜。

【功能主治】解表散寒，宣肺止嗽。用于风寒束表、肺气不宣所致的感冒咳嗽，症见发热、恶寒、咳嗽、鼻塞流涕、头痛、无汗、肢体酸痛。

【药物规格】每丸重6g。

【使用方法】口服。一次2丸，一日2~3次。

【注意事项】①忌烟、酒及辛辣、生冷、油腻食物。②不宜在服药期间同时服用滋补性中药。③风热或痰热咳嗽、阴虚干咳者不适用。④支气管扩张、肺脓肿、肺心病、肺结核患者出现咳嗽时应去医院就诊。⑤高血压、心脏病患者慎用。有肝病、糖尿病、肾病等慢性病严重者应在医师指导下服用。⑥儿童、孕妇、哺乳期妇女、年老体弱者应在医师指导下服用。⑦服药期间，若患者发热体温超过38.5℃，或出现喘促气急者，或咳嗽加重、痰量明显增多者应去医院就诊。⑧服药3天症状无缓解者，应去医院就诊。⑨运动员慎用。⑩对本品过敏者慎服。

同类药物还有通宣理肺片。

2.小青龙合剂

【药物成分】麻黄、桂枝、白芍、干姜、细辛、炙甘草、法半夏、五味子。

【功能主治】解表化饮，止咳平喘。用于风寒水饮，症见恶寒发热、无汗、喘咳痰稀。

【药物规格】每支10mL。

【使用方法】口服。一次10~20mL，一日3次。用时摇匀。

【注意事项】①内热咳喘及虚喘者不适用。②严格按用法用量服用，本品不宜长期服用。③如正在使用其他药品，使用本品前请咨询医师或药师。余同"通宣理肺丸"。

3.杏苏止咳颗粒

【药物成分】苦杏仁、紫苏叶、前胡、桔梗、陈皮、甘草。

【功能主治】宣肺气，散风寒，镇咳祛痰。适用于风寒咳嗽，表现为咳嗽声重、气急、咳痰稀薄色白，常伴鼻塞、流清涕。

【药物规格】每袋12g。

【使用方法】开水冲服，一次12g，一日3次。

【注意事项】同"通宣理肺丸"。

4.风寒咳嗽丸

【药物成分】麻黄、紫苏叶、苦杏仁、法半夏、陈皮、桑白皮、青皮、五味子、炙甘草、生姜。

【功能主治】宣肺散寒，祛痰止咳。用于外感风寒、肺气不宣所致的咳喘，症见头痛鼻塞、痰多咳嗽、胸闷气喘。

【药物规格】每袋装6g。

【使用方法】口服。一次6~9g，一日2次。

【注意事项】①忌食辛辣、油腻食物。②阴虚干咳者慎服。③运动员慎用。余同"通宣理肺丸"。

（二）风热犯肺

主要表现为咳嗽频剧、气粗或咳声嘶哑、喉燥咽痛、咳痰不爽、痰黏稠或黄，常伴鼻流黄涕、口渴，或见微恶风、身热汗出等。

1.桑菊感冒片

【药物成分】桑叶、菊花、连翘、薄荷素油、苦杏仁、桔梗、甘草、芦根；辅料为蔗糖、硬脂酸镁。

【功能主治】疏风清热，宣肺止咳。用于风热感冒初起，症见头痛、咳嗽、口干、咽痛。

【药物规格】每片重0.6g。

【使用方法】口服。一次4~8片，一日2~3次。

【注意事项】①忌烟、酒及辛辣、生冷、油腻食物。②不宜在服药期间同时服用滋补性中药。③风寒咳嗽者不适用。④有高血压、心脏病、肝病、糖尿病、肾病等慢性病严重者应在医师指导下服用。⑤儿童、孕妇、哺乳期妇女、年老体弱及脾虚便溏者应在医师指导下服用。⑥服药3天症状无缓解者，应去医院就诊。⑦对本品过敏者禁用，过敏体质者慎用。⑧本品性状发生改变时禁止使用。⑨儿童必须在成人监护下使用。⑩请将本品放在儿童不能接触的地方。⑪如正在使用其他药品，使用本品前请咨询医师或药师。⑫脾胃虚寒，症见腹痛、喜暖、泄泻者慎用。

2.感冒止咳颗粒

【药物成分】柴胡、山银花、黄芩、连翘、葛根、青蒿、苦杏仁、桔梗、薄荷脑。

【功能主治】清热解表，止咳化痰。用于外感风热所致的感冒，症见发热恶风、头痛鼻塞、咽喉肿痛、咳嗽、周身不适。

【药物规格】每袋10g。

【使用方法】开水冲服，一次1袋，一日3次。

【注意事项】①风寒感冒者不适用。②小儿、年老体弱者、孕妇应在医师指导下服用。③脾胃虚寒，症见腹痛、喜暖、泄泻者慎用。④糖尿病患者慎用。

3.清宣止咳颗粒

【药物成分】桑叶、薄荷、苦杏仁、桔梗、白芍、紫菀、枳壳、陈皮、甘草。

【功能主治】疏风清热，宣肺止咳。用于小儿外感风热咳嗽，以及咳痰、发热或鼻塞、流涕、微恶风寒、咽红或痛、苔薄黄等。

【药物规格】每袋10g。

【使用方法】开水冲服，一日3次；1~3岁一次1/2包；4~6岁一次3/4包；7~14岁一次1包。

【注意事项】①婴儿应在医师指导下服用。②脾虚易腹泻者慎服。③风寒袭肺咳嗽不适用，症见发热恶寒、鼻流清涕、咳嗽痰白等。余同"桑菊感冒片"。

4.宣肺止嗽合剂

【药物成分】荆芥、前胡、桔梗、百部（蜜炙）、紫菀（蜜炙）、陈皮、鱼腥草、薄荷、罂粟壳（蜜炙）、甘草（蜜炙）；辅料为蔗糖、蜂蜜。

【功能主治】疏风宣肺，止咳化痰。用于咳嗽属风邪犯肺证，症见咳嗽、咽痒、鼻塞流涕、恶寒发热、咳痰等。

【药物规格】每支20mL。

【用法用量】口服。一次20mL，一日3次。

【注意事项】同"桑菊感冒片"。

5.急支糖浆

【药物成分】鱼腥草、金荞麦、四季青、麻黄、紫菀、前胡、枳壳、甘草。

【功能主治】清热化痰，宣肺止咳。用于外感风热所致的咳嗽，症见发热、恶寒、胸膈满闷、咳嗽咽痛；急性支气管炎、慢性支气管炎急性发作见上述证候者。

【药物规格】每瓶300mL。

【使用方法】口服。成人：一次20~30mL，一日3~4次；儿童：1岁以内一次5mL，1~3岁一次7mL，3~7岁一次10mL，7岁以上一次15mL，一日3~4次。

【注意事项】同"桑菊感冒片"。

（三）风燥伤肺

临床表现如下：干咳，连声作呛，喉痒，唇鼻干燥，咽干而痛，痰少难咳，或痰中带血，口干；或兼微寒，身热，舌红而干，苔或薄黄，脉浮数或小数。

1.川贝枇杷糖浆

【药物成分】川贝母流浸膏、桔梗、枇杷叶、薄荷脑；辅料为蔗糖、杏仁香精。

【功能主治】清热宣肺，化痰止咳。用于风热犯肺、痰热内阻所致的咳嗽痰黄或咳痰不爽、咽喉肿痛、胸闷胀痛；感冒、支气管炎见上述证候者。

【药物规格】每瓶150mL。

【使用方法】口服。一次10mL，一日3次。

【注意事项】①风寒感冒者不适用。②糖尿病患者及有高血压、心脏病、肝病、肾病等慢性病严重者应在医师指导下服用。余同"桑菊感冒片"。

2.二母宁嗽丸

【药物成分】川贝母、知母、石膏、炒栀子、黄芩、蜜桑白皮、茯苓、炒瓜蒌子、陈皮、麸炒枳实、炙甘草、五味子（蒸）；辅料为赋形剂蜂蜜。

【功能主治】清肺润燥，化痰止咳。用于燥热蕴肺所致的咳嗽，表现为痰黄而黏，不易咳出，胸闷气促，久咳不止，声哑喉痛。

【药物规格】蜜丸，每丸9g。

【使用方法】口服。一次1丸，一日2次。

【注意事项】①脾胃虚寒症见腹痛、喜暖、泄泻者慎服。②孕妇禁服。

3.秋梨膏

【药物成分】梨、百合、麦冬、川贝母、款冬花；辅料为蜂蜜、冰糖。

【功能主治】润肺止咳，生津利咽。用于久咳、痰少质黏、口燥咽干。

【药物规格】每瓶50g。

【使用方法】口服。一次10~20g，一日2次。

【注意事项】①外感风寒症见咳嗽，伴恶寒发热、头痛者不宜服用。②痰湿壅盛患者不宜服用，其表现为痰多黏稠或稠厚成块。③糖尿病患者服用前应向医师咨询。余同"桑菊感冒片"。

与秋梨膏功效类似的中成药还有莱阳梨膏。

（四）风邪犯肺

外感咳嗽除以上三种常见证型外，尚有"风邪犯肺"一证。症见咳嗽、咽痒、痒时咳嗽，或呛咳阵作，气急、遇冷空气、异味等因素突发或加重，或夜卧晨起咳剧，多呈反复性发作，干咳无痰或少痰，舌苔薄白等。一般无明显寒热表现。

苏黄止咳胶囊

【药物成分】麻黄、紫苏叶、地龙、蜜枇杷叶、炒紫苏子、蝉蜕、前胡、炒牛蒡子、五味子。

【功能主治】疏风宣肺，止咳利咽。用于风邪犯肺之咳嗽，表现为咳嗽咽痒，痒时咳嗽，或呛咳阳作，遇冷空气、异味等因素突发或加重，舌苔薄白等。

【药物规格】每粒装0.45g。

【使用方法】口服。一次3粒，一日3次。疗程为7~14天。

【注意事项】①服药期间忌食辛辣等刺激性食物。②孕妇忌用。③运动员慎用。

【现代研究】临床研究发现苏黄止咳胶囊治疗感冒后咳嗽安全、有效，并且还可用治于咳嗽变异性哮喘，疗效显著，能够降低气道高反应性。

二、内伤咳嗽

（一）痰湿蕴肺

患者主要表现为反复咳嗽，咳声重浊，痰多色白黏腻，每于晨间咳痰尤甚，因痰而嗽，痰出而咳缓，胸闷，脘痞腹胀，呕恶食少，大便时溏。苔白腻，脉濡滑。

1.祛痰止咳颗粒

【药物成分】党参、水半夏、芫花（醋制）、甘遂（醋制）、紫花杜鹃、明矾。

【功能主治】健脾燥湿，祛痰止咳。主要用于慢性支气管炎及支气管炎合并肺气肿、肺心病所引起的痰多、咳嗽、喘息等症。

【药物规格】每袋6g。

【使用方法】口服，温开水冲服。一次12g，一日2次；小儿酌减。

【注意事项】孕妇慎用。

2.二陈丸

【药物成分】陈皮、半夏（制）、茯苓、甘草；辅料为生姜。

【功能主治】燥湿化痰，理气和胃。用于痰湿停滞导致的咳嗽痰多、胸脘胀闷、恶心呕吐。

【药物规格】每100粒重6g。

【使用方法】口服。一次9~15g，一日2次。

【注意事项】①忌食辛辣、油腻食物。②本品适用于痰湿咳嗽，表现为咳嗽反复发作，咳声重浊，痰多，色白或带灰色。③支气管扩张、肺脓肿、肺心病、肺结核患者应在医师指导下服用。④服药期间，若患者出现高热，体温超过38℃，或出现喘促气急者，或咳嗽加重、痰量明显增多者应到医院就诊。

此类型咳嗽经治疗症状平稳后可常服六君子丸益气健脾化痰。

（二）痰热郁肺

患者主要表现为咳嗽气息粗促，痰多质黏厚或稠黄，咳吐不利，或咳血痰，胸胁胀满，咳时引痛，面赤，或身热，口干欲饮。舌质红，苔黄腻，脉滑数。

1.止咳橘红丸

【药物成分】橘红、杏仁、茯苓、半夏、麦冬、生地黄、生石膏、瓜蒌皮、陈皮、紫菀、款冬花、紫苏子、桔梗、甘草、知母、蒲公英。

【功能主治】清肺止咳，降气化痰。适用于肺胃郁热，咳嗽痰多，气促作喘，胸中结满，口苦咽干。

【药物规格】蜜丸，每丸重6g。

【使用方法】每服2丸，日服2次，温开水送服。

【注意事项】忌辛辣、油腻食物。

2.芩暴红止咳片

【药物成分】满山红、暴马子皮、黄芩。

【功能主治】清热化痰，止咳平喘。用于痰热壅肺所致的咳嗽、痰多，急性支气管炎及慢性支气管炎急性发作见上述证候者。

【药物规格】每片0.4g。

【使用方法】口服。一次3~4片，一日3次。

3.复方鲜竹沥液

【药物成分】鲜竹沥、鱼腥草、生半夏、生姜、枇杷叶、桔梗、薄荷素油。

【功能主治】清热，化痰，止咳。用于痰热咳嗽。

【药物规格】每支10mL。

【使用方法】口服。一次20mL，一日2~3次。

【注意事项】①风寒咳嗽者不适用。②糖尿病患者及有高血压、心脏病、肝病、肾病等慢性病严重者应在医师指导下服用。③儿童、孕妇、哺乳期妇女、年老体弱及脾虚便溏者应在医师指导下服用。④严格按用法用量服用，本品不宜长期服用。

具有类似作用的中成药还有蛇胆川贝液、千金化痰丸。

（三）肝火犯肺

患者主要表现为气逆阵咳，咳时面红目赤，咽干口苦，常感痰滞咽喉，难以咯出，量少质黏，咳引胸痛，症状可随情绪波动增减。舌质红，苔薄黄少津，脉弦数。

黛蛤散

【药物成分】青黛，蛤壳。

【功能主治】清热利肺，降逆除烦。用于肝肺实热所致的头晕耳鸣、咳嗽吐衄、肺痿肺痈、咽膈不利、口渴心烦。

【药物规格】每袋12g。

【使用方法】口服。一次6g，一日1次，随处方入煎剂。

【注意事项】请遵医嘱。

此类型适用中成药较少，临床多以黛蛤散合用泻白散或黄芩泻白散进行治疗。

（四）肺阴亏耗

患者主要表现为干咳，咳声短促，痰少黏白，或痰少夹血，口干咽燥，或声音逐渐嘶哑，或午后发热，颧红，盗汗，日渐消瘦，精神疲惫。舌质红，少苔，脉细数。

1.养阴清肺丸

【药物成分】生地黄、麦冬、玄参、川贝母、白芍、牡丹皮、薄荷、甘草；辅料为赋形剂蜂蜜。

【功能主治】养阴润燥，清肺利咽。用于阴虚肺燥，咽喉干痛，干咳少痰。

【药物规格】蜜丸，每丸9g。

【使用方法】口服。一次1丸，一日2次。

【注意事项】同"二母宁嗽丸"。

2.强力枇杷露

【药物成分】枇杷叶、罂粟壳、百部、白前、桑白皮、桔梗、薄荷脑、吗啡；辅料为苯甲酸钠、香精、蔗糖。

【功能主治】养阴敛肺，止咳祛痰。用于支气管炎咳嗽。

【药物规格】每瓶装120mL。

【使用方法】口服。一次15mL，一日3次，小儿酌减。

【注意事项】①儿童、孕妇、哺乳期妇女禁用。②糖尿病患者禁服。③本品不宜长期服用，服药3天症状无缓解者，应去医院就诊。④严格按用法用量服用，年老体弱者应在医师指导下服用。余同"二母宁嗽丸"。

咳嗽病症的中成药使用，应遵循辨证论治原则，需结合患者年龄、体质特点的不同，选择适合的中成药，尤其是小儿。由于小儿脏腑娇嫩，形气未充，肺脾常虚，易受邪侵，故常发咳嗽。其病因病机与成人不同，用药时亦不能简单以成人用药减量使用。临床报道中小儿外感咳嗽以风热咳嗽较多见，治疗以疏风清热宣肺、降逆化痰止咳之法为多，可选用小儿肺热咳喘口服液（颗粒）、小儿清肺化痰口服液；外邪化热，痰热壅肺者，可用小儿宣肺止咳颗粒、小儿咳喘灵颗粒、肺力咳合剂。内因中，脾虚生痰、饮食积滞又常使小儿咳嗽具有多痰、夹滞、化热的病变规律，临床治疗上可采用肺脾同治，清肺止咳、理气化痰、消积和胃为常用之法，可选用小儿肺咳颗粒和小儿消积止咳口服液。

参考文献

［1］张燕萍，晁燕，苗青，等.苏黄止咳胶囊治疗感冒后咳嗽的随机对照研究［J］.中国中西医结合杂志.2008，28（08）：698-701.

［2］张燕萍，苗青，晁燕，等.苏黄止咳胶囊治疗咳嗽变异性哮喘的随机对照多中心临床研究［J］.中医杂志.2008.49（06）：504-506.

第三节　哮病

哮病是一种发作性的痰鸣气喘疾病。发时喉中有哮鸣声，呼吸气促困难，甚则喘息不能平卧。本病包括西医学的支气管哮喘、喘息性支气管炎、嗜酸性粒细胞增多症，或其他急性肺部过敏性疾患引起的哮喘。

一、发作期

哮病发作期的患者建议及时就诊，寻求专业治疗，以免延误病情。

二、缓解期

1.蠲哮片

【药物成分】葶苈子、青皮、陈皮、黄荆子、槟榔、大黄、生姜。

【功能主治】泻肺除壅，涤痰祛瘀，利气平喘。用于支气管哮喘急性发作期热哮痰瘀伏肺之证。症见气粗痰壅、痰鸣如吼、咳呛阵作、痰黄稠厚。

【药物规格】片剂，每片重0.3g

【使用方法】口服。一次8片，一日3次，饭后服用，7天为1个疗程。

【注意事项】同"桑菊感冒片"。

【现代研究】洪广祥评价蠲哮片对支气管哮喘病的疗效。经随机对照试验研究蠲哮片辅助治疗支气管哮喘发作期（热哮）能减轻临床症状，改善肺功能，控制哮喘发作，其作用机制可能与调节炎症因子、减轻气道炎症反应有关。

2.喘舒片

【药物成分】升华硫、大黄粉、黄芩提取物（以黄芩苷计）、盐酸克伦特罗。

【功能主治】温肾纳气，化痰定喘。用于慢性支气管炎、支气管哮喘、肺气肿、尤适于喘息型气管炎。

【药物规格】片剂，每片含盐酸双氯醇胺10μg。

【使用方法】口服。一次2片，一日3次，小儿酌减，饭后服或遵医嘱。

【注意事项】①对盐酸克伦特罗过敏者禁用。②本品含升华硫，阴虚火旺者及孕妇忌服。③心律失常、高血压和甲状腺功能亢进患者慎用。

3.喘嗽宁片

【药物成分】白果、苦杏仁、地龙、桑白皮、陈皮、黄芩、茯苓、白前、苦参、甘草。

【功能主治】清热平喘，止咳化痰。用于支气管哮喘、喘息型支气管炎、肺气肿、肺心病早期。

【药物规格】每片重0.36g（薄膜衣片）。

【使用方法】口服。一次3~4片，一日3次。

【注意事项】同"桑菊感冒片"。

4.哮喘宁片

【药物成分】胆南星、石膏、甘草、洋金花、五味子、远志、太子参、麻黄。

【功能主治】镇咳定喘，消炎化痰。用于支气管哮喘、慢性咳嗽、气急。

【药物规格】每片片芯重0.35g。

【使用方法】口服。一次2片，一日3次；小儿酌减。

【注意事项】遵照医嘱。

【现代研究】洪广祥经随机对照试验研究得出结论，哮喘宁片对支气管哮喘热哮证患者具有涤痰祛癖、泻肺除癖、利气平喘的功效，可改善患者肺功能，改善过敏状态，消除患者的喘息症状，明显改善体征。

5.金荞麦片

【药物成分】金荞麦。

【功能主治】清热解毒，排脓祛痰，祛痰止咳平喘。用于急性肺脓肿、急慢性气管炎、喘息型慢性气管炎、支气管哮喘及细菌性痢疾，症见咳吐腥臭脓血痰液或咳嗽痰多、喘息痰鸣及大便泻下赤白脓血。

【药物规格】每片重0.33g。

【使用方法】口服。一次4~5片，一日3次。

【注意事项】尚不明确。

6. 补肾防喘片

【药物成分】附片、菟丝子（盐炙）、淫羊藿（羊油炙）、补骨脂（盐炙）、山药、生地黄、熟地黄、陈皮。

【功能主治】温阳补肾。用于预防和治疗支气管哮喘的季节性发作、慢性支气管炎咳喘等。

【药物规格】每片重0.25g。

【使用方法】口服。一次4~6片，一日3次，3个月为1个疗程。

【注意事项】肾阴虚型咳喘患者忌服。

7. 喘络通胶囊

【药物成分】麻黄、苦杏仁、浙贝母、金荞麦、人参、紫河车、蛤蚧、地龙、鸡根、蟾酥、甘草。

【功能主治】益肺健肾，止咳平喘。用于虚劳久咳及支气管哮喘、肺气肿者。

【药物规格】每粒装0.25g。

【使用方法】口服。一次3~4粒，一日3次；饭后温开水送服，儿童酌减。

【注意事项】①忌烟、酒、辣椒、生冷、油腻等食物。②高血压、心脏病患者慎服，或在医生指导下服用。请仔细阅读说明书并遵医嘱使用。

8. 固本平喘胶囊

【药物成分】党参、白术（麸炒）、茯苓、麦冬、炙甘草、五味子（醋炙）、补骨脂（盐炒）；辅料为淀粉。

【功能主治】益气固表，健脾补肾。用于脾虚痰盛、肾气不固所致的咳嗽、痰多、喘息气促、动则喘剧，以及慢性支气管炎见上述证候者。

【药物规格】每粒装0.35g。

【使用方法】口服。一次3粒，一日3次。

【注意事项】①忌不易消化食物。②感冒发热病人不宜服用。③有高血压、心脏病、肝病、糖尿病、肾病等慢性病严重者应在医师指导下服用。④儿童、孕妇、哺乳期妇女应在医师指导下服用。⑤支气管扩张、肺脓肿、肺心病、肺结核患者出现咳嗽时应去医院就诊。⑥本品仅用于慢性支气管炎缓解期，发作期不宜服用。⑦服药期间，若患者发热体温超过38.5℃，或出现喘促气急者，或咳嗽加重、痰量明显增多者应去医院就诊。⑧服药4周症状无缓解者，应去医院就诊。⑨对本品过敏者禁用，过敏体质者慎用。⑩本品性状发生改变时禁止使用。⑪儿童必须在成人监护下使用。⑫请将本品放在儿童接触不到的地方。⑬如正在使用其他药品，使用本品前请咨询医师或药师。

参考文献

［1］洪广祥，张燕萍，黄敬耀，等.蠲哮片治疗哮喘的临床及实验研究［J］.中国中西医结合杂志，1999，19（02）：30-32.

［2］洪广祥.哮喘宁片治疗支气管哮喘（热哮）临床研究［A］.中国中医药学会内科学会学术秘书组.中国中医药学会内科学会第三届学术年会论文集［C］.中国中医药学会内科学会学术秘书组：中华中医药学会糖尿病分会，1997：103-111.

第四节　喘证

喘即气喘、喘息。喘证是以呼吸困难，甚至张口抬肩，鼻翼翕动，不能平卧为临床特征的病症。

喘证的症状轻重不一，轻者仅表现为呼吸困难，不能平卧；重者稍动则喘息不已，甚则张口抬肩，鼻翼翕动；严重者，喘促持续不解，烦躁不安，面青唇紫，肢冷，汗出如珠，脉浮大无根，甚则发为喘脱。

喘证可见于多种急慢性疾病过程中，涉及范围很广，不仅多见于肺系疾病，且可因其他脏腑病变影响于肺所致，西医学中如肺炎、喘息性支气管炎、肺气肿、肺源性心脏病、心源性哮喘、肺结核、硅肺等。

一、风寒壅肺

患者表现如下：喘息咳逆，呼吸急促，胸部胀闷，痰多稀薄而带泡沫，色白质黏，常伴有头痛、恶寒、发热、口不渴、无汗，苔薄白而滑，脉浮紧。

1.十六味冬青丸

本品系内蒙古族验方

【药物成分】冬青叶、石榴、石膏、肉桂、豆蔻、木香、丁香、甘草、白葡萄干、沉香、拳参、荜茇、肉豆蔻、红花、广枣、方海。上述药物粉碎、烘干，再粉碎，过筛，混匀。每100g粉末加炼蜜110~130g制成大蜜丸即得。

【功能主治】宽胸顺气，止嗽定喘。用于胸满腹胀，头昏浮肿，寒嗽痰喘。

【药物规格】每丸重6g。

【使用方法】口服。一次1丸，一日1~2次。

【注意事项】尚不明确。

【现代研究】奇·呼格吉勒图等应用十六味冬青丸等蒙药治疗支气管肺

炎，研究显示蒙药对慢性支气管炎具有消炎、止咳、去痰、止喘等作用，症状可在1周内有所缓解，2周就有89%的患者临床症状得到控制或基本好转。因此，蒙药在治疗慢性支气管炎方面具有较强的疗效，应进一步深入研究和推广。

2.小青龙颗粒（或合剂）

【药物成分】麻黄、桂枝、白芍、干姜、细辛、甘草（蜜炙）、法半夏、五味子。

【功能主治】解表化饮，止咳平喘，主治风寒水饮，恶寒发热，无汗，喘咳痰稀。

【药物规格】①每袋装6g（无蔗糖）；②每袋装13g。

【使用方法】开水冲服。一次13g，一日3次。

【注意事项】同"桑菊感冒片"。

【现代研究】尚云飞将50例支气管哮喘急性发作期患者随机分为2组，治疗组25例给予小青龙颗粒口服，对照组25例给予常规西医治疗，给药2周后，评价2组患者的病情、证候积分、肺功能改善及安全性。结果显示2组临床疗效、肺功能改善情况比较均无显著性差异，但治疗组治疗后证候积分、主要症状单项计分明显低于对照组，2组均未见不良反应。这说明小青龙颗粒治疗哮喘急性发作疗效好，尤其对哮喘主要症状、证候的改善具有优势，且用药安全，患者依从性较好。

3.消咳喘糖浆

【药物成分】满山红。

【功能主治】止咳，祛痰，平喘。主治寒痰咳嗽、慢性支气管炎。

【药物规格】糖浆剂。①每瓶装50mL；②每瓶装100mL。

【使用方法】口服。一次10mL，一日3次，小儿酌减。

【注意事项】①本品含有20%~28%的乙醇，过敏体质的患者慎用。②本品有少许沉淀，服时振摇。③运动员慎用。

4.定喘膏

【药物成分】血余炭、洋葱、附子、生川乌、制天南星、干姜。

【功能主治】散寒涤痰，降气定喘。用于咳嗽痰多、色白而稀、胸闷膈痞、气喘痰鸣等症。

【药物规格】膏药。每张20g。

【使用方法】温热软化，外贴肺俞穴半小时起效，药效可持续48小时。（肺俞穴定位：位于第三胸椎棘突旁开1.5寸；取穴方法：取定穴位时，一般采用正坐或俯卧姿势。）

【注意事项】①本品含有20%~28%的乙醇，过敏体质的患者慎用。②本品有少许沉淀，服时振摇。③运动员慎用。

【现代研究】白丽君探讨中药定喘膏夏季穴位贴敷治疗支气管哮喘缓解期的疗效。经随机对照试验得出结论，中药定喘膏夏季穴位贴敷可显著提高支气管哮喘患者的免疫功能，减少感冒发作的次数，减轻和控制哮喘发作。

二、表寒肺热

患者表现如下：喘逆上气，胸胀或痛，息粗，鼻翕，咳而不爽，伴形寒、身热、身痛、有汗或无汗、口渴，苔薄白或黄，舌边红，脉浮数或滑。

止嗽定喘口服液

【药物成分】麻黄、石膏、苦杏仁、甘草。

【功能主治】辛凉宣泄，清肺平喘。主治表寒里热，身热口渴，咳嗽痰盛，喘促气逆，胸膈满闷，以及急性支气管炎见上述证候者。

【药物规格】每支装 10mL。

【使用方法】口服。一次 10mL，一日 2~3 次；儿童酌减。

【注意事项】同"桑菊感冒片"。

三、痰热郁肺

患者表现如下：喘咳气涌，肺部胀痛，痰多质黏色黄，或夹有血色，伴胸痛烦闷，身热，有汗，口渴而喜冷饮，面赤，咽干，小便赤涩，大便或秘，舌质红，苔黄或腻，脉滑数。

1.小儿肺热平胶囊

【药物成分】人工牛黄、平贝母、牛胆粉、黄芩、黄连、柴胡、羚羊角、人工麝香、珍珠（制）、地龙、朱砂、冰片、射干、北寒水石、新疆紫草、拳参、甘草。

【功能主治】清热化痰，止咳平喘，镇惊开窍。主治小儿肺热喘咳，表现为吐痰黄稠，高热烦渴，神昏谵妄，抽搐，舌红苔黄腻。

【药物规格】每粒装 0.25g。

【使用方法】口服。6 个月内小儿一次服 0.125g；7~12 个月一次服 0.25g；1~2 岁一次服 0.375g；2~3 岁一次服 0.5g；3 岁以上一次服 0.75~1.0g。一日3~4 次。

【注意事项】①本品不宜久服。②肝肾功能不全者慎用。

2.小儿咳喘颗粒

【药物成分】鱼腥草、麻黄、石膏、苦杏仁（炒）、黄芩、僵蚕（炒）、川贝母、天竺黄、紫苏子（炒）、桔梗、细辛、甘草、山楂（炒）、莱菔子（炒）、茶叶。

【功能主治】清热宣肺，化痰止咳，降逆平喘。用于小儿痰热壅肺所致的咳嗽、发热、痰多、气喘。

【药物规格】每袋装 6g。

【使用方法】温开水冲服，1岁以内一次2~3g；1~5岁，一次3~6g；6岁以上，一次9~12g；一日3次。

【注意事项】尚不明确。

【现代研究】吴金英研究小儿咳喘颗粒平喘的作用及机制。经动物试验研究得出结论，小儿咳喘颗粒有明显的平喘作用，其平喘作用可能与延长喘息潜伏时长和降低呼吸阻力有关。

3. 葶贝胶囊

【药物成分】葶苈子、蜜麻黄、川贝母、苦杏仁、瓜蒌皮、石膏、黄芩、鱼腥草、旋覆花、赭石、白果、蛤蚧、桔梗、甘草。

【功能主治】清肺化痰，止咳平喘。用于痰热壅肺所致的咳嗽、咳痰、喘息、胸闷、苔黄或黄腻，以及慢性支气管炎急性发作。

【药物规格】胶囊剂。每粒装0.35g。

【使用方法】饭后服，一次4粒，一日3次；7天为1个疗程或遵医嘱。

【注意事项】请遵医嘱。

【现代研究】董贤明观察葶贝胶囊对慢性支气管炎急性发作的疗效。经随机对照试验得结论，在抗感染基础上口服葶贝胶囊治疗慢性支气管炎急性发作疗效较好。

四、痰浊阻肺

患者表现如下：喘而胸满闷塞，甚则胸盈仰息，咳嗽，痰多黏腻色白，咯吐不利，兼有呕恶、食少、口黏不渴，舌苔白腻，脉象滑或濡。

牡荆油胶丸

【药物成分】本品为牡荆油胶丸与适量稀释剂经加工制成的胶丸。

【功能主治】祛痰，止咳，平喘。用于慢性支气管炎。

【药物规格】每丸含牡荆油20mg。

【使用方法】口服。一次1~2丸，一日3次。

【注意事项】同"桑菊感冒片"。

五、肺气虚耗

患者表现如下：喘促短气，气怯声低，喉有鼾声，咳声低弱，痰吐稀薄，自汗畏风，或见咳呛，痰少质黏，烦热而渴，咽喉不利，面颧潮红，舌质淡红或有剥苔，脉软弱或细数。

1. 百令胶囊

【药物成分】本品为发酵冬虫夏草菌粉制成的胶囊。

【功能主治】补肺肾，益精气。用于慢性支气管炎的辅助治疗。

【药物规格】①每粒装0.2g；②每粒装0.5g。

【使用方法】口服。一次5~15粒（规格①）或一次2~6粒（规格②），一日3次。慢性肾功能不全：一次10粒（规格①）或一次4粒（规格②），一日3次；8周为1个疗程。

【注意事项】忌辛辣、生冷、油腻食物。

【现代研究】杜强评价百令胶囊对中重度稳定期慢性阻塞性肺疾病（COPD）患者肺功能、气道炎症以及氧化应激的影响。经随机对照试验得出结果，提示百令胶囊可改善COPD患者肺功能，减轻气道炎性反应，抑制机体氧化应激。

2.如意定喘片

【药物成分】蛤蚧、制蟾酥、黄芪、地龙、麻黄、党参、苦杏仁、白果、枳实、天冬、南五味子、麦冬、紫菀、百部、枸杞子、熟地黄、远志、葶苈子、洋金花、石膏、炙甘草。

【功能主治】宣肺定喘，止咳化痰，益气养阴。用于气阴两虚所致的久咳气喘、体弱痰多，支气管哮喘、肺气肿、肺心病见上述证候者。

【药物规格】糖衣片。片芯重0.25g。

【使用方法】口服。一次2~4片，一日3次。

【注意事项】孕妇禁用。

【现代研究】朱沛观察如意定喘片治疗气阴两虚型肺心病缓解期的临床疗效。经随机对照试验得出结果，提示如意定喘片治疗气阴两虚型肺心病缓解期的疗效明显。

六、肾虚不纳

患者表现为喘促日久，动则喘甚，呼多吸少，气不得续，形瘦神疲，跗肿（足背浮肿），汗出肢冷，面青唇紫，舌淡苔白或黑而润滑，脉微细或沉细；或见喘咳，面红烦躁，口咽干燥，足冷，汗出如油，舌红少津，脉细数。

1.七味葡萄散（本品系蒙古族验方）

【药物成分】白葡萄干、石膏、红花、甘草、香附、肉桂、石榴。

【功能主治】清肺，止嗽，定喘。主治虚劳咳嗽，年老气喘，胸满郁闷。

【药物规格】每袋装15g。

【使用方法】口服。一次3g，一日1~2次。

【注意事项】同"桑菊感冒片"。

【现代研究】翟俊琴等应用七味葡萄散治疗支气管肺炎，结果显示其疗效确切。魏延林等在西医常规治疗的基础上加用中藏药治疗慢性肺心病，观察其临床疗效及急性复发情况的临床研究中，发现安置精华散、七味葡萄散、雪蛙甘露酥油丸具有温胃益火、化滞除湿、温通脉道、滋补强身、温肺定喘、延年益寿等功效，治疗效果优于单纯西医治疗。

2.苏子降气丸

【药物成分】炒紫苏子、厚朴、前胡、甘草、姜半夏、陈皮、沉香、当归。

【功能主治】降气化痰，温肾纳气。用于上盛下虚、气逆痰壅所致的咳嗽喘息、胸膈痞塞。

【药物规格】每13粒重1g。

【使用方法】口服。一次6g，一日1~2次。

【注意事项】同"桑菊感冒片"。

【现代研究】刘志刚观察使用中药苏子降气汤联合西医治疗慢性阻塞性肺病急性发作的临床疗效。经随机对照试验得出结论以苏子降气汤结合西医治疗慢阻肺急性加重能够有效地提高治疗效果，值得推广与应用。

3.复方蛤青片

【药物成分】干蟾、黄芪、白果、紫菀、苦杏仁、前胡、附片、南五味子、黑胡椒。

【功能主治】补气敛肺，止咳平喘，温化痰饮。用于肺虚咳嗽，气喘痰多，老年慢性支气管炎、肺气肿、喘息性支气管炎见上述证候者。

【药物规格】糖衣片。每片重0.9g。

【使用方法】口服。一次3片，一日3次。

【注意事项】忌烟酒等刺激性食物。孕妇慎用。

【现代研究】周秀梅认为复方蛤青片具有补气敛肺、止咳平喘、温化痰饮之功效，临床用于肺虚咳嗽、气喘痰多、老年慢性气管炎及反复感冒等，通过动物试验观察该药在体内与体外的抑菌作用。

4.蛤蚧定喘胶囊

【药物成分】蛤蚧、瓜蒌子、紫菀、麻黄、鳖甲（醋制）、黄芩、甘草、麦冬、黄连、百合、紫苏子（炒）、石膏、苦杏仁（炒）、石膏（煅）。

【功能主治】滋阴清肺，止咳定喘。用于虚劳久咳、年老哮喘、气短发热、胸满郁闷、自汗盗汗、不思饮食。

【药物规格】胶囊剂。每粒装0.5g。

【使用方法】口服。一次3粒，一日2次，或遵医嘱。

【注意事项】同"桑菊感冒片"。

【现代研究】栾宇观察慢性支气管炎及哮喘的治疗效果。通过临床观察，发现蛤蚧定喘胶囊对慢性支气管炎及哮喘的治疗能取得满意疗效，蛤蚧定喘胶囊可以用于慢性支气管炎及哮喘的治疗，同时提示中药复方用药的合理性。

参考文献

[1]奇·呼格吉勒图，奇·巴特尔.蒙药治疗慢性支气管炎[J].中国民族医药杂志，1997，3（04）：28.

[2]尚云飞，朱立成.小青龙颗粒治疗支气管哮喘急性发作的临床观察[J].现代中西医结合杂志，2012，21（08）：799-800.

［3］白丽君，马文.中药定喘膏穴位贴敷治疗支气管哮喘缓解期48例［J］.中医药临床杂志，2005（04）：381-382.

［4］吴金英，贾占红，张硕峰，等.小儿咳喘颗粒平喘试验的研究［J］.中药药理与临床，2010，26（05）：121-122.

［5］董贤明，孙守平，董长富.葶贝胶囊治疗慢性支气管炎急性发作40例疗效观察［J］.疑难病杂志，2003，2（02）：94-95.

［6］杜强，崔进，蔡健康，等.百令胶囊对中重度慢性阻塞性肺病患者肺功能、气道炎症以及氧化应激的影响［J］.南京医科大学学报（自然科学版），2015，35（01）：58-61.

［7］朱沛，朱克俭，尹天雷.如意定喘片治疗肺心病缓解期106例总结［J］.湖南中医杂志，2011，27（02）：17-18.

［8］翟俊琴，辛建臣.蒙药葡萄7味散为主治疗支气管肺炎的体会［J］.中国民族医药杂志，2004，4（2）：45.

［9］魏延林.中藏药防治慢性肺心病的临床分析［J］.青海医学杂志，2010，40（6）：85-86.

［10］刘志刚，孙宜芬，孟红旗.苏子降气汤治疗慢性阻塞性肺病急性加重疗效观察［J］.临床肺科杂志，2016，21（08）：1442-1445.

［11］周秀梅，张丽，朴晋华.复方蛤青片抗菌作用的研究［J］.中国药物与临床，2004，4（06）：478-479.

［12］栾宇.蛤蚧定喘胶囊治疗慢支及哮喘206例临床观察［J］.中国实用医药，2009，4（16）：170.

第五节　肺胀

肺胀是因多种慢性肺系疾患反复发作，迁延不愈，导致肺气胀满，不能敛降的一种病症。临床表现为胸部膨满，憋闷如塞，喘息上气，咳嗽痰多，烦躁，心悸，面色晦暗，或唇甲发绀，脘腹胀满，肢体浮肿等。其病程缠绵，时轻时重，经久难愈，严重者可出现神昏、痉厥、出血、喘脱等危重证候。

肺胀的临床证候特点与西医学中慢性支气管炎合并肺气肿、肺源性心脏病相类似，肺性脑病则常见于肺胀的危重变证。

一、痰浊壅肺

患者表现为胸膺满闷，短气喘息，稍劳即著，咳嗽痰多，色白黏腻或呈泡沫状，畏风易汗，脘痞纳少，倦怠乏力，舌暗，苔薄腻或浊腻，脉小滑。

1.咳喘顺丸

【药物成分】紫苏子、瓜蒌仁、茯苓、鱼腥草、苦杏仁、半夏（制）、款冬花、桑白皮、前胡、紫菀、陈皮、甘草。

【功能主治】宣肺化痰，止咳平喘。用于痰浊壅肺、肺气失宣所致的咳嗽、气喘、痰多、胸闷，慢性支气管炎、支气管哮喘、肺气肿见上述证候者。

【药物规格】水蜜丸。每1g相当于饮片1.5g。

【使用方法】口服。一次5g，一日3次，7天为1个疗程。

【注意事项】同"桑菊感冒片"。

【现代研究】颜小明以苏子降气丸为对照，客观评价咳喘顺丸治疗支气管哮喘的有效性和安全性，为本品种用于临床提供试验依据。经随机对照试验得出结论，咳喘顺丸治疗支气管哮喘痰湿蕴肺证具有较好临床疗效。

2.竹沥达痰丸

【药物成分】黄芩、半夏（制）、大黄（酒制）、橘红、甘草、沉香。

【功能主治】豁除顽痰，清火顺气。用于痰热上壅，咳喘痰多，大便干燥，顽痰胶结，烦闷癫狂。

【药物规格】每50粒重3g。

【使用方法】口服。一次6~9g。

【注意事项】孕妇慎服。

3.清肺消炎丸

【药物成分】麻黄、石膏、地龙、牛蒡子、葶苈子、人工牛黄、苦杏仁（炒）、羚羊角。

【功能主治】清肺化痰，止咳平喘。用于痰热阻肺，症见咳嗽气喘、胸肋胀痛、吐痰黄稠，以及上呼吸道感染、急性支气管炎、慢性支气管炎发作及肺部感染。

【药物规格】丸剂。每60丸重8g。

【使用方法】口服。一次60粒，一日3次。6~12岁一次40粒；3~6岁一次30粒；1~3岁一次20粒；1岁以内一次10粒。

【注意事项】风寒表证引起的咳嗽、心功能不全者慎用。

【现代研究】胡思源评价清肺消炎丸治疗小儿急性支气管炎（痰热壅肺证）的有效性和安全性。经随机对照试验得出结论，清肺消炎丸治疗小儿急性支气管炎（痰热壅肺证）安全有效，疗效优于小儿肺热咳喘口服液。

4.金贝痰咳清颗粒

【药物成分】浙贝母、金银花、前胡、炒苦杏仁、桑白皮、桔梗、射干、麻黄、川芎、甘草。

【功能主治】清肺止咳，化痰平喘。适用于痰热阻肺所致的咳嗽、痰黄黏稠、喘息，慢性支气管炎急性发作见上述证候者。

【药物规格】每袋装7g。

【使用方法】口服。一次7g，一日3次。

【注意事项】同"桑菊感冒片"。

【现代研究】张丽君观察金贝痰咳清颗粒治疗慢性喘息性支气管炎的临床疗效。经随机对照试验得出结论，金贝痰咳清颗粒治疗慢性喘息性支气管炎疗效显著，具有清肺止咳、化痰平喘作用，临床应用安全有效。

二、肺肾气虚

患者表现为呼吸浅短难续，声低气怯，甚则张口抬肩，倚息不能平卧，咳嗽，痰白如沫，咳吐不利，胸闷心慌，形寒汗出，或腰膝酸软，小便清长，或尿有余沥，舌淡或暗紫，脉沉细数无力，或有结代。

1. 固本喘咳片

【药物成分】党参、白术（麸炒）、茯苓、麦冬、五味子（醋制）、甘草（炙）、补骨脂（盐炒）；辅料为糊精、淀粉。

【功能主治】益气固表，健脾补肾。用于脾虚痰盛、肾气不固所致的咳嗽、痰多、喘息气促、动则喘剧，慢性支气管炎见上述证候者。

【药物规格】每片重0.4g。

【使用方法】口服。一次3片，一日3次。

【注意事项】同"桑菊感冒片"。

2. 固肾定喘丸

【药物成分】熟地黄、牡丹皮、附片（黑顺片）、牛膝、盐补骨脂、砂仁、车前子、茯苓、盐益智仁、肉桂、山药、泽泻、金樱子肉。

【功能主治】温肾纳气，健脾利水。可在有发病预兆前服用，也可预防久喘复发，一般15天为1个疗程。适用于脾肾两虚型及肺肾气虚型的慢性支气管炎、肺气肿、支气管哮喘、老人虚喘。

【药物规格】每瓶装35g。

【使用方法】口服。一次1.5~2g，一日2~3次；可在发病预兆前服用，也可预防久喘复发，一般服15天为1个疗程。

【注意事项】阴虚证勿服，感冒发热者忌服。

【现代研究】杨勋、胡红玲评价固肾定喘丸对慢性阻塞性肺疾病（COPD）稳定期患者肺功能及生活质量的影响。经随机对照试验得出结论，固肾定喘丸能改善COPD（肺肾气虚证），稳定期患者肺功能，促进呼吸肌功能的恢复，减轻临床症状，增强患者活力，提高生活质量。

3. 金水宝胶囊

【药物成分】发酵虫草菌粉（Cs-4）。

【功能主治】补益肺肾，秘精益气。用于肺肾两虚，精气不足，久咳虚喘，神疲乏力，不寐健忘，腰膝酸软，月经不调，阳痿早泄；慢性支气管炎、慢性肾功能不全、高脂血症、肝硬化见上述证候者。

【药物规格】每粒装0.33g。

【使用方法】口服。一次3粒，一日3次；用于慢性肾功能不全者，一次6粒，一日3次。

【注意事项】尚不明确。经药理实验证实，本品具有抗炎、止咳、祛痰、镇静、促性腺作用；能降低血清胆固醇、甘油三酯和脂质过氧化物，增加心肌与脑的供血，具有轻度降血压、抑制血小板聚集、延长缺氧时动物生存时间等作用，对心脑组织有保护作用。其主要药理作用与青海天然虫草相似。

【现代研究】谢文堂探讨金水宝胶囊对慢性阻塞性肺疾病（COPD）稳定期患者肺功能和免疫功能（Th17/Treg）的影响。经随机对照试验得出结论，金水宝胶囊联合噻托溴铵吸入剂治疗COPD稳定期的疗效确切，可明显地改善患者的临床症状和肺功能。

参考文献

［1］颜小明.咳喘顺丸治疗支气管哮喘痰湿蕴肺证临床观察［J］.中医临床研究，2013，5（24）：84-86.

［2］胡思源，李金惠，唐方，等.清肺消炎丸治疗小儿急性支气管炎（痰热壅肺证）的临床观察［J］.中草药，2016，47（10）：1746-1749.

［3］张丽君.金贝痰咳清颗粒治疗慢性喘息性支气管炎疗效观察［J］.实用心脑肺血管病杂志，2012，20（03）：458-459.

［4］杨勋，胡红玲，赵苏，等.固肾定喘丸对慢性阻塞性肺疾病患者稳定期肺功能及生活质量的影响［J］.中国实验方剂学杂志，2013，19（22）：283-286.

［5］谢文堂，李茂清.金水宝胶囊对COPD稳定期患者肺功能和免疫功能的影响［J］.中国实验方剂学杂志，2014，20（23）：217-220.

第二章　心系疾病用药

第一节　心悸

　　心悸是中医病症名，包括惊悸和怔忡，指因外感或内伤，致气血阴阳亏虚，心失所养；或痰饮瘀血阻滞，心脉不畅，引起以心中急剧跳动，惊慌不安，甚则不能自主为主要临床表现的一种心脏常见病症，多见于中老年人。心悸的临床表现轻重不一，病情常反复发作，且发病率随年龄增长而增加，常伴胸闷、气短、失眠、健忘、眩晕、耳鸣等症。中医将心悸分为心虚胆怯、心血不足、阴虚火旺、心阳不振、水饮凌心、心脉瘀阻和痰火扰心七种类型。

一、心虚胆怯

　　症状：心悸不宁，善惊易恐，坐卧不安，不寐多梦而易惊醒，食少纳呆，恶闻声响，苔薄白，脉细略数或细弦。

　　心悸不宁指自觉心跳或伴心前区不适感，是由心率过快、过慢或心律不齐引起的；不寐指入睡困难或不易入睡。

1.安神定志丸

　　【药物成分】远志、石菖蒲、茯神、茯苓、朱砂、龙齿、党参。

　　【功能主治】镇惊定志，养心安神。用于心虚胆怯，因惊恐而失眠，症见夜寐不宁、易惊、健忘、咽干、烦躁。

　　【药物规格】每袋装6g。

　　【使用方法】一次1袋，一日3次。

　　【注意事项】若属神志昏迷，不应使用安神定志法，宜用开窍醒神法。

　　【现代研究】程宏申研究表明，安神定志汤剂治疗心律失常（心虚胆怯型）的疗效优于胺碘酮。

2.柏子养心丸

　　【药物成分】柏子仁、党参、炙黄芪、川芎、当归、茯苓、远志（制）、酸枣仁、肉桂、五味子（蒸）、半夏曲、炙甘草、朱砂。

　　【功能主治】补气，养血，安神。用于心气虚寒，心悸易惊，失眠多梦，健忘。

　　【药物规格】丸剂，大蜜丸每丸重9g。

　　【使用方法】口服。水蜜丸一次6g，小蜜丸一次9g，大蜜丸一次1丸；一日2次。

【注意事项】①阴虚火旺或肝阳上亢者禁用。②保持精神舒畅，劳逸适度。忌过度思维，避免恼怒、抑郁、惊恐等不良情绪。③失眠患者睡前不宜饮用浓茶、咖啡等兴奋性饮品。④宜饭后服用。⑤本品处方中含朱砂，不可过服、久服；不可与溴化物、碘化物药物同服。⑥孕妇及哺乳期妇女、儿童、老年人使用本品应遵医嘱。⑦过敏体质者慎用。⑧儿童必须在成人的监护下使用。⑨如正在服用其他药品，使用本品前请咨询医师。

二、心血不足

症状：心悸气短，动则尤甚，头晕目眩，面色无华，失眠健忘，倦怠乏力，舌淡红，脉细弱。

1.归脾丸

【药物成分】党参、白术（炒）、黄芪（炙）、茯苓、远志（制）、酸枣仁（炒）、龙眼肉、当归、木香、大枣（去核）、甘草（炙）。

【功能主治】益气健脾，养血安神。用于心脾两虚，气短心悸，失眠多梦，头昏头晕，肢倦乏力，食欲不振。

【药物规格】大蜜丸每丸重9g，每瓶装200丸。

【使用方法】口服。一次8~10丸，一日3次。

【注意事项】①忌油腻食物。②外感或实热内盛者不宜服用。③本品宜饭前服用。④按照用法用量服用，小儿、孕妇、高血压、糖尿病患者应在医师指导下服用。⑤服药2周症状未明显改善或症状加重者，应立即停药并到医院应诊。⑥对本品过敏者禁用，过敏体质者慎用。⑦本品性状发生改变时禁止使用。⑧儿童必须在成人的监护下使用。⑨请将本品放在儿童不能接触的地方。⑩如正在使用其他药品，使用本品前请咨询医师或药师。

【现代研究】王延超等研究表明，归脾汤加减治疗心血不足之心悸疗效显著。

2.人参养荣丸

【药物成分】人参、白术（土炒）、茯苓、炙甘草、当归、熟地黄、白芍（麸炒）、炙黄芪、陈皮、远志（制）、肉桂、五味子（酒蒸）；辅料为赋形剂蜂蜜、生姜及大枣。

【功能主治】温补气血。用于心脾不足，气血两亏，形瘦神疲，食少便溏，病后虚弱。

【药物规格】大蜜丸，每丸重9g。

【使用方法】口服。一次1丸，一日2次。

【注意事项】①服用前应除去蜡皮、塑料球壳；本品可嚼服，也可分成等份吞服。②其余注意事项同归脾丸。

3.柏子养心丸

【药物成分】柏子仁、党参、炙黄芪、川芎、当归、茯苓、远志（制）、酸枣仁、肉桂、五味子（蒸）、半夏曲、炙甘草、朱砂。

【功能主治】补气，养血，安神。用于心气虚寒，心悸易惊，失眠多梦，健忘。

【药物规格】丸剂，大蜜丸每丸重9g。

【使用方法】口服。水蜜丸一次6g，小蜜丸一次9g，大蜜丸一次1丸；一日2次。

【注意事项】①阴虚火旺或肝阳上亢者禁用。②保持精神舒畅，劳逸适度。忌过度思维，避免恼怒、抑郁、惊恐等不良情绪。③失眠患者睡前不宜饮用浓茶、咖啡等兴奋性饮品。④宜饭后服用。⑤本品处方中含朱砂，不可过服、久服；不可与溴化物、碘化物药物同服。⑥孕妇及哺乳期妇女、儿童、老年人使用本品应遵医嘱。⑦过敏体质者慎用。⑧儿童必须在成人的监护下使用。⑨如正在服用其他药品，使用本品前请咨询医师。

4.十全大补丸

【药物成分】党参、白术（炒）、茯苓、炙甘草、当归、川芎、白芍（酒炒）、熟地黄、炙黄芪、肉桂；辅料为蜂蜜。

【功能主治】温补气血。用于气血两虚，面色苍白，气短心悸，头晕自汗，体倦乏力，四肢不温，月经量多。

【药物规格】大蜜丸每丸重9g，水丸每10丸重0.6g。

【使用方法】口服。水蜜丸一次30粒（6g），大蜜丸一次1丸。一日2次。

【注意事项】同归脾丸。

三、阴虚火旺

症状：心悸易惊，思虑劳心尤甚，心烦少寐，五心烦热，口干，盗汗，伴耳鸣腰酸，头晕目眩，急躁易怒，舌红少津，苔少或无，脉象细数。

1.天王补心丸

【药物成分】丹参、当归、石菖蒲、党参、茯苓、五味子、麦冬、天冬、生地黄、玄参、远志（制）、酸枣仁（炒）、柏子仁、桔梗、甘草、朱砂。

【功能主治】滋阴养血，补心安神。用于心阴不足，心悸健忘，失眠多梦，大便干燥。

【药物规格】大蜜丸，每丸重9g。

【使用方法】口服。一次1丸，一日2次。

【注意事项】①本品处方中含朱砂，不宜过量久服，肝肾功能不全者慎用。②服用前应除去蜡皮、塑料球壳；本品可嚼服，也可分成等份吞服。

2.朱砂安神丸

【药物成分】朱砂、黄连、炙甘草、生地黄、当归。

【功能主治】清心养血，镇惊安神。用于胸中烦热，心神不宁，失眠多梦。

【药物规格】每瓶装54g。

【使用方法】口服。大蜜丸一次1丸，小蜜丸一次9g，水蜜丸一次6g；一日2次，温开水送服。

【注意事项】忌食辛辣、油腻食物。孕妇忌服，不宜多服或久服。

3.柏子仁丸

【药物成分】柏子仁、麻黄根（蜜根）、半夏曲、党参、白术、牡蛎、麦麸（炒黄）、五味子、大枣。

【功能主治】养心安神，和胃固卫。用于阴虚火旺，夜寐不安，盗汗。

【药物规格】每袋装9g。

【使用方法】口服。一次6~9g，一日2次，饭前服用。

【注意事项】请遵医嘱。

四、心阳不振

症状：心悸不安，胸闷气短，动则尤甚，面色苍白，形寒肢冷，舌淡苔白，脉象虚弱或沉细无力。

暂无中成药可用，可服用汤剂，如桂枝甘草龙骨牡蛎汤合参附汤。

五、水饮凌心

症状：心悸眩晕，胸闷痞满，渴不欲饮，小便短少，或下肢浮肿，形寒肢冷，伴恶心、呕吐、流涎，舌淡胖，苔白滑，脉象弦滑或沉细而滑。

金匮肾气丸

【药物成分】熟地黄、山药、山茱萸（酒炙）、茯苓、牡丹皮、泽泻、桂枝、附子（制）、牛膝（去头）、车前子（盐炙）；辅料为蜂蜜。

【功能主治】温补肾阳，化气行水。用于肾虚水肿，腰膝酸软，小便不利，畏寒肢冷。

【药物规格】每100粒重20g。

【使用方法】口服。一次20粒（4g）~25粒（5g），一日2次。

【注意事项】忌房欲、气恼。忌食生冷物。

六、心脉瘀阻

症状：心悸不安，胸闷不舒，心痛时作，痛如针刺，唇甲青紫，舌质紫暗或有瘀斑，脉涩或结或代。

1.丹参片

【药物成分】丹参。

【功能主治】活血化瘀。用于瘀血闭阻所致的胸痹，表现为胸部疼痛，痛处固定，舌质紫暗；冠心病心绞痛见上述证候者。

【药物规格】每瓶装100片。

【使用方法】口服。一次3片，一日3次。

【注意事项】①孕妇及过敏体质者慎用。②忌食生冷、辛辣、油腻之物。

③药品性状发生改变时禁止使用。④请将此药品放在儿童不能接触的地方。

2.丹参舒心胶囊

【药物成分】丹参提取物。

【功能主治】活血化瘀，镇静安神。用于冠心病引起的心绞痛、胸闷及心悸等。

【药物规格】每粒装0.3g。

【使用方法】口服。一次1~2粒，一日3次。

【注意事项】尚不明确。

3.复方丹参片

【药物成分】丹参、三七、冰片。

【功能主治】活血化瘀，理气止痛。用于气滞血瘀所致的胸痹，症见胸闷、心前区刺痛，冠心病、心绞痛见上述证候者。

【药物规格】①薄膜衣小片每片重0.32g（相当于饮片的0.6g）；②薄膜衣大片每片重0.8g（相当于饮片的1.8g）；③糖衣片（相当于饮片的0.6g）。

【使用方法】口服。规格①③一次3片或规格②一次1片，一日3次。

【注意事项】同"丹参片"。

4.血府逐瘀胶囊

【药物成分】桃仁（炒）、红花、赤芍、川芎、枳壳（麸炒）、柴胡、桔梗、当归、生地黄、牛膝、甘草。

【功能主治】活血祛瘀，行气止痛。用于气滞血瘀所致的胸痹、头痛日久、痛如针刺而有定处、内热烦闷、心悸失眠、急躁易怒。

【药物规格】每粒装0.4g。

【使用方法】口服。一次6粒，一日2次，1个月为1个疗程。

【注意事项】忌食辛冷食物；孕妇禁用。

【现代研究】陈锐研究表明，血府逐瘀胶囊具有活血祛瘀，行气止痛之功效，用于瘀血内阻所致的头痛或胸痛、内热瞀闷、失眠多梦、心悸怔忡、急躁善怒等症状。

七、痰火扰心

症状：心悸时发时止，受惊易作，胸闷烦躁，痰多黏稠，口干口苦，大便秘结，小便短赤。舌红，苔黄腻，脉弦滑。

二陈丸

【药物成分】陈皮、半夏、茯苓、甘草；辅料为生姜。

【功能主治】燥湿化痰，理气和胃。用于痰湿停滞导致的咳嗽痰多、胸脘胀闷、恶心呕吐。

【药物规格】每100粒重6g。

【使用方法】口服。一次9~15g，一日2次。

【注意事项】同丹参片。

参考文献

［1］程宏申，高翠英，刘永家.安神定志丸加减治疗心律失常临床证候疗效观察［J］.山西中医，2013，29（02）：12-13.

［2］王延超，郭灿合.归脾汤加减治疗心血不足型心悸64例［J］.河南中医，2013，33（03）：409-410.

［3］陈锐.血府逐瘀胶囊（口服液）临床应用解析［J］.中国社区医师，2011，17（36）：17.

第二节　胸痹心痛

胸痹心痛又称心痛，是由于正气亏虚，受饮食、情志、寒邪等因素影响，引起痰浊、瘀血、气滞、寒凝痹阻心脉，以膻中或左胸部发作性憋闷、疼痛为主要临床表现的一种病症。轻者偶发短暂轻微的胸部沉闷或隐痛，或为发作性膻中或左胸含糊不清的不适感；重者疼痛剧烈，或呈压榨样绞痛，常伴有心悸、气短、呼吸不畅，甚至喘促、惊恐不安、面色苍白、冷汗自出等。心痛多由劳累、饱餐、寒冷及情绪激动而诱发，亦可无明显诱因或安静时发病。中医将胸痹心痛分为心脉瘀阻、气滞心胸、痰浊闭阻、寒凝心脉、气阴两虚、心肾阴虚和心肾阳虚七种类型。西医学中冠状动脉粥样硬化性心脏病之心绞痛、心肌梗死以及心包炎等疾病，表现为胸痹心痛临床特征者，可参照本病辨证论治。

一、心脉瘀阻

症状：心胸刺痛，部位固定，入夜尤甚，或心痛彻背，背痛彻心，或痛引肩背，或伴胸闷心悸，日久不愈。舌质紫暗，或有瘀斑，脉沉涩或弦涩。

1.血府逐瘀胶囊

【药物成分】桃仁（炒）、红花、赤芍、川芎、枳壳（麸炒）、柴胡、桔梗、当归、生地黄、牛膝、甘草。

【功能主治】活血祛瘀，行气止痛。用于气滞血瘀所致的胸痹、头痛日久、痛如针刺而有定处、内热烦闷、心悸失眠、急躁易怒。

【药物规格】每粒装0.4g。

【使用方法】口服。一次6粒，一日2次，1个月为1个疗程。

【注意事项】忌食辛冷食物；孕妇禁用。

【现代研究】郑国华等研究表明，血府逐瘀胶囊与西药常规治疗联合用药可明显缓解冠心病、心绞痛的症状，且不良反应少。

2. 复方丹参片

【药物成分】丹参、三七、冰片。

【功能主治】活血化瘀，理气止痛。用于气滞血瘀所致的胸痹，症见胸闷、心前区刺痛，冠心病、心绞痛见上述证候者。

【药物规格】①薄膜衣小片每片重0.32g（相当于饮片的0.6g）；②薄膜衣大片每片重0.8g（相当于饮片的1.8g）；③糖衣片（相当于饮片的0.6g）。

【使用方法】口服。规格①③一次3片或规格②一次1片，一日3次。

【注意事项】同"丹参片"。

【现代研究】吴丽虹等研究表明，在西医常规治疗的基础上，加服通脉养心丸和复方丹参片能减少慢性稳定性心绞痛（气虚血瘀证）患者心绞痛的发作，减少硝酸甘油片的使用，改善气虚血瘀证和心电图，提高患者的生活质量。

3. 复方丹参滴丸

【药物成分】丹参、三七、冰片。

【功能主治】活血化瘀，理气止痛。用于气滞血瘀所致的胸痹，症见胸闷、心前区刺痛，冠心病、心绞痛见上述证候者。

【药物规格】滴丸剂。

【使用方法】口服或舌下含服，一次10丸，一日3次，4周为一个疗程；或遵医嘱。

【注意事项】孕妇慎用。

【现代研究】周勇研究发现，服用复方丹参滴丸可以有效降低心肌耗氧量及人体血脂，实现对人体冠状动脉的有效扩张，补充人体所需血液和氧气，达到缓解心绞痛的目的。

二、气滞心胸

症状：心胸满闷，疼痛阵发，痛有定处，时欲太息，遇情志不遂时容易诱发或加重，或兼胃脘胀闷，得嗳气或矢气则舒。苔薄或薄腻，脉细弦。

1. 柴胡疏肝丸

【药物成分】白芍、槟榔、薄荷、柴胡、陈皮、大黄、当归、豆蔻、莪术、防风、茯苓、甘草、厚朴、黄芩、姜半夏、桔梗、六神曲、木香、青皮、三棱、山楂、乌药、香附、枳壳、紫苏梗。

【功能主治】疏肝理气，消胀止痛。用于肝气不舒，症见胸胁痞闷、食滞不消、呕吐酸水。

【药物规格】每丸重10g。

【使用方法】口服。一次10g，一日3次，空腹温开水送服。

【注意事项】①孕妇及月经量多者忌服。②身体虚弱者不宜服用。③胸胁胀痛严重者应去医院就诊。④服药3天症状无改善，应去医院就诊，其余注意事项同丹参片。

2.舒肝理气丸

【药物成分】青木香、柴胡、香附（制）、半夏（姜制）、陈皮、延胡索（制），丹参、山楂、玫瑰花、广藿香、甘草。

【功能主治】疏肝理气，解郁。用于胸胁胀闷，气郁不舒。

【药物规格】每瓶装60g。

【使用方法】口服。一次3~6g（约15~30粒），一日3次。

【注意事项】服药期间忌饮酒，忌食辛辣厚味。

3.舒肝止痛丸

【药物成分】柴胡、当归、黄芩、白芍、赤芍、香附（醋制）、郁金、木香、延胡索（醋制）、白术（炒）、半夏（制）、川楝子、川芎、莱菔子。

【功能主治】疏肝理气，和胃止痛。用于肝胃不和，肝气郁结，胸胁胀满，呕吐酸水，脘腹疼痛。

【使用方法】口服。一次4~4.5g，一日2次。

【注意事项】①本药宜用温开水送服。②服药期间忌气怒，忌食生冷、油腻、不消化之食物。其余注意事项同丹参片。

4.开郁舒肝丸

【药物成分】五灵脂（醋制）、香附（醋制）、莪术（醋制）、木香、槟榔、当归、陈皮、青皮（醋制）、草果、乌药、枳壳（麸炒）、甘草、大黄、肉桂（去粗皮）、郁金、延胡索（醋制）、砂仁；辅料为炼蜜。

【功能主治】开郁疏肝，顺气止痛。用于肝郁气滞所致的胸胁胀满、腹痛、嗳气吞酸。

【药物规格】每100丸重5.5g。

【使用方法】口服。一次8g，一日2~3次。

【注意事项】同柴胡疏肝丸。

三、痰浊闭阻

症状：心胸窒闷疼痛，闷重痛轻，多形体肥胖，肢体沉重，痰多气短，遇阴雨天易发作或加重，伴倦怠乏力，纳呆便溏，口黏，恶心，咳吐痰涎。苔白腻或白滑，脉滑。

1.心通口服液

【药物成分】黄芪、党参、麦冬、何首乌、淫羊藿、葛根、当归、丹参、皂角刺、海藻、昆布、牡蛎、枳实。

【功能主治】益气养阴，化痰通络。用于胸痹气虚、痰瘀交阻所致的胸痹，症见心痛、胸闷、气短、呕吐、纳呆，冠心病心绞痛见上述症状者。

【药物规格】每支装10mL。

【使用方法】口服。一次10~20mL，一日2~3次。

【注意事项】如服后有反酸者，可于饭后服用。

【现代研究】刘肖林研究证明，心通口服液治疗冠心病心绞痛可明显降低患者心绞痛的发作频率和心肌耗氧量，临床疗效显著。

2.血脂康胶囊

【药物成分】红曲。

【功能主治】除湿祛痰，活血化瘀，健脾消食。用于脾虚痰瘀阻滞证，症见气短、乏力、头晕、头痛、胸闷、腹胀、食少纳呆等；也可用于由高脂血症及动脉粥样硬化引起的心脑血管疾病的辅助治疗。

【药物规格】每粒装0.3g。

【使用方法】口服。一次2粒，一日2次，早晚饭后服用；轻、中度患者一日2粒，一日1次，晚饭后服用或遵医嘱。

【注意事项】①用药期间应定期检查血脂、血清氨基转移酶和肌酸磷酸激酶；有肝病史者服用本品尤其要注意肝功能的监测。②在本品治疗过程中，如发生血清氨基转移酶增高达正常高限3倍，或血清肌酸磷酸激酶显著增高时，应停用本品。③不推荐孕妇及乳母使用。④儿童用药的安全性和有效性尚未确定。

【现代研究】周珂研究发现，血脂康胶囊对冠心病血脂异常不同证候患者均有良好的调脂作用，其降低痰浊证组甘油三酯（TG）的疗效和升高痰瘀证组高密度脂蛋白胆固醇（HDL-C）的疗效要优于非痰非瘀证组。

3.天丹通络胶囊

【药物成分】川芎、豨莶草、丹参、水蛭、天麻、槐花、石菖蒲、人工牛黄、黄芪、牛膝。

【功能主治】活血通络，息风化痰。用于中风中经络，风痰瘀血痹阻脉络证，症见半身不遂、偏身麻木，脑梗死急性期、恢复早期见上述证候者。

【药物规格】每粒装0.4g。

【使用方法】口服。一次5粒，一日3次。

【注意事项】忌食生冷、辛辣、油腻的食物。

四、寒凝心脉

症状：猝然心痛如绞，或心痛彻背，背痛彻心，形寒肢冷，面色苍白，甚则冷汗自出，心悸气短，多因气候骤冷遇风寒而发病或加重。苔薄白，脉沉紧或促。

1.九气心痛丸

【药物成分】五灵脂（醋炒）、高良姜、木香、石菖蒲、青皮、丁香、延胡索（醋炒）。

【功能主治】理气，散寒，止痛。用于胃脘疼痛、两胁胀痛。

【药物规格】每40粒重约3g。

【使用方法】口服。一次3~6g，一日1~2次。

【注意事项】同归脾丸。

2.速效救心丸

【药物成分】川芎、冰片。

【功能主治】行气活血，祛瘀止痛。增加冠脉血流量，缓解心绞痛。用于气滞血瘀型冠心病、心绞痛。

【药物规格】每瓶装60粒。

【使用方法】含服。一次4~6粒，一日3次；急性发作时，一次10~15粒。

【注意事项】同丹参片。

【现代研究】谢大昌研究发现速效救心丸具有缓解冠状动脉性心脏病患者心绞痛，抗动脉粥样硬化，稳定斑块，调节自由基，保护血管内皮细胞，抗心肌缺血再灌注损伤，扩张冠状动脉，促治疗性血管新生等作用。

五、气阴两虚

症状：心胸隐痛，时发时止，心悸气短，动则益甚，伴倦怠乏力，声音低微，易汗出。舌淡红，胖大边有齿痕，少苔或无苔，脉虚细缓或结代。

1.生脉饮

【药物成分】人参、麦冬、五味子；辅料为蔗糖、苯甲酸钠、羟苯乙酯。

【功能主治】益气，养阴生津。用于气阴两亏，症见心悸气短、自汗。

【药物规格】每支装10mL。

【使用方法】口服。一次10mL，一日3次。

【注意事项】同"归脾丸"。

【现代研究】邹彦等研究表明，中药生脉饮口服液联合西药治疗冠心病心肌梗死可改善患者心肌梗死症状，降低溶血磷脂酸水平，减少心血管事件发生，提高临床疗效，安全性可靠。

2.人参养荣丸

【药物成分】人参、白术（土炒）、茯苓、炙甘草、当归、熟地黄、白芍（麸炒）、炙黄芪、陈皮、远志（制）、肉桂、五味子（酒蒸）；辅料为赋形剂蜂蜜、生姜及大枣。

【功能主治】温补气血。用于心脾不足，气血两亏，形瘦神疲，食少便溏，病后虚弱。

【药物规格】大蜜丸，每丸重9g。

【使用方法】口服。一次1丸，一日2次。

【注意事项】同归脾丸。

六、心肾阴虚

症状：心痛憋闷，心悸盗汗，虚烦不寐，腰酸膝软，头晕耳鸣，口干便秘。舌红少津，脉细数或促代。

天王补心丸

【药物成分】丹参、当归、石菖蒲、党参、茯苓、五味子、麦冬、天冬、生地黄、玄参、远志（制）、酸枣仁（炒）、柏子仁、桔梗、甘草、朱砂。

【功能主治】滋阴养血，补心安神。用于心阴不足，心悸健忘，失眠多梦，大便干燥。

【药物规格】大蜜丸，每丸重9g。

【使用方法】口服。一次1丸，一日2次。

【注意事项】①本品处方中含朱砂，不宜过量久服，肝肾功能不全者慎用。②服用前应除去蜡皮、塑料球壳；本品可嚼服，也可分成等份吞服。

七、心肾阳虚

症状：胸闷气短，心悸而痛，动则更甚，自汗神倦，畏寒蜷卧，四肢欠温或水肿，面色㿠白，唇甲淡白或青紫。舌质淡胖或紫暗，苔白或腻或水滑，脉沉细或沉弱。

1.右归丸

【药物成分】熟地黄、附子（炮附片）、肉桂、山药、山茱萸（酒炙）、菟丝子、鹿角胶、枸杞子、当归、杜仲（盐炒）。

【功能主治】温补肾阳，填精止遗。用于肾阳不足，命门火衰，腰膝酸冷，精神不振，怯寒畏冷，阳痿遗精，大便溏薄，尿频而清。

【药物规格】每丸重9g。

【使用方法】口服。一次1丸，一日3次。

【注意事项】服用前应除去蜡皮、塑料球壳。本品可嚼服，也可分份吞服。阴虚火旺者忌用。忌生冷、油腻食物。

2.参附强心丸

【药物成分】人参、附子（制）、桑白皮、猪苓、葶苈子、大黄等。

【功能主治】益气助阳，强心利水。用于慢性心力衰竭而引起的心悸、气短、胸闷喘促、面肢浮肿等症，属于心肾阳衰者。

【药物规格】大蜜丸，每丸重3g。

【使用方法】口服。一次2丸，一日2~3次。

【注意事项】①孕妇禁服；宜低盐饮食。②不可直接整丸吞服，建议嚼服或掰碎后吞服。

参考文献

［1］郑国华，谌海英，褚剑锋.血府逐瘀胶囊治疗冠心病心绞痛随机对照试验的系统评价［J］.中医杂志，2012，53（02）：117–121.

［2］吴丽虹，陈桥，张波.通脉养心丸和复方丹参片治疗气虚血瘀证慢性稳定性心绞痛54例临床观察［J］.中国实验方剂学杂志，2015，21（15）：172-175.

［3］周勇.复方丹参滴丸治疗冠心病心绞痛的疗效［J］.中国老年学杂志，2013，33（08）：1874-1875.

［4］刘肖林.心通口服液治疗冠心病心绞痛患者的临床疗效观察［J］.中医药研究，2014，11（14）：109-110.

［5］周珂，那晗.血脂康胶囊治疗冠心病血脂异常患者116例临床观察［J］.中医杂志，2007，48（11）：992-993.

［6］谢大昌，沈建平.速效救心丸治疗冠心病心绞痛的临床研究进展［J］.中医学报，2013，28（06）：891-893.

［7］邹彦，应岩富，林才毓.中药生脉饮口服液联合西药治疗冠心病心肌梗死临床观察［J］.新中医，2015，47（06）：14-16.

第三节　心衰

心衰是以心悸、气喘、肢体水肿为主症的一种病症，多继发于胸痹心痛、心悸、心痹等疾病，是各种心脏疾病的最终转归，亦见于其他脏腑疾病的危重阶段。本病早期表现为乏力，气短，动则气喘、心悸；继而气喘加重，喘不得卧，尿少肢肿，腹胀纳呆。每因外感、劳倦和情志等因素使病情急剧加重，可发生猝死。西医学中的急性和慢性心力衰竭可参照本病进行辨证选药。

一、气虚血瘀

症状：心悸气短，神疲乏力，自汗，动则尤甚，甚则喘咳，面白或暗红，唇甲青紫，甚者颈脉青筋暴露，胁下积块。舌质紫暗或有瘀斑，脉沉细、涩或结代。

1.益心舒胶囊

【药物成分】人参、麦冬、五味子、黄芪、丹参、川芎、山楂。

【功能主治】益气复脉，活血化瘀，养阴生津。用于气阴两虚，瘀血阻脉所致的胸痹，症见胸痛胸闷、心悸气短、脉结代；冠心病心绞痛见上述证候者。

【药物规格】每粒装0.4g。

【使用方法】口服。一次3粒，一日3次。

【注意事项】尚不明确。

【现代研究】张颖莉等研究发现，在常规西医治疗基础上联合益心舒胶囊治疗舒张性心力衰竭，疗效优于单纯西医治疗。

2.麝香保心丸

【药物成分】人工麝香、人参提取物、人工牛黄、肉桂、苏合香、蟾酥、冰片。

【功能主治】芳香温通，益气强心。用于气滞血瘀所致的胸痹，症见心前区疼痛、固定不移；心肌缺血所致的心绞痛、心肌梗死见上述证候者。

【药物规格】每丸重22.5mg。

【使用方法】口服。一次1~2丸，一日3次；或症状发作时服用。

【注意事项】①过敏体质者慎用。②药品性状发生改变时禁止使用。③请将此药品放在儿童不能接触的地方。④运动员慎用。

3.补心气口服液

【药物成分】黄芪、人参、石菖蒲、薤白。

【功能主治】补益心气，理气止痛。用于气短、心悸、乏力、头晕等心气虚损型胸痹心痛。

【药物规格】每支装10mL。

【使用方法】口服。一次10mL，一日3次。

【注意事项】尚不明确。

二、气阴两虚

症状：心悸气短，体瘦乏力，心烦失眠，口干咽燥，小便短赤，甚则潮热盗汗，尿少肢肿；或面白无华，唇甲色淡。舌质黯红，少苔或无苔，脉细数或虚数。

1.生脉饮

【药物成分】人参、麦冬、五味子；辅料为蔗糖、苯甲酸钠、羟苯乙酯。

【功能主治】益气，养阴生津。用于气阴两亏，症见心悸气短、自汗。

【药物规格】每支装10mL。

【使用方法】口服。一次10mL，一日3次。

【注意事项】同"归脾丸"。

2.稳心颗粒

【药物成分】党参、黄精、三七、琥珀、甘松。

【功能主治】益气养阴，活血化瘀。用于气阴两虚，心脉瘀阻所致的心悸不宁、气短乏力、胸闷胸痛；室性早搏、房室早搏见上述证候者。

【药物规格】每袋装5g。

【使用方法】开水冲服。一次1袋，一日3次或遵医嘱。

【注意事项】①孕妇慎用。②用前请将药液充分搅匀，勿将杯底药粉丢弃。

3.补益强心片

【药物成分】人参、黄芪、香加皮、丹参、麦冬、葶苈子。

【功能主治】益气养阴，活血利水。用于冠心病、高血压性心脏病所致慢性充血性心力衰竭（心功能分级Ⅱ–Ⅲ级），中医辨证属气阴两虚兼血瘀水停证者。症见心悸、气短、乏力、胸闷、胸痛、面色苍白、汗出、口干、浮肿、口唇青紫等。

【药物规格】糖衣片。片芯重0.3g。

【使用方法】口服。一次4片，一日3次，2周为一个疗程。

【注意事项】①禁食生冷、辛辣刺激食物。②严重肝、肾功能不全等疾病患者应在医师指导下服用。③严格按用法用量服用，年老体弱者应在医师指导下服用。

【现代研究】高子任研究证明，补益强心片能改善充血性心力衰竭（CHF）患者心功能分级，提高LVEF和CO，增加患者6MWT，提高患者生活质量，其作用机制可能与降低患者血浆NT-proBNP和ADH水平有关。

三、阳虚水泛

症状：心悸，气短喘促，动则尤甚，或端坐不得卧，形寒肢冷，尿少肢肿，下肢尤甚，面色苍白或晦暗，口唇青紫。舌淡暗，苔白，脉沉弱或沉迟。

1.芪苈强心胶囊

【药物成分】黄芪、人参、附片、丹参、葶苈子、泽泻、玉竹、桂枝、红花、香加皮、陈皮。

【功能主治】益气温阳，活血通络，利水消肿。用于冠心病、高血压病所致轻、中度充血性心力衰竭证属阳气虚乏、络瘀水停者，症见心慌气短，动则加剧，夜间不能平卧，下肢浮肿，倦怠乏力，小便短少，口唇青紫，畏寒肢冷，咳吐稀白痰等。

【药物规格】每粒装0.3g。

【使用方法】口服。一次4粒，一日3次。

【注意事项】临床应用时，如果正在服用其他治疗心衰的药物，不宜突然停用。

【现代研究】张静研究表明，芪苈强心胶囊对改善心衰患者心功能疗效显著。

2.麝香保心丸

【药物成分】人工麝香、人参提取物、人工牛黄、肉桂、苏合香、蟾酥、冰片。

【功能主治】芳香温通，益气强心。用于气滞血瘀所致的胸痹，症见心前区疼痛、固定不移；心肌缺血所致的心绞痛、心肌梗死见上述证候者。

【药物规格】每丸重22.5mg。

【使用方法】口服。一次1~2丸，一日3次；或症状发作时服用。

【注意事项】①过敏体质者慎用。②药品性状发生改变时禁止使用。③请将此药品放在儿童不能接触的地方。④运动员慎用。

【现代研究】王士凯研究发现，麝香保心丸可显著增强心衰患者心功能。

3.心宝丸

【药物成分】洋金花、人参、肉桂、附子、鹿茸、冰片、人工麝香、三七、蟾酥。

【功能主治】温补心肾，益气助阳，活血通脉。用于治疗心肾阳虚、心脉瘀阻引起的慢性心功能不全；窦房结功能不全引起的心动过缓、病窦综合征以及缺血性心脏病引起的心绞痛及心电图缺血性改变。

【药物规格】每丸重60mg。

【使用方法】口服。慢性心功能不全按心功能Ⅰ、Ⅱ、Ⅲ级一次分别服用120mg、240mg、360mg，一日3次，1个疗程为2个月；在心功能正常后改为日维持量60~120mg。病窦综合征病情严重者一次300~600mg，一日3次，疗程为3~6个月。其他心律失常（期外收缩）及房颤、心肌缺血或心绞痛一次120~240mg，一日3次，1个疗程为1~2个月。

【注意事项】①阴虚内热，肝阳上亢，痰火内盛者以及孕妇、青光眼患者忌服。②运动员慎用。

四、痰饮阻肺

症状：心悸气急，喘促，不能平卧，痰多色白如泡，甚则为泡沫状血痰，烦渴不欲饮，胸闷脘痞，肢肿，腹胀，甚则脐突，面唇青紫。舌质紫暗，舌苔白厚腻，脉弦滑或滑数。

二陈丸

【药物成分】陈皮、半夏（制）、茯苓、甘草；辅料为生姜。

【功能主治】燥湿化痰，理气和胃。用于痰湿停滞导致的咳嗽痰多、胸脘胀闷、恶心呕吐。

【药物规格】每100粒重6g。

【使用方法】口服。一次9~15g，一日2次。

【注意事项】①忌食辛辣、油腻食物。②本品适用于痰湿咳嗽，表现为咳嗽反复发作，咳声重浊，痰多，色白或带灰色。③支气管扩张、肺脓肿、肺心病、肺结核患者应在医师指导下服用。④服药期间，若患者出现高热，体温超过38℃，或出现喘促气急者，或咳嗽加重、痰量明显增多者应到医院就诊。

五、阴竭阳脱

症状：心悸喘憋不得卧，呼吸气促，张口抬肩，烦躁不安，大汗淋漓，四肢厥冷，颜面发绀，唇甲青紫，尿少或无尿。舌淡胖而紫，脉沉细欲绝或脉浮大无根。

参附注射液

【药物成分】红参、附片；辅料为聚山梨酯80。

【功能主治】回阳救逆，益气固脱。主要用于阳气暴脱的厥脱症（感染性、失血性、失液性休克等）；也可用于阳虚（气虚）所致的惊悸、怔忡、喘咳、胃疼、泄泻、痹症等。

【药物规格】每支装10mL。

【使用方法】肌内注射一次2~4mL，一日1~2次。静脉滴注一次20~100mL（用5%~10%葡萄糖注射液250~500mL稀释后使用）。静脉推注一次5~20mL（用5%~10%葡萄糖注射液20mL稀释后使用）。或遵医嘱。

【注意事项】同归脾丸。

【现代研究】侯雅竹经meta分析发现，参附注射液能显著改善心衰患者的中医证候，提高生活质量，增加左心室射血分数，对左心室舒张末内径的减小有较为明显的正性作用。

参考文献

［1］张颖莉，朱雪梅.益心舒胶囊治疗舒张性心力衰竭的临床观察［J］.中西医结合心脑血管病杂志，2011，9（03）：287-289.

［2］高子任，隋殿军，李坤.补益强心片对慢性心力衰竭患者心功能和生活质量的影响［J］.中国实验方剂学杂志，2013，19（21）：298-301.

［3］张静.芪苈强心胶囊治疗慢性心衰疗效观察［J］.辽宁中医药大学学报，2015，17（03）：155-157.

［4］王士凯，印建荣，刘东华，等.麝香保心丸对慢性心衰的治疗作用研究［J］.齐齐哈尔医学院学报，2010，31（3）：352-353.

［5］侯雅竹，毛静远，王贤良，等.参附注射液治疗心力衰竭的系统评价［J］.中国循证医学杂志，2011，11（03）：292-299.

第四节　不寐

不寐是以经常不能获得正常睡眠为特征的一类病症，主要表现为睡眠时间、深度的不足。轻则入睡困难，或寐而不酣，时寐时醒，或醒后不能再寐；重则彻夜不寐。中医将不寐分为肝火扰心、痰热扰心、心脾两虚、心肾不交和心胆气虚五种类型。西医学中的神经症、更年期综合征、慢性消化不良、贫血、动脉粥样硬化等以不寐为主要临床表现时，可参照本节辨证选药。

一、肝火扰心

症状：不寐多梦，甚则彻夜不眠，急躁易怒，伴头晕头胀、目赤耳鸣、口干而苦，不思饮食，便秘溲赤。舌红苔黄，脉弦而数。

1. 龙胆泻肝丸

【药物成分】柴胡、车前子、当归、生地黄、木通、黄芩、龙胆、泽泻、栀子、炙甘草。

【功能主治】本品清肝胆，利湿热。用于肝胆湿热，头晕目赤，耳鸣耳聋，胁痛口苦，尿赤，湿热带下。

【药物规格】每丸重6g。

【使用方法】口服。一次1~2丸，一日2次。

【注意事项】同归脾丸。

2. 泻肝安神丸

【药物成分】龙胆、黄芩、栀子（姜炙）、珍珠母、牡蛎、龙骨、柏子仁、炒酸枣仁、制远志、当归、生地黄、麦冬、蒺藜（去刺盐炙）、茯苓、盐车前子、盐泽泻、甘草。

【功能主治】清肝泻火，重镇安神。用于肝火亢盛，心神不宁所致的失眠多梦、心烦；神经衰弱症见上述证候者。

【药物规格】每100丸重6g。

【使用方法】口服。一次6g，一日2次。

【注意事项】同"归脾丸"。

3. 松龄血脉康胶囊

【药物成分】鲜松叶、葛根、珍珠层粉。

【功能主治】平肝潜阳，镇心安神。用于肝阳上亢所致的头痛、眩晕、急躁易怒、心悸、失眠；高血压病及原发性高脂血症见上述证候者。

【药物规格】每粒装0.5g。

【使用方法】口服。一次3粒，一日3次，或遵医嘱。

【注意事项】尚不明确。

二、痰热扰心

症状：心烦不寐，胸闷脘痞，泛恶嗳气，伴头重、目眩。舌偏红，苔黄腻，脉滑数。

1. 脑立清丸

【药物成分】磁石、赭石、珍珠母、清半夏、酒曲、酒曲（炒）、牛膝、薄荷脑、冰片、猪胆汁（或猪胆粉）。

【功能主治】本品平肝潜阳，醒脑安神。用于肝阳上亢，头晕目眩，耳鸣口苦，心烦难寐。

【药物规格】每10丸重1.1g。

【使用方法】口服。一次10丸，一日2次。

【注意事项】同归脾丸。

2.牛黄清心丸

【药物成分】体外培育牛黄、当归、川芎、甘草、山药、黄芩、炒苦杏仁、大豆黄卷、大枣、炒白术、茯苓、桔梗、防风、柴胡、阿胶、干姜、白芍、人参、六神曲（炒）、肉桂、麦冬、白蔹、蒲黄（炒）、人工麝香、冰片、水牛角浓缩粉、羚羊角、朱砂、雄黄。

【功能主治】清心化痰，镇惊祛风。用于风痰阻窍所致的头晕目眩、痰涎壅盛、神智混乱、言语不清及惊风抽搐、癫痫。

【药物规格】每丸重3g。

【使用方法】口服。一次1丸，一日1次。

【注意事项】孕妇慎用，运动员慎用。

三、心脾两虚

症状：不易入睡，多梦易醒，心悸健忘，神疲食少，伴头晕目眩，四肢倦怠，腹胀便溏，面色少华。舌淡苔薄，脉细无力。

1.人参归脾丸

【药物成分】人参、白术（炒）、炙黄芪、炙甘草、茯苓、远志（制）、酸枣仁（炒）、龙眼肉、当归、木香、大枣（去核）。

【功能主治】本品益气健脾，养血安神。用于心脾两虚，气短心悸，失眠多梦，头昏头晕，肢倦乏力，食欲不振。

【药物规格】水蜜丸，每10丸重1.5g。

【使用方法】用温开水或生姜汤送服。水蜜丸一次6g，一日3次。

【现代研究】王炫德研究显示，耳穴压籽配合人参归脾丸治疗心脾两虚型不寐疗效显著。

2.安神健脑液

【药物成分】人参、五味子（醋炙）、麦冬、枸杞子、丹参。

【功能主治】生精补髓，益气养血，强脑安神。用于肾精不足、气血两亏所致的头晕、乏力、健忘、失眠；神经衰弱症见上述证候者。

【药物规格】每支装10mL。

【使用方法】口服。一次10mL，一日3次。

【注意事项】同归脾丸。

3.刺五加片

【药物成分】刺五加浸膏；辅料为淀粉、蔗糖、滑石粉、硬脂酸镁。

【功能主治】益气健脾，补肾安神。用于脾肾阳虚，体虚乏力，食欲不振，腰膝酸痛，失眠多梦。

【药物规格】糖衣片。

【使用方法】口服。一次2~3片，一日2次。

【注意事项】同归脾丸。

4.心神宁片

【药物成分】酸枣仁（炒）、栀子、远志、甘草、茯苓、六神曲；辅料为糊精、硬脂酸镁。

【功能主治】养血除烦，宁心安神。用于心肝血虚所致的失眠多梦、烦躁而惊、疲倦食少。

【药物规格】薄膜衣。每片重0.25g。

【使用方法】口服。一次4~6片，一日3次。

【注意事项】同归脾丸。

四、心肾不交

症状：心烦不寐，入睡困难，心悸多梦，伴头晕耳鸣，腰膝酸软，潮热盗汗，五心烦热，咽干少津，男子遗精，女子月经不调。舌红少苔，脉细数。

1.六味地黄丸

【药物成分】熟地黄、酒山茱萸、牡丹皮、山药、茯苓、泽泻；辅料为虫白蜡、乙醇。

【功能主治】滋阴补肾。用于肾阴亏损，头晕耳鸣，腰膝酸软，骨蒸潮热，盗汗遗精。

【药物规格】每8丸相当于原药材3g。

【使用方法】口服。一次8丸，一日3次。

【注意事项】同"归脾丸"。

【现代研究】临床研究表明，六味地黄丸合交泰丸加味治疗失眠，可明显改善睡眠，与单用艾司唑仑片口服的对照组比较，疗效有显著性差异，且无艾司唑仑片的副作用，值得推广应用。

2.知柏地黄丸

【药物成分】熟地黄、山茱萸（制）、山药、牡丹皮、茯苓、泽泻、知母、黄柏。

【功能主治】滋阴清热。用于潮热盗汗，耳鸣遗精，口干咽燥。

【药物规格】每8丸相当于原生药3g。

【使用方法】口服。一次8丸，一日3次。

【注意事项】同归脾丸。

3.朱砂安神丸

【药物成分】朱砂、黄连、炙甘草、生地黄、当归。

【功能主治】清心养血，镇惊安神。用于胸中烦热，心神不宁，失眠多梦。

【药物规格】每瓶装54g。

【使用方法】口服。大蜜丸一次1丸，小蜜丸一次9g，水蜜丸一次6g；一日2次，温开水送服。

【注意事项】忌食辛辣、油腻食物。孕妇忌服，不宜多服或久服。

4.天王补心丸

【药物成分】丹参、当归、石菖蒲、党参、茯苓、五味子、麦冬、天冬、生地黄、玄参、远志（制）、酸枣仁（炒）、柏子仁、桔梗、甘草、朱砂。

【功能主治】滋阴养血，补心安神。用于心阴不足，心悸健忘，失眠多梦，大便干燥。

【药物规格】大蜜丸，每丸重9g。

【使用方法】口服。一次1丸，一日2次。

【注意事项】①本品处方中含朱砂，不宜过量久服，肝肾功能不全者慎用。②服用前应除去蜡皮、塑料球壳；本品可嚼服，也可分成等份吞服。

五、心胆气虚

症状：虚烦不寐，触事易惊，终日惕惕，胆怯心悸，伴气短自汗，倦怠乏力。舌淡，脉弦细。

1.安神定志丸

【药物成分】远志、石菖蒲、茯神、茯苓、朱砂、龙齿、党参。

【功能主治】镇惊定志，养心安神。用于心虚胆怯，因惊恐而失眠，症见夜寐不宁、易惊、健忘、咽干、烦躁。

【药物规格】每袋装6g。

【使用方法】一次1袋，一日3次。

【注意事项】若属神志昏迷，不应使用安神定志法，宜用开窍醒神法。

【现代研究】高旭阳研究发现，安神定志丸合酸枣仁汤对于心胆气虚、虚热内扰不寐证患者具有良好的临床疗效。

2.枣仁安神液

【药物成分】酸枣仁（炒）、丹参、五味子（醋制）；辅料为蜂蜜。

【功能主治】补心安神。用于失眠、头晕，健忘。

【药物规格】每支装10mL。

【使用方法】口服，晚临睡前服。一次10~20mL，一日1次。

【注意事项】①孕妇慎用。②由于消化不良所导致的睡眠差者忌用。③按照用法用量服用，糖尿病患者、小儿应在医师指导下服用。④服药2周症状未缓解，应去医院就诊。⑤对本品过敏者禁用，过敏体质者慎用。⑥本品性状发生改变时禁止使用。⑦儿童必须在成人监护下使用。⑧请将本品放在儿童不能接触的地方。⑨如正在使用其他药品，使用本品前请咨询医师或药师。⑩如有沉淀，可摇匀后服用。

3.柏子养心丸

【药物成分】柏子仁、党参、炙黄芪、川芎、当归、茯苓、远志（制）、酸枣仁、肉桂、五味子（蒸）、半夏曲、炙甘草、朱砂。

【功能主治】补气，养血，安神。用于心气虚寒，心悸易惊，失眠多梦，健忘。

【药物规格】丸剂，大蜜丸每丸重9g。

【使用方法】口服。水蜜丸一次6g，小蜜丸一次9g，大蜜丸一次1丸；一日2次。

【注意事项】①阴虚火旺或肝阳上亢者禁用。②保持精神舒畅，劳逸适度。忌过度思维，避免恼怒、抑郁、惊恐等不良情绪。③失眠患者睡前不宜饮用浓茶、咖啡等兴奋性饮品。④宜饭后服用。⑤本品处方中含朱砂，不可过服、久服；不可与溴化物、碘化物药物同服。⑥孕妇及哺乳期妇女、儿童、老年人使用本品应遵医嘱。⑦过敏体质者慎用。⑧儿童必须在成人的监护下使用。⑨如正在服用其他药品，使用本品前请咨询医师。

参考文献

［1］王炫德，赵军.耳穴压籽配合人参归脾丸治疗心脾两虚型不寐临床研究［J］.针灸临床杂志，2012，28（02）：26-28.

［2］华玉凡，谭子虎.六味地黄丸合交泰丸加味治疗不寐疗效观察［J］.湖北中医杂志，2014，36（10）：38-39.

［3］高旭阳，闫文翠.安神定志丸合酸枣仁汤加减治疗不寐症患者临床观察［J］.黑龙江中医药，2013，42（03）：16-17.

第五节 健忘

健忘是指记忆力减退，遇事易忘的一种病症。西医学中的神经衰弱、神经症、脑动脉硬化等疾病出现健忘者，可参考本病选药。中医学将本病分为心脾不足、肾精亏耗、痰浊扰心和血瘀痹阻四种类型。

一、心脾不足

症状：健忘失眠，心悸神倦，纳呆气短，脘腹胀满，舌淡，脉细弱。

1.归脾丸

【药物成分】党参、白术（炒）、黄芪（炙）、茯苓、远志（制）、酸枣仁（炒）、龙眼肉、当归、木香、大枣（去核）、甘草（炙）。

【功能主治】益气健脾，养血安神。用于心脾两虚，气短心悸，失眠多梦，头昏头晕，肢倦乏力，食欲不振。

【药物规格】水蜜丸，每袋装6g。

【使用方法】用温开水或生姜汤送服。水蜜丸一次6g，一日3次。

【注意事项】①忌油腻食物。②外感或实热内盛者不宜服用。③本品宜饭前服用。④按照用法用量服用，小儿、孕妇、高血压、糖尿病患者应在医师指导下服用。⑤服药2周症状未明显改善或症状加重者，应立即停药并到医院应诊。⑥对本品过敏者禁用，过敏体质者慎用。⑦本品性状发生改变时禁止使用。⑧儿童必须在成人的监护下使用。⑨请将本品放在儿童不能接触的地方。⑩如正在使用其他药品，使用本品前请咨询医师或药师。

【现代研究】张融碧教授认为健忘证的主要病因为年事渐高，思虑过度，主要病机则是精血损耗，心神失养，治疗上以归脾汤为主方化裁养心健脾，气血双补，收效颇佳。

2.人参健脾丸

【药物成分】人参、白术（麸炒）、茯苓、山药、陈皮、木香、砂仁、炙黄芪、当归、酸枣仁（炒）、远志（制）。

【功能主治】本品健脾益气，和胃止泻。用于脾胃虚弱所致的饮食不化、脘闷嘈杂、恶心呕吐、腹痛便溏、不思饮食、体弱倦怠。

【药物规格】大蜜丸，每丸重6g。

【使用方法】口服。大蜜丸一次2丸，一日2次。

【注意事项】同归脾丸。

3.香砂六君丸

【药物成分】木香、砂仁、党参、白术（炒）、茯苓、炙甘草、陈皮、半夏（制）、生姜、大枣。

【功能主治】益气健脾，和胃。用于脾虚气滞，消化不良，嗳气食少，脘腹胀满，大便溏泄。

【药物规格】每瓶装60g。

【使用方法】口服。一次12丸，一日3次。

【注意事项】同归脾丸。

二、肾精亏虚

症状：健忘，形体疲惫，腰酸腿软，头晕耳鸣，遗精早泄，五心烦热，舌红，脉细数。

1.龟鹿二仙膏

【药物成分】龟板、鹿角、党参、枸杞子。

【功能主治】温肾益精，补气养血。用于肾虚精亏所致的腰膝酸软。

【药物规格】每瓶装200g。

【使用方法】口服。一次15~20g，一日3次。

【注意事项】同归脾丸。

2.左归丸

【药物成分】熟地黄、菟丝子、牛膝、龟甲胶、鹿角胶、山药、山茱萸、枸杞子；辅料为蜂蜜。

【功能主治】滋肾补阴。本品用于真阴不足，症见腰酸膝软、盗汗、神疲口燥。

【药物规格】水蜜丸，每10粒重1g。

【使用方法】口服。一次9g，一日2次。

【注意事项】同"归脾丸"。

3.六味地黄丸

【药物成分】熟地黄、酒山茱萸、牡丹皮、山药、茯苓、泽泻；辅料为虫白蜡、乙醇。

【功能主治】滋阴补肾。用于肾阴亏损，头晕耳鸣，腰膝酸软，骨蒸潮热，盗汗遗精。

【药物规格】每8丸相当于原药材3g。

【使用方法】口服。一次8丸，一日3次。

【注意事项】同"归脾丸"。

4.右归丸

【药物成分】熟地黄、附子（炮附片）、肉桂、山药、山茱萸（酒炙）、菟丝子、鹿角胶、枸杞子、当归、杜仲（盐炒）。

【功能主治】温补肾阳，填精止遗。用于肾阳不足，命门火衰，腰膝酸冷，精神不振，怯寒畏冷，阳痿遗精，大便溏薄，尿频而清。

【药物规格】每丸重9g。

【使用方法】口服。一次1丸，一日3次。

【注意事项】服用前应除去蜡皮、塑料球壳。本品可嚼服，也可分份吞服。阴虚火旺者忌用。忌生冷、油腻食物。

三、痰浊扰心

症状：健忘嗜卧，头晕胸闷，呕恶，咳吐痰涎，苔腻，脉弦滑。

1.安神温胆丸

【药物成分】制半夏、陈皮、竹茹、枳实、茯苓、人参、熟地黄、五味子、酸枣仁（炒）、朱砂、远志（制）、大枣、甘草。

【功能主治】和胃化痰，安神定志。用于心胆虚怯，触事易惊，心悸不安，虚烦不寐。

【药物规格】每45丸重7.5g。

【使用方法】口服。一次7.5g，一日2次。

【注意事项】孕妇忌服。

2.二陈丸

【药物成分】陈皮、半夏（制）、茯苓、甘草；辅料为生姜。

【功能主治】燥湿化痰，理气和胃。用于痰湿停滞导致的咳嗽痰多、胸脘胀闷、恶心呕吐。

【药物规格】每100粒重6g。

【使用方法】口服。一次9~15g，一日2次。

【注意事项】①忌食辛辣、油腻食物。②本品适用于痰湿咳嗽，表现为咳嗽反复发作，咳声重浊，痰多，色白或带灰色。③支气管扩张、肺脓肿、肺心病、肺结核患者应在医师指导下服用。④服药期间，若患者出现高热，体温超过38℃，或出现喘促气急者，或咳嗽加重、痰量明显增多者应到医院就诊。

此类型咳嗽经治疗症状平稳后可常服六君子丸益气健脾化痰。

四、血瘀痹阻

症状：遇事善忘，心悸胸闷，伴言语迟缓，表现呆钝，面唇暗红，舌质紫暗有瘀点，脉细涩或结代。

1.血府逐瘀胶囊

【药物成分】桃仁（炒）、红花、赤芍、川芎、枳壳（麸炒）、柴胡、桔梗、当归、生地黄、牛膝、甘草。

【功能主治】活血祛瘀，行气止痛。用于气滞血瘀所致的胸痹、头痛日久、痛如针刺而有定处、内热烦闷、心悸失眠、急躁易怒。

【药物规格】每粒装0.4g。

【使用方法】口服。一次6粒，一日2次，1个月为1个疗程。

【注意事项】忌食辛冷食物；孕妇禁用。

2.血府逐瘀颗粒

【药物成分】桃仁、红花、当归、川芎、生地黄、赤芍、牛膝、柴胡、枳壳、桔梗、甘草。

【功能主治】活血化瘀，行气止痛。用于瘀血内阻，头痛或胸痛，内热瞀闷，失眠多梦健忘，心悸怔忡，急躁善怒。

【药物规格】每袋装5g。

【使用方法】开水冲服，一次1袋，一日3次。

【注意事项】忌食生冷。孕妇忌服。

3.复方丹参片

【药物成分】丹参、三七、冰片。

【功能主治】活血化瘀，理气止痛。用于气滞血瘀所致的胸痹，症见胸闷、心前区刺痛，冠心病心绞痛见上述证候者。

【药物规格】①薄膜衣小片每片重0.32g（相当于饮片的0.6g）；②薄膜衣大片每片重0.8g（相当于饮片的1.8g）；③糖衣片（相当于饮片的0.6g）。

【使用方法】口服。规格①③一次3片，规格②一次1片，一日3次。

【注意事项】同"丹参片"。

4.丹参舒心胶囊

【药物成分】丹参提取物。

【功能主治】活血化瘀，镇静安神。用于冠心病引起的心绞痛、胸闷及心悸等。

【药物规格】每粒装0.3g。

【使用方法】口服。一次1~2粒，一日3次。

【注意事项】尚不明确。

5.复方丹参滴丸

【药物成分】丹参、三七、冰片。

【功能主治】活血化瘀，理气止痛。用于气滞血瘀所致的胸痹，症见胸闷、心前区刺痛，冠心病心绞痛见上述证候者。

【药物规格】①每丸重25mg。

【使用方法】口服或舌下含服。一次10丸，一日3次，4周为一个疗程；或遵医嘱。

【注意事项】孕妇慎用。

参考文献

徐燕芳，冯萍萍，童宝燕.张融碧运用归脾汤化裁治疗健忘证经验［J］.湖南中医杂志，2017，33（07）：27–29.

第三章 脑系疾病用药

第一节 头痛

头痛首载于《内经》中，称为"首风""脑风"，部分医著中还记载有"头风"一名，指以病人自觉头部疼痛为主要症状的一种病症，可发生于多种慢性疾病过程中。中医将头痛分为外感头痛和内伤头痛，外感头痛是感受风寒湿热等邪气引发的头痛，发病较急，一般疼痛较剧烈，多以跳痛、灼痛、胀痛、重痛为特点，多属实证；内伤头痛症状则刚好相反，起病缓慢，疼痛较缓，多表现为隐隐作痛、空痛、昏痛等症状，症状相对较轻，但反复发作，时作时止，多属于虚症的范畴。西医学中的高血压性头痛、偏头疼、紧张性头痛、丛集性头痛以及感染发热性疾病引起的头痛，均可参照本节辨证施治。

一、外感头痛

患者表现如下：头痛较甚，有发热、恶寒、鼻塞、流涕等外感表证，但风寒头痛常表现为头痛连及项背，自觉头部及颈项部拘急收紧感，恶寒较重，遇风遇寒加重，口不渴，舌苔薄白，脉浮紧。风热头痛常表现为胀痛，发热重，恶寒轻，面红目赤，口渴，喜欢喝冷饮，舌尖红，舌苔薄黄，脉浮数。风湿头痛常表现为重痛，头痛如裹，肢体困重，胸闷纳呆，大便不成形，小便不利，舌苔白腻，脉濡滑。恶寒指患者自觉怕冷怕风，加盖衣被后无明显缓解的一种症状。

（一）风寒头痛

1.川芎茶调丸

【药物成分】川芎、白芷、羌活、细辛、防风、荆芥、薄荷、甘草。

【功能主治】疏风止痛。用于外感风邪所致的头痛，或有恶寒、发热、鼻塞。【药物规格】水蜜丸。每袋装6g。

【使用方法】饭后清茶送服。一次3~6g，一日2次。

【不良反应】尚不明确。

【药品禁忌】尚不明确。

【注意事项】①忌烟、酒及辛辣食物。②高血压头痛及不明原因的头痛，应去医院就诊。③有心脏病、肝病、糖尿病、肾病等慢性病严重者应在医师指导下服用。④孕妇慎服，儿童、哺乳期妇女、年老体弱者应在医师指导下服用。⑤严格按用法用量服用，本品不宜长期服用。⑥服药3天症状无缓解者，应去医院就诊。⑦对本品过敏者禁用，过敏体质者慎用。⑧本品性状发生改变时禁止使用。⑨儿童必须在成人监护下使用。⑩请将本品放在儿童不能接触的地方。⑪如正在使用其他药品，使用本品前请咨询医师或药师。

【现代研究】王位杰通过研究发现西比灵联合川芎茶调丸治疗偏头痛疗效可靠。

2.都梁滴丸

【药物成分】白芷、川芎；辅料为聚乙二醇。

【功能主治】祛风散寒，活血通络。用于头痛风寒，瘀血阻滞脉络证，症见头胀痛或刺痛，痛有定处，反复发作，遇风寒诱发或加重。

【药物规格】每丸重30mg。

【使用方法】口服或舌下含服。一次6丸，一日4次。

【不良反应】①个别患者用药后出现轻微恶心欲吐。②含化时偶有口内麻木感，停用后可消失。

【药品禁忌】妊娠及哺乳期妇女忌服。

【注意事项】①含化时偶有口内麻木感，停药后可消失。②个别患者服药后出现轻微恶心，不需特殊处理。③其余注意事项同"川芎茶调丸"。

3.通天口服液

【药物成分】川芎、赤芍、天麻、羌活、白芷、细辛、菊花、薄荷、防风、茶叶、甘草。

【功能主治】活血化瘀，祛风止痛。用于瘀血阻滞、风邪上扰所致的偏头痛，症见头部胀痛或刺痛，痛有定处，反复发作，头晕目眩，或恶心呕吐、恶风。

【药物规格】口服液。每支10mL。

【使用方法】口服。第1日：即刻、服药1小时后、2小时后、4小时后各服10mL；以后每6小时服10mL。第2日、3日服法：一次10mL，一日3次，2天为一个疗程；或遵医嘱。

【不良反应】尚不明确。

【药品禁忌】出血性脑血管病、阴虚阳亢患者和孕妇禁服。

【注意事项】注意事项同"川芎茶调丸"。

4.头风痛胶囊

【药物成分】白芷、川芎、绿茶。

【功能主治】祛风止痛。用于偏头痛、眉棱骨痛。

【药物规格】每粒0.5g。

【使用方法】口服。一次2~3粒，一日2次。

【不良反应】服药过程中有个别患者出现轻度腹胀，食欲不振，轻微皮疹、瘙痒。

【药品禁忌】孕妇禁用。

【注意事项】注意事项同"川芎茶调丸"。

【现代研究】临床研究显示头风痛丸具有较好的祛风止痛作用，对于治疗偏头痛引起的头痛、眉棱骨痛、眩晕、心烦易怒、失眠多梦、口干口苦等症状有明显的改善作用，且服用安全。

5.天麻头痛片

【药物成分】天麻、白芷、川芎、荆芥、当归、乳香（醋制）。

【功能主治】养血祛风，散寒止痛之功效。主治外感风寒、瘀血阻滞或血虚失养所致的偏正头痛、恶寒、鼻塞。

【药物规格】①薄膜衣片，每片重0.31g；②薄膜衣片，每片重0.62g；③糖衣片，片芯重0.3g。

【使用方法】口服。一次4~6片，一日3次。

【不良反应】尚不明确。

【药品禁忌】对本品过敏者禁用。

【注意事项】①主要治疗风寒头痛，或能明确诊断的头痛属外伤后遗症者，血虚及血瘀头痛患者要在医生指导下服用。②对本品过敏者禁用，过敏体质者慎用。③其余注意事项同"川芎茶调丸"。

【现代研究】临床研究显示天麻头痛片对原发性高血压病、血管性头痛有一定的治疗作用。

6.正柴胡饮颗粒

【药物成分】柴胡、陈皮、防风、甘草、赤芍、生姜。

【功能主治】发散风寒，解热止痛。用于外感风寒所致的发热恶寒、无汗、头痛、鼻塞、喷嚏、咽痒咳嗽、四肢酸痛，流感初起、轻度上呼吸道感染见上述症状者。

【药物规格】①每袋装10g；②每袋装3g（无蔗糖）。

【使用方法】开水冲服，一次10g或3g（无蔗糖），一日3次，小儿酌减或遵医嘱。

【注意事项】①风热感冒者不适用，其表现为发热明显，微恶风，有汗，口渴，鼻流浊涕，咽喉肿痛，咳吐黄痰。②其余注意事项同"川芎茶调丸"。

（二）风热头痛

1.桑菊感冒片

【药物成分】桑叶、菊花、连翘、薄荷素油、苦杏仁、桔梗、甘草、芦根。

【功能主治】疏散风热，宣肺止咳之功效。主治风热感冒初起，症见头痛、咳嗽、口干、咽痛。

【药物规格】薄膜衣片。每片重0.62g。

【使用方法】口服。一次4~8片，一日2~3次。

【不良反应】尚不明确。

【药品禁忌】尚不明确

【注意事项】①风寒感冒者不适用，其表现为恶寒重，发热轻，无汗，鼻塞，流清涕，口不渴，咳吐稀白痰。②服药三天后，症状无改善，或出现发热咳嗽加重，并有其他症状如胸闷、心悸等时应去医院就诊。③其余注意事项同"川芎茶调丸"。

2.羚羊感冒片

【药物成分】羚羊角、牛蒡子、淡豆豉、金银花、荆芥、连翘、淡竹叶、桔梗、薄荷素油、甘草。

【功能主治】清热解毒效。主治流行性感冒，症见发热恶风、头痛头晕、咳嗽、胸闷、咽喉肿痛。

【药物规格】薄膜衣片。①每片重0.32g；②每片重0.36g。

【使用方法】口服。一次4~6片，一日2次。

【药品禁忌】尚不明确。对本品过敏者禁用。脾胃虚寒及气虚疮疡脓清者忌用。

【注意事项】①发热体温超过38.5℃的患者，应去医院就诊。②其余注意事项同"川芎茶调丸"。

3.清热解毒口服液

【药物成分】石膏、金银花、玄参、生地黄、连翘、栀子、甜地丁、黄芩、龙胆、板蓝根、知母、麦冬。

【功能主治】清热解毒。主治热毒壅盛所致发热面赤、烦躁口渴、咽喉肿痛等症，流感、上呼吸道感染见上述证候者。

【药物规格】口服液。每支装10mL。

【使用方法】口服。一次10~20mL，一日3次。

【药品禁忌】对本品过敏者禁用。脾胃虚寒及气虚疮疡脓清者忌用。

【注意事项】注意事项同"川芎茶调丸"。

（三）风湿头痛

1.藿香正气水（感冒之暑湿感冒）

【药物成分】苍术、陈皮、厚朴（姜制）、白芷、茯苓、大腹皮、生半夏、甘草浸膏、广藿香油、紫苏叶油。

【功能主治】解表化湿，理气和中。用于外感风寒、内伤湿滞或夏伤暑湿所致的感冒，症见头痛昏重、胸膈痞闷、脘腹胀痛、呕吐泄泻，肠胃型感冒见上述证候者。

【药物规格】酊剂。每支10mL。

【使用方法】口服。一次半支（5mL）~1支（10mL），一日2次，用时摇匀。

【药品禁忌】尚不明确。

【注意事项】①吐泻严重者应及时去医院就诊。②本品含乙醇（酒精）40%~50%，服药后不得驾驶机动车、船，从事高空作业、机械作业及操作精密仪器。③其余注意事项同"川芎茶调丸"。

2.九味羌活丸

【药物成分】羌活、防风、苍术、细辛、川芎、白芷、黄芩、甘草、生地黄。

【功能主治】疏风解表，散寒除湿。用于外感风寒夹湿导致的恶寒发热、无汗、头痛且重、肢体酸痛。

【药物规格】每袋9g。

【使用方法】口服。一次3~4.5g，一日2次，宜用姜葱汤送服。

【药品禁忌】尚不明确。

【注意事项】尚不明确。

二、内伤头痛

内伤头痛一般无发热恶寒等表证，起病缓慢，痛势较缓，多表现为隐痛、空痛、昏痛，反复发作，遇劳加重，时作时止。内伤头痛与肝、脾、肾三脏功能失调有关，或为外伤所致气血瘀滞，脑脉不通，既有肝风、瘀血、痰浊等实邪，又有气血阴阳亏虚，故以虚实相兼为多。

（一）肝阳头痛

肝阳上亢所致的头痛，表现为头胀痛或掣痛，心烦易怒，眩晕，面红目赤，口苦胁痛，失眠多梦，舌质红，苔薄黄或少苔，脉弦或弦细数等。治疗当平肝潜阳，息风止痛。

1.天麻钩藤颗粒

【药物成分】天麻、钩藤、石决明、栀子、黄芩、牛膝、杜仲（盐制）、益母草、桑寄生、夜交藤、茯苓。

【功能主治】平肝熄风，清热安神。主治肝阳上亢所引起的头痛、眩晕、耳鸣、眼花、震颤、失眠，高血压见上述证候者。

【药物规格】①每袋装5g（无蔗糖）；②每袋装10g。

【使用方法】开水冲服。一次1袋（5g），一日3次，或遵医嘱。

【药品禁忌】尚不明确。

【注意事项】尚不明确。

【现代研究】赵亚明和胡琦通过临床研究发现，运用天麻钩藤颗粒联合左旋多巴可以治疗帕金森病。

2.全天麻胶囊

【药物成分】天麻。

【功能主治】平肝，息风，止痉。用于肝风上扰所致的眩晕、头痛、肢体麻木、癫痫抽搐。

【药物规格】每粒装0.5g。

【使用方法】口服。一次2~6粒，一日3次。

【药品禁忌】尚不明确。

【注意事项】①忌生冷及油腻难消化的食物。②服药期间要保持乐观情绪，切忌生气恼怒。③眩晕、头痛症状严重者应及时去医院就诊。④服药3天症状无缓解者，应去医院就诊。

【现代研究】刘天琪临床研究显示天麻素注射液联合长春西汀注射液治疗急性眩晕临床治疗效果更好。

3.天麻头风灵片

【药物成分】天麻、牛膝、玄参、生地黄、当归、杜仲、川芎、槲寄生、野菊花、钩藤。

【功能主治】滋阴潜阳，祛风，强筋骨。用于顽固性头痛、长期手足麻木、慢性腰腿酸痛。

【药物规格】每片重0.38g。

【使用方法】口服。一次3片，一日2次。

【药品禁忌】孕妇忌服。

【注意事项】尚不明确。

4.天舒胶囊

【药物成分】川芎、天麻。

【功能主治】活血平肝，通络止痛。主治瘀血阻络或肝阳上亢所致的头痛日久，痛有定处，或头晕胁痛，失眠烦躁，舌质暗或有瘀斑；血管神经性头痛见上述证候者。

【药物规格】每粒装0.34g。

【使用方法】饭后口服。一次4粒，一日3次。

【药品禁忌】孕妇及月经量过多者禁用。

【注意事项】主要治疗颈部外伤后遗症及血瘀所致的血管神经性头痛轻症患者。

5.复方羊角颗粒

【药物成分】羊角、川芎、白芷、制川乌。

【功能主治】平肝，镇痛。用于偏头痛、血管性头痛、紧张性头痛，也可用于神经痛。

【药物规格】每袋装8g。

【使用方法】开水冲服。一次8g,一日2~3次。

【药品禁忌】尚不明确。

【注意事项】肝大、肝风患者不宜使用。

6.松龄血脉康胶囊

【药物成分】鲜松叶、葛根、珍珠层粉。

【功能主治】平肝潜阳,镇心安神。用于肝阳上亢所致的头痛、眩晕、急躁易怒、心悸、失眠,高血压病及原发性高脂血症见上述证候者。

【药物规格】每粒装0.5g。

【使用方法】口服。一次3粒,一日3次,或遵医嘱。

【不良反应】个别患者服药后可出现轻度腹泻、胃脘胀满等,饭后服用有助于减轻或改善这些症状。

【药品禁忌】尚不明确。

【注意事项】尚不明确。

7.正天丸

【药物成分】钩藤、白芍、川芎、当归、生地黄、白芷、防风、羌活、桃仁、红花、细辛、独活、麻黄、附片、鸡血藤;辅料为药用炭、淀粉、单糖浆、虫白蜡。

【功能主治】疏风活血,养血平肝,通络止痛。用于外感风邪、瘀血阻络、血虚失养、肝阳上亢引起的偏头痛、紧张性头痛、神经性头痛、颈椎病型头痛、经前头痛。

【药物规格】每袋装6g。

【使用方法】饭后服用,一次6g,一日2~3次,15天为一个疗程。

【不良反应】个别病例服药后谷丙转氨酶轻度升高,偶有口干、口苦、腹痛及腹泻。

【药品禁忌】尚不明确。

【注意事项】①初发头痛服药3天症状无缓解者,应去医院就诊。经常性头痛服药15天症状无缓解者,应去医院就诊。②严格按用法用量服用,本品不宜长期服用。

(二)痰浊头痛

痰浊上蒙所致的头痛,以头痛昏蒙或重坠如裹、胸脘痞闷、纳差、呕恶痰涎、眩晕、倦怠乏力为特征,舌淡红,苔白腻,脉滑或弦滑。治疗以化痰祛湿、熄风止痛为大法。痰浊头痛适宜的中成药有半夏天麻丸、正天丸、头痛宁胶囊、清脑复神液等。

1.半夏天麻丸

【药物成分】法半夏、天麻、黄芪(蜜炙)、人参、苍术(米泔炙)、白术(麸炒)、茯苓、陈皮、泽泻、六神曲(麸炒)、麦芽(炒)、黄柏。

【功能主治】健脾祛湿，化痰息风。用于脾虚湿盛、痰浊内阻所致的眩晕、头痛、如蒙如裹、胸脘满闷。

【药物规格】每100丸重6g。

【使用方法】口服。一次6g（1袋），一日2~3次。

【不良反应】尚不明确。

【药品禁忌】尚不明确。

【注意事项】①肝肾阴虚、肝阳上亢所致的头痛、眩晕患者忌用。②服药期间忌食生冷油腻及海鲜类食物。③平素大便干燥者慎服。

2.头痛宁胶囊

【药物成分】土茯苓、天麻、制何首乌、当归、防风、全蝎。

【功能主治】息风涤痰，逐瘀止痛。用于偏头痛、紧张性头痛属痰瘀阻络证，症见痛势甚剧，或攻冲作痛，或痛如锥刺，或连及目齿，伴目眩畏光，胸闷脘胀，恶心呕吐，急躁易怒，反复发作。

【药物规格】每粒装0.4g。

【使用方法】口服。一次3粒，一日3次。

【不良反应】尚不明确。

【药品禁忌】尚不明确。

【注意事项】尚不明确。

【现代研究】头痛宁胶囊可以缓解偏头痛患者的头痛程度，且不良事件发生少，其机制可能与降低血浆降钙素基因相关肽水平，升高血浆5–羟色胺水平有关。

3.清脑复神液

【药物成分】人参、黄芪、当归、鹿茸（去皮）、菊花、薄荷、柴胡、决明子、荆芥穗、丹参、远志、五味子、酸枣仁、莲子心、麦冬、百合、竹茹、黄芩、桔梗、陈皮、茯苓、甘草、半夏（制）、枳壳、干姜、石膏、冰片、大黄、木通、黄柏、柏子仁、莲子肉、知母、石菖蒲、川芎、赤芍、桃仁（炒）、红花、山楂、牛膝、白芷、藁本、蔓荆子、葛根、防风、羌活、钩藤、生地黄。

【功能主治】清心安神，化痰醒脑，活血通络。用于神经衰弱，失眠，顽固性头痛，脑震荡后遗症所致头痛、眩晕、健忘、失眠等症。

【药物规格】每支10mL。

【使用方法】口服。轻症一次10mL，重症一次20mL，一日2次。

【不良反应】尚不明确。

【药品禁忌】尚不明确。

【注意事项】孕妇及对酒精过敏者慎用。

（三）瘀血头痛

以反复头痛，剧痛或刺痛，经久不愈，痛有定处为特征，伴有面色晦暗，或有头部外伤史，唇舌紫暗或见瘀斑瘀点，或舌下脉络充盈迂曲，脉弦细或细涩。治疗当活血化瘀，通络止痛。瘀血头痛适宜的中成药有血府逐瘀胶囊（口服液）、头痛宁胶囊、复方羌红片（胶囊）、大川芎丸、丹珍头痛胶囊、天舒胶囊、天麻头痛片等。

1.血府逐瘀胶囊

【药物成分】桃仁（炒）、红花、赤芍、川芎、枳壳（麸炒）、柴胡、桔梗、当归、生地黄、牛膝、甘草。

【功能主治】活血祛瘀，行气止痛。用于气滞血瘀所致的胸痹、头痛日久，痛如针刺而有定处，兼有内热烦闷、心悸失眠、急躁易怒。

【药物规格】每粒装0.4g。

【使用方法】口服。一次6粒，一日2次，1个月为1个疗程。

【不良反应】尚不明确。

【药品禁忌】尚不明确。

【注意事项】忌食辛冷食物；孕妇禁用。

【现代研究】血府逐瘀胶囊对老年高血压病、异位妊娠、糖尿病肾病等都有一定的疗效。

2.头痛宁胶囊

【药物成分】土茯苓、天麻、制何首乌、当归、防风、全蝎。

【功能主治】息风涤痰，逐瘀止痛。用于偏头痛、紧张性头痛属痰瘀阻络证，症见痛势甚剧，或攻冲作痛，或痛如锥刺，或连及目齿，伴目眩畏光，胸闷脘胀，恶心呕吐，急躁易怒，反复发作。

【药物规格】每粒装0.4g。

【使用方法】口服。一次3粒，一日3次。

【不良反应】尚不明确。

【药品禁忌】尚不明确。

【注意事项】尚不明确。

3.大川芎颗粒

【药物成分】川芎、天麻。

【功能主治】活血化瘀，平肝息风。主治头风及瘀血性头痛。症见头痛、脑涨、眩晕、颈项紧张不舒、上下肢及偏身麻木。

【药物规格】每袋装4g。

【使用方法】开水冲服。一次4g，一日3次，连服半月为一个疗程，或遵医嘱。

【不良反应】尚不明确。

【药品禁忌】尚不明确。

【注意事项】尚不明确。

4.天麻头痛片

【药物成分】天麻、白芷、川芎、荆芥、当归、乳香（醋制）。

【功能主治】养血祛风，散寒止痛之功效。主治外感风寒、瘀血阻滞或血虚失养所致的偏正头痛、恶寒、鼻塞。

【药物规格】①薄膜衣片，每片重0.31g；②薄膜衣片，每片重0.62g；③糖衣片，片芯重0.3g。

【使用方法】口服。一次4~6片，一日3次。

【不良反应】尚不明确。

【药品禁忌】对本品过敏者禁用。

【注意事项】①主要治疗风寒头痛，或能明确诊断的头痛属外伤后遗症者，血虚及血瘀头痛患者要在医生指导下服用。②对本品过敏者禁用，过敏体质者慎用。③其余注意事项同"川芎茶调丸"。

5.天舒胶囊

【药物成分】川芎、天麻。

【功能主治】活血平肝，通络止痛。主治瘀血阻络或肝阳上亢所致的头痛日久，痛有定处，或头晕胁痛，失眠烦躁，舌质暗或有瘀斑；血管神经性头痛见上述证候者。

【药物规格】每粒装0.34g。

【使用方法】饭后口服。一次4粒，一日3次。

【药品禁忌】孕妇及月经量过多者禁用。

【注意事项】主要治疗颈部外伤后遗症及血瘀所致的血管神经性头痛轻症患者。

（四）气血亏虚头痛

气血亏虚头痛由气血不足，清窍失养所致，表现为头部隐痛或头痛绵绵，反复发作，遇劳加重，伴有心悸、自汗、气短、神疲乏力、面色苍白，舌质淡，苔薄白，脉细或细弱。治疗当益气养血，通络止痛。偏气虚者宜选用人参归脾丸、人参健脾丸、补中益气丸等，偏血虚者宜选用养血清脑颗粒、人参养荣丸、八珍颗粒、天麻头痛片等。

1.人参归脾丸

【药物成分】人参、白术（麸炒）、茯苓、甘草（蜜炙）、黄芪（蜜炙）、当归、木香、远志（去心甘草炙）、龙眼肉、酸枣仁（炒）；辅料为赋形剂蜂蜜。

【功能主治】益气补血，健脾养心。用于气血不足，症见心悸、失眠、食少乏力、面色萎黄、月经量少色淡。

【药物规格】每丸重9g。

【使用方法】口服。一次1丸，一日2次。

【不良反应】尚不明确。

【药品禁忌】身体壮实不虚者忌服。

【注意事项】①本品不宜和感冒类药同时服用。②不宜喝茶和吃萝卜，以免影响药效。③服本药时不宜同时服用藜芦、五灵脂、皂荚或其制剂。④高血压患者或正在接受其他药物治疗者应在医师指导下服用。⑤本品宜饭前服用或进食时服用。⑥服药2周后症状未改善，或服药期间出现食欲不振、胃脘不适等症应去医院就诊。⑦按照用法用量服用，小儿及年老者应在医师指导下服用。⑧对本品过敏者禁用，过敏体质者慎用。⑨本品性状发生改变时禁止使用。⑩儿童必须在成人监护下使用。⑪请将本品放在儿童接触不到的地方。⑫如正在使用其他药品，使用本品前请咨询医师或药师。⑬服用本品前应除去蜡皮、塑料球壳；本品可嚼服，也可分份吞服。

2.人参健脾丸

【药物成分】人参、白术（麸炒）、茯苓、山药、陈皮、木香、砂仁、炙黄芪、当归、酸枣仁（炒）、远志（制）。

【功能主治】健脾益气，和胃止泻。用于脾胃虚弱所致的饮食不化、脘闷嘈杂、恶心呕吐、腹痛便溏、不思饮食、体弱倦怠。

【药物规格】大蜜丸每丸重6g。

【使用方法】口服。一次2丸，一日2次。

【不良反应】尚不明确。

【药品禁忌】尚不明确。

【注意事项】同"人参归脾丸"。

3.补中益气丸

【药物成分】黄芪（蜜炙）、党参、甘草（蜜炙）、白术（炒）、当归、升麻、柴胡、陈皮、生姜、大枣。

【功能主治】补中益气。用于体倦乏力、内脏下垂。

【药物规格】每8丸相当于原生药3g。

【使用方法】口服。一次8~10丸，一日3次。

【不良反应】尚不明确。

【药品禁忌】尚不明确。

【注意事项】①本品不适用于恶寒发热表证者、暴饮暴食脘腹胀满实证者；②不宜和感冒类药同时服用；③高血压患者慎服补中益气丸；④服本药时不宜同时服用藜芦或其制剂；⑤本品宜空腹或饭前服为佳，亦可在进食同时服；⑥按照用法用量服用，小儿应在医师指导下服用；⑦服药期间出现头痛、头晕、复视等症，或有皮疹、面红者，以及血压有上升趋势者，应立即停药。

【现代研究】脑梗死患者在控制疾病发展的基础之上，交替使用丹参滴丸与补中益气丸，能够取得一定的治疗效果。

4. 养血清脑颗粒

【药物成分】当归、川芎、白芍、熟地黄、钩藤、鸡血藤、夏枯草、决明子、珍珠母、延胡索、细辛；辅料为糊精、甜菊素。

【功能主治】养血平肝，活血通络。用于血虚肝旺所致头痛、眩晕眼花、心烦易怒、失眠多梦。

【药物规格】每袋装4g。

【使用方法】口服。一次1袋，一日3次。

【不良反应】偶见恶心、呕吐，罕见皮疹，停药后即可消失。

【药品禁忌】尚不明确。

【注意事项】①忌烟、酒及辛辣、油腻食物。②低血压者慎用。③肝病、肾病、糖尿病等慢性病严重者应在医师指导下使用。④儿童、孕妇、哺乳期妇女、年老体弱者应在医师指导下使用。⑤服药3天症状无缓解者，应去医院就诊。⑥严格按用法用量服用，本品不宜长期服用。

5. 人参养荣丸

【药物成分】人参、白术（土炒）、茯苓、炙甘草、当归、熟地黄、白芍（麸炒）、炙黄芪、陈皮、远志（制）、肉桂、五味子（酒蒸）；辅料为赋形剂蜂蜜、生姜及大枣。

【功能主治】气血双补。用于心脾不足，气血两亏，症见形瘦神疲、食少便溏、病后虚弱。

【药物规格】大蜜丸。每丸重9g。

【使用方法】口服。一次1丸，一日2次。

【不良反应】尚不明确。

【药品禁忌】尚不明确。

【注意事项】①忌不易消化食物。②感冒发热病人不宜服用。③有高血压、心脏病、肝病、糖尿病、肾病等慢性病严重者应在医师指导下服用。④儿童、孕妇、哺乳期妇女应在医师指导下服用。⑤服药4周症状无缓解者，应去医院就诊。⑥服用本品前应除去蜡皮、塑料球壳；本品可嚼服，也可分份吞服。其他同"养血清脑颗粒"。

6. 八珍颗粒

【药物成分】白芍、白术、川芎、当归、党参、茯苓、甘草、熟地黄。

【功能主治】补气益血。用于气血两亏，症见面色萎黄、食欲不振、四肢乏力、月经过多。

【药物规格】每袋装8g；每袋装3.5g（无蔗糖）。

【使用方法】开水冲服。一次1袋，一日2次。

【不良反应】尚不明确。

【药品禁忌】尚不明确。

【注意事项】①孕妇慎用。②本品不宜和感冒类药同时服用。③服本药时不宜同时服用藜芦或其制剂。④该药品为气血双补之药，性质较黏腻，有碍消化，故咳嗽痰多、脘腹胀痛、纳食不消、腹胀便溏者忌服。⑤该药品宜饭前服用或进食时服用。⑥按照用法用量服用，高血压患者、小儿及年老体虚者应在医师指导下服用。⑦服药期间出现食欲不振、恶心呕吐、腹胀便溏者应去医院就诊。

7. 天麻头痛片

【药物成分】天麻、白芷、川芎、荆芥、当归、乳香（醋制）。

【功能主治】养血祛风，散寒止痛之功效。主治外感风寒、瘀血阻滞或血虚失养所致的偏正头痛、恶寒、鼻塞。

【药物规格】①薄膜衣片，每片重0.31g；②薄膜衣片，每片重0.62g；③糖衣片，片芯重0.3g。

【使用方法】口服。一次4~6片，一日3次。

【不良反应】尚不明确。

【药品禁忌】对本品过敏者禁用。

【注意事项】①主要治疗风寒头痛，或能明确诊断的头痛属外伤后遗症者，血虚及血瘀头痛患者要在医生指导下服用。②对本品过敏者禁用，过敏体质者慎用。③其余注意事项同"川芎茶调丸"。

（五）肾虚头痛

肾虚头痛指肾精亏虚，髓海失充所致的头痛，以头空痛、腰膝酸软、眩晕耳鸣、健忘、遗精带下、神疲乏力、视物模糊、耳鸣为特征。偏肾阳虚者见畏寒肢冷，舌淡胖，苔薄白，脉沉细无力；偏肾阴虚者见面色潮红、五心烦热、盗汗，舌红，少苔或剥苔，脉细数。治疗当补肾益精填髓。肾阴虚者适宜选用补肾益脑丸、六味地黄丸、天麻首乌片、天麻头风灵片、天麻醒脑胶囊等；肾阳虚者则可选用右归丸、金匮肾气丸等。

1. 补肾益脑丸

【药物成分】鹿茸（去毛）、红参、熟地黄、枸杞子、补骨脂（盐制）、当归、川芎、牛膝、麦冬、五味子、酸枣仁（炒）、朱砂（水飞）、茯苓、远志、玄参、山药（炒）。

【功能主治】补骨益气，养血生精。用于气血两虚、肾虚精亏者，症见心悸气短、失眠健忘、遗精盗汗、腰腿酸软、耳鸣耳聋。

【药物规格】每10丸重2g。

【使用方法】口服。一次8~12丸，一日2次。

【不良反应】尚不明确。

【药品禁忌】感冒发烧者忌用；孕妇忌服。

【注意事项】本品含朱砂，不宜久服。

2.六味地黄丸

【药物成分】熟地黄、酒山茱萸肉、牡丹皮、山药、茯苓、泽泻。

【功能主治】滋阴补肾。用于肾阴亏损者，症见头晕耳鸣、腰膝酸软、骨蒸潮热、盗汗遗精、消渴。

【药物规格】大蜜丸，每丸重9g

【使用方法】口服。一次1丸，一日2次。

【不良反应】尚不明确。

【药品禁忌】尚不明确。

【注意事项】①忌不易消化食物。②感冒发热病人不宜服用。③有高血压、心脏病、肝病、糖尿病、肾病等慢性病严重者应在医师指导下服用。④儿童、孕妇、哺乳期妇女应在医师指导下服用。⑤服药4周症状无缓解者，应去医院就诊。

【现代研究】有研究证实六味地黄丸加味可治疗顽固性肝肾阴虚型头痛中的偏头痛、脑血管痉挛性头痛和不能归类的头痛。

3.天麻首乌片

【药物成分】天麻、白芷、何首乌、熟地黄、丹参、川芎、当归、蒺藜（炒）、桑叶、墨旱莲、女贞子、白芍、黄精、甘草。

【功能主治】滋阴补肾，养血息风。主治肝肾阴虚所致的头晕目眩、头痛耳鸣、口苦咽干、腰膝酸软、脱发、白发，脑动脉硬化、早期高血压、血管神经性头痛、脂溢性脱发见上述证候者。

【药物规格】每片0.25g。

【使用方法】口服。一次6片，一日3次。

【不良反应】尚不明确。

【药品禁忌】尚不明确。

【注意事项】同"六味地黄丸"。

4.天麻头风灵片

【药物成分】天麻、牛膝、玄参、生地黄、当归、杜仲、川芎、槲寄生、野菊花、钩藤。

【功能主治】滋阴潜阳，祛风，强筋骨。用于顽固性头痛、长期手足麻木、慢性腰腿酸痛。

【药物规格】每片重0.38g。

【使用方法】口服。一次3片，一日2次。

【药品禁忌】孕妇忌服。

【注意事项】尚不明确。

5.天麻醒脑胶囊

【药物成分】天麻、地龙、石菖蒲、远志、熟地黄、肉苁蓉。

【功能主治】滋补肝肾，通络止痛。用于肝肾不足所致头痛头晕、记忆力减退、失眠、反应迟钝、耳鸣、腰酸。

【药物规格】每粒装0.4g。

【使用方法】口服。一次2粒，一日3次。

【不良反应】尚不明确。

【药品禁忌】儿童、孕妇、哺乳期妇女禁用。

【注意事项】同"六味地黄丸"。

6.右归丸

【药物成分】熟地黄、炮附片、肉桂、山药、山茱萸（酒炙）、菟丝子、鹿角胶、枸杞子、当归、杜仲（盐炒）。

【功能主治】温补肾阳，填精止遗。用于肾阳不足，命门火衰，症见腰膝酸软、精神不振、怯寒畏冷、阳痿遗精、大便溏薄、尿频而清。

【药物规格】每丸9g。

【使用方法】口服。一次1丸，一日3次。

【不良反应】尚不明确。

【药品禁忌】尚不明确。

【注意事项】尚不明确。

7.金匮肾气丸

【药物成分】熟地黄、山药、山茱萸（酒炙）、茯苓、牡丹皮、泽泻、桂枝、附子（制）、牛膝（去头）、车前子（盐炙）；辅料为蜂蜜。

【功能主治】温补肾阳，化气行水。用于肾虚水肿，症见腰膝酸软、小便不利、畏寒肢冷。

【药物规格】每丸重6g。

【使用方法】口服。水蜜丸一次4~5g（20~25粒），大蜜丸一次1丸，一日2次。

【不良反应】尚不明确。

【药品禁忌】孕妇忌服。

【注意事项】忌房欲、气恼。忌食生冷物。

参考文献

［1］王位杰.川芎茶调丸联合西比灵治疗偏头痛疗效［J］.工企医刊，2008，21（01）：8-9.

［2］张太君，张玲，谯志文，等.头风痛丸治疗偏头痛（风瘀证）的临床观察［J］.中国医院用药评价与分析，2011，11（04）：359-361.

［3］石同飞，胡恩宜.复方罗布麻片联合天麻头痛片治疗原发性高血压病108例的临床观察［J］.中国医药指南，2014，12（18）：40-41.

［4］高建辉，冯惠莲.天麻头痛片治疗血管性头痛29例［J］.实用中医内科杂志，2010，24（10）：91-92.

［5］赵亚明，胡琦.天麻钩藤颗粒联合左旋多巴治疗帕金森病的疗效观察［J］.现代药物与临床，2017，32（03）：403-406.

［6］刘天琪.天麻素注射液联合长春西汀注射液治疗急性眩晕的临床观察［J］.中西医结合心脑血管病杂志，2018，16（08）：1137-1138.

［7］马娟，刘宁，陈军，等.头痛宁胶囊联合氟桂利嗪胶囊治疗偏头痛的临床疗效及机理研究［J］.中成药，2013，35（04）：677-680.

［8］陈武忠.血府逐瘀胶囊联合西药治疗老年高血压临床研究［J］.新中医，2018，50（04）：56-58.

［9］宋栋荣.血府逐瘀胶囊联合米非司酮对异位妊娠患者症状改善及血清β-人绒毛膜促性腺激素转阴时间的影响［J］.中国药物与临床，2018，18（03）：437-438.

［10］高大红.血府逐瘀胶囊对糖尿病肾病蛋白尿患者临床疗效与炎症因子水平的影响［J］.陕西中医，2018，39（03）：361-364.

［11］赵生辉.脑梗死患者合并无症状心肌缺血的临床治疗分析［J］.当代医学，2016，22（15）：44-45.

［12］张海，叶佐荣.六味地黄丸加味治疗顽固性肝肾阴虚型头痛的疗效评价［J］.数理医药学杂志，2017，30（09）：1333-1336.

第二节　眩晕

眩晕是以头晕眼花为主要临床表现的一类病症。眩晕患者往往叙述眼前发黑或眼花，同时有头晕和感觉自身或外界景物旋转，轻者闭目可止，严重者如坐车船，旋转不定，不能站立，还可以伴有恶心呕吐、汗出、面色苍白等症状。本病最早见于《内经》，称为"眩冒"，中医认为本病多与风、火、痰、瘀、虚等因素有关。目前医疗市场上治疗眩晕的口服中成药，都是分别针对以上不同病理因素而起治疗作用，西医学中的椎基底动脉供血不足、高血压、低血压、低血糖、贫血、梅尼埃病、神经衰弱、脑外伤后遗症等，临床以眩晕为主要症状者，均可参照本节辨证施治，现将本病的常用口服中成药详述于下。

一、肝阳上亢

肝阳上亢的主要症状为眩晕耳鸣，头痛且胀，遇劳、恼怒加重，肢体震颤，失眠多梦，急躁易怒，舌红苔黄，脉弦。治以平肝潜阳，清火息风之法，选用天麻钩藤颗粒、全天麻胶囊、松龄血脉康胶囊、龙胆泻肝丸、清眩治瘫丸、心脑静片等。

1. 天麻钩藤颗粒

【药物成分】天麻、钩藤、石决明、栀子、黄芩、牛膝、杜仲（盐制）、益母草、桑寄生、夜交藤、茯苓。

【功能主治】平肝熄风，清热安神。主治肝阳上亢所引起的头痛、眩晕、耳鸣、眼花、震颤、失眠，高血压见上述证候者。

【药物规格】①每袋装5g（无蔗糖）；②每袋装10g。

【使用方法】开水冲服。一次1袋（5g），一日3次，或遵医嘱。

【药品禁忌】尚不明确。

【注意事项】尚不明确。

2. 全天麻胶囊

【药物成分】天麻。

【功能主治】平肝，息风，止痉。用于肝风上扰所致的眩晕、头痛、肢体麻木、癫痫抽搐。

【药物规格】每粒装0.5g。

【使用方法】口服。一次2~6粒，一日3次。

【药品禁忌】尚不明确。

【注意事项】①忌生冷及油腻难消化的食物。②服药期间要保持乐观情绪，切忌生气恼怒。③眩晕、头痛症状严重者应及时去医院就诊。④服药3天症状无缓解者，应去医院就诊。

3. 松龄血脉康胶囊

【药物成分】鲜松叶、葛根、珍珠层粉。

【功能主治】平肝潜阳，镇心安神。用于肝阳上亢所致的头痛、眩晕、急躁易怒、心悸、失眠，高血压病及原发性高脂血症见上述证候者。

【药物规格】每粒装0.5g。

【使用方法】口服。一次3粒，一日3次，或遵医嘱。

【不良反应】个别患者服药后可出现轻度腹泻、胃脘胀满等，饭后服用有助于减轻或改善这些症状。

【药品禁忌】尚不明确。

【注意事项】尚不明确。

4. 龙胆泻肝丸

【药物成分】龙胆、柴胡、黄芩、栀子（炒）、泽泻、木通、盐车前子、酒当归、生地黄、炙甘草。

【功能主治】清肝胆，利湿热。用于肝胆湿热，症见头晕目赤、耳鸣耳聋、耳肿疼痛、胁痛口苦、尿赤涩痛、湿热带下。

【药物规格】每100粒重6g。

【使用方法】口服。一次3~6g，一日2次。

【不良反应】尚不明确。

【药品禁忌】尚不明确。

【注意事项】①忌烟、酒及辛辣食物。②不宜在服药期间同时服用滋补中药。③有高血压、心脏病、肝病、糖尿病、肾病等慢性病严重者应在医师指导下服用。④服药后大便次数增多且不成形者，应酌情减量。⑤孕妇慎用，儿童、哺乳期妇女、年老体弱及脾虚便溏者应在医师指导下服用。⑥服药3天症状无缓解者，应去医院就诊。⑦对本品过敏者禁用，过敏体质者慎用。⑧本品性状发生改变时禁止使用。⑨儿童必须在成人监护下使用。⑩请将本品放在儿童不能接触的地方。⑪如正在使用其他药品，使用本品前请咨询医师或药师。

5. 清眩治瘫丸

【药物成分】天麻、酒蕲蛇、僵蚕、全蝎、地龙、铁丝威灵仙、制白附子、决明子、牛膝、没药（醋炙）、血竭、丹参、川芎、赤芍、玄参、桑寄生、葛根、醋香附、骨碎补、槐米、郁金、沉香、枳壳（炒）、安息香、人参（去芦）、炒白术、麦冬、茯苓、黄连、黄芩、生地黄、泽泻、法半夏、黄芪、山楂、水牛角浓缩粉、人工牛黄、珍珠、冰片。

【功能主治】平肝息风，化痰通络。主治肝阳上亢，肝风内动所致的头目眩晕、项强头胀、胸中闷热、惊恐虚烦、痰涎壅盛、言语不清、肢体麻木、口眼㖞斜、半身不遂。

【药物规格】丸剂。每丸重9g。

【使用方法】用温开水或黄酒送服，一次1丸，一日2次。

【不良反应】尚不明确。

【药品禁忌】孕妇禁用。

【注意事项】①服用前应除去蜡皮、塑料球壳。②本品不可整丸吞服。

6. 心脑静片

【药物成分】莲子心、珍珠母、槐米、黄柏、木香、黄芩、夏枯草、钩藤、龙胆、淡竹叶、铁丝威灵仙、制天南星、甘草、人工牛黄、朱砂、冰片。

【功能主治】平肝潜阳，清心安神。用于肝阳上亢所致的眩晕及中风，症见头晕目眩、烦躁不宁、言语不清、手足不遂，也可用于高血压肝阳上亢证。

【药物规格】片剂。每片重0.4g。

【使用方法】口服。一次4片，一日1~3次。

【不良反应】尚不明确。

【药品禁忌】尚不明确。

【注意事项】孕妇禁服；本品不宜久服，肝肾功能不全者慎用。

二、痰浊上蒙

眩晕属痰浊上蒙者的主要症状为眩晕头重，胸腹脘闷，体质肥胖，泛泛欲呕，少食多寐，苔白腻，脉濡滑，治以燥湿祛痰，健脾和胃之法，常用的中成药有定眩丸、半夏天麻丸等。

1.定眩丸

【药物成分】生地黄、牡丹皮、钩藤、茯苓、山药、山茱萸（制）、当归、珍珠母、菊花、川芎、地龙、苦杏仁（去皮）、半夏（制）、酸枣仁（炒）、栀子（炒）、甘草、僵蚕（炒）、胆南星。

【功能主治】滋补肝肾，清热化痰。用于头目眩晕、耳鸣耳聋、心惊失眠、手面麻木、潮热盗汗、痰多胸闷等症。

【药物规格】每丸重9g。

【使用方法】口服。一次6~12g，一日3次，小儿酌减。

【不良反应】尚不明确。

【药品禁忌】尚不明确。

【注意事项】服药期间忌食生、冷食物。

2.半夏天麻丸

【药物成分】法半夏、天麻、黄芪（蜜炙）、人参、苍术（米泔炙）、白术（麸炒）、茯苓、陈皮、泽泻、六神曲（麸炒）、麦芽（炒）、黄柏。

【功能主治】健脾祛湿，化痰息风。用于脾虚湿盛、痰浊内阻所致的眩晕、头痛，如蒙如裹，胸脘满闷。

【药物规格】每丸重6g。

【使用方法】口服。一次6g（1袋），一日2~3次。

【不良反应】尚不明确。

【药品禁忌】尚不明确。

【注意事项】①肝肾阴虚、肝阳上亢所致的头痛、眩晕忌用。②服药期间忌食生冷、油腻及海鲜类食物。③平素大便干燥者慎服。

三、瘀血阻窍

瘀血阻窍证的主要症状有眩晕耳鸣或头部刺痛伴失眠，舌质紫暗或有瘀斑，脉涩或沉弦。治以活血化瘀，行气通络之法，常用中成药有血府逐瘀胶囊、丹膝颗粒、天舒胶囊、头痛宁胶囊、正天丸等。

1.血府逐瘀胶囊

【药物成分】桃仁（炒）、红花、赤芍、川芎、枳壳（麸炒）、柴胡、桔梗、当归、生地黄、牛膝、甘草。

【功能主治】活血祛瘀，行气止痛。用于气滞血瘀所致的胸痹、头痛日久，痛如针刺而有定处，兼有内热烦闷、心悸失眠、急躁易怒。

【药物规格】每粒装0.4g。

【使用方法】口服。一次6粒，一日2次，1个月为1个疗程。

【不良反应】尚不明确。

【药品禁忌】尚不明确。

【注意事项】忌食辛冷食物；孕妇禁用。

2. 正天丸

【药物成分】钩藤、白芍、川芎、当归、生地黄、白芷、防风、羌活、桃仁、红花、细辛、独活、麻黄、附片、鸡血藤；辅料为药用炭、淀粉、单糖浆、虫白蜡。

【功能主治】疏风活血，养血平肝，通络止痛。用于外感风邪、瘀血阻络、血虚失养、肝阳上亢引起的偏头痛、紧张性头痛、神经性头痛、颈椎病型头痛、经前头痛。

【药物规格】每袋装6g。

【使用方法】饭后服用，一次6g，一日2~3次，15天为1个疗程。

【不良反应】个别病例服药后谷丙转氨酶轻度升高，偶有口干、口苦、腹痛及腹泻。

【药品禁忌】尚不明确。

【注意事项】①初发头痛服药3天症状无缓解者，应去医院就诊。经常性头痛服药15天症状无缓解者，应去医院就诊。②严格按用法用量服用，本品不宜长期服用。

3. 天舒胶囊

【药物成分】川芎、天麻。

【功能主治】活血平肝，通络止痛。主治瘀血阻络或肝阳上亢所致的头痛日久，痛有定处，或头晕胁痛，失眠烦躁，舌质暗或有瘀斑；血管神经性头痛见上述证候者。

【药物规格】每粒装0.34g。

【使用方法】饭后口服。一次4粒，一日3次。

【药品禁忌】孕妇及月经量过多者禁用。

【注意事项】主要治疗颈部外伤后遗症及血瘀所致的血管神经性头痛轻症患者。

4. 头痛宁胶囊

【药物成分】土茯苓、天麻、制何首乌、当归、防风、全蝎。

【功能主治】息风涤痰，逐瘀止痛。用于偏头痛、紧张性头痛属痰瘀阻络证，症见痛势甚剧，或攻冲作痛，或痛如锥刺，或连及目齿，伴目眩畏光，胸闷脘胀，恶心呕吐，急躁易怒，反复发作。

【药物规格】每粒装0.4g。

【使用方法】口服。一次3粒，一日3次。

【不良反应】尚不明确。

【药品禁忌】尚不明确。

【注意事项】尚不明确。

5.丹膝颗粒

【药物成分】丹参、牛膝、天麻、牡丹皮、赤芍、川芎、生地黄、淫羊藿、桑寄生、栀子、决明子、火麻仁。

【功能主治】养阴平肝，息风通络，清热除烦。用于中风病中经络恢复期瘀血阻络兼肾虚证，表现为半身不遂，口舌喎斜，舌强语謇，偏身麻木，头晕目眩，腰膝酸软等；脑梗死恢复期见上述症状者。

【药物规格】每袋重10g。

【使用方法】开水冲服。一次1袋，一日3次。

【不良反应】尚不明确。

【药品禁忌】尚不明确。

【注意事项】尚不明确。

【现代研究】有研究表明丹膝颗粒对大鼠及沙土鼠局灶性脑血管损伤有明显保护作用。

四、气血亏虚

气血亏虚证者主要表现为头晕目眩，动则加重，面色苍白，唇甲无华，心悸气短神疲懒言，饮食减少，舌淡，脉细弱，治以补益气血健脾开胃之法，运用归脾丸治疗。

归脾丸

【药物成分】党参、白术（炒）、黄芪（炙）、茯苓、远志（制）、酸枣仁（炒）、龙眼肉、当归、木香、大枣（去核）、甘草（炙）。

【功能主治】益气健脾，养血安神。用于心脾两虚，症见气短心悸、失眠多梦、头昏头晕、肢倦乏力、食欲不振。

【药物规格】大蜜丸每丸重9g，浓缩丸每瓶装200丸。

【使用方法】口服。大蜜丸一次1丸，一日3次；浓缩丸一次8~10丸，一日3次。

【不良反应】尚不明确。

【药品禁忌】尚不明确。

【注意事项】①忌油腻食物。②外感或实热内盛者不宜服用。③本品宜饭前服用。④按照用法用量服用，小儿、孕妇、高血压、糖尿病患者应在医师指导下服用。⑤服药2周症状未明显改善，或症状加重者，应立即停药并到医院应诊。

【现代研究】有研究显示黄芪桂枝五物汤联合归脾汤加减能有效改善椎基底动脉血流动力学情况，对气血亏虚型颈性眩晕疗效较好。

五、肾精不足

肾精不足者主要表现为眩晕而见精神萎靡，五心烦热，腰膝酸软，遗精或月经不调耳鸣，舌红少苔，脉细数，治以补肾滋阴之法，用左归丸治疗。

左归丸

【药物成分】熟地黄、菟丝子、牛膝、龟板胶、鹿角胶、山药、山茱萸、枸杞子；辅料为蜂蜜。

【功能主治】滋肾补阴。用于真阴不足，症见腰酸膝软、盗汗、神疲、口燥。

【药物规格】每10粒重1g。

【使用方法】口服。一次9g，一日2次。

【不良反应】尚不明确。

【药品禁忌】孕妇忌服，儿童禁用。

【注意事项】①忌油腻食物。②感冒病人不宜服用。③服药2周或服药期间症状无改善，或症状加重，或出现新的严重症状，应立即停药并去医院就诊。

六、其他

1.眩晕宁片

【药物成分】泽泻、白术、茯苓、半夏（制）、女贞子、墨旱莲、菊花、牛膝、陈皮、甘草；辅料为淀粉、二氧化硅、微晶纤维素、硬脂酸镁、滑石粉、薄膜包衣预混剂。

【功能主治】健脾利湿，滋肾平肝。用于痰湿中阻、肝肾不足引起的头昏、头晕。

【药物规格】每片重0.38g（相当于原药材6g）。

【使用方法】口服。一次2~3片，一日3~4次。

【不良反应】尚不明确。

【药品禁忌】孕妇禁用；外感者禁服。

【注意事项】①少吃生冷及油腻难消化的食品。②服药期间要保持情绪乐观，切忌生气恼怒。③本品应餐后服用。④有高血压、心脏病、糖尿病、肝病、肾病等慢性病严重者应在医师指导下服用。⑤服药7天症状无缓解者，应去医院就诊。⑥儿童、年老体弱者应在医师指导下服用。

【现代研究】有研究显示眩晕宁治疗椎基底动脉供血不足性眩晕的临床疗效显著优于目前常用药物，且无明显不良反应。

2.颈复康颗粒

【药物成分】羌活、川芎、葛根、秦艽、威灵仙、苍术、丹参、白芍、地龙（酒炙）、红花、乳香（制）、黄芪、党参、生地黄、石决明、花蕊石（煅）、黄柏、王不留行（炒）、桃仁（去皮）、没药（制）、土鳖虫（酒制）。

【功能主治】活血通络，散风止痛。主治风湿瘀阻所致的颈椎病，症见头晕、颈项僵硬、肩背酸痛、手臂麻木。

【药物规格】颗粒剂每袋5g。

【使用方法】开水冲服。一次1~2g，一日2次。饭后服用。

【不良反应】尚不明确。

【药品禁忌】孕妇忌服。

【注意事项】①忌生冷、油腻食物。②有高血压、心脏病、肝病、糖尿病、肾病等慢性病严重者应在医师指导下服用。③儿童、经期及哺乳期妇女、年老体弱者应在医师指导下服用。④消化道溃疡、肾性高血压患者慎服或遵医嘱。⑤如有感冒、发烧、鼻咽痛等患者，应暂停服用。⑥头晕或手臂麻木严重者，应去医院就诊。⑦服药7天症状无缓解者，应去医院就诊。

参考文献

［1］喻长远，田永立.丹膝颗粒对大鼠及沙土鼠局灶性脑血管损伤的影响［J］.中国中医基础医学杂志，2005，11（09）：670-672.

［2］覃伟钊，郑泽荣.黄芪桂枝五物汤联合归脾汤加减治疗气血亏虚型颈性眩晕临床研究［J］.陕西中医，2017，38（12）：1734-1735.

［3］方宝霞，时晓亚，李鹏，等.眩晕宁治疗椎基底动脉供血不足性眩晕的系统评价［J］.现代中西医结合杂志，2010，19（16）：1963-1964+1974.

第三节　中风

有关中风的记述始见于《内经》，是以突然昏仆、半身不遂、肢体麻木、舌謇不语、口舌㖞斜、偏身麻木等为主要表现的疾病。本病起病急，变化快，轻者仅见口眼㖞斜及半身不遂症状，而重者可并见神识昏蒙症状，遂以此将中风分为中经络和中脏腑两类，本病与西医学所称的急性脑卒中大体相同，包括急性缺血性脑卒中和出血性脑卒中，均可参照本节辨证论治。

一、中经络

（一）风阳上扰

主要症状为半身不遂，口舌㖞斜，舌强语謇或不语，偏身麻木，面红目赤，口苦咽干，眩晕头痛，尿赤便干，心烦易怒等。

1.天麻钩藤颗粒

【药物成分】天麻、钩藤、石决明、栀子、黄芩、牛膝、杜仲（盐制）、益母草、桑寄生、夜交藤、茯苓。

【功能主治】平肝熄风，清热安神。主治肝阳上亢所引起的头痛、眩晕、耳鸣、眼花、震颤、失眠，高血压见上述证候者。

【药物规格】①每袋装5g（无蔗糖）；②每袋装10g。

【使用方法】开水冲服。一次1袋（5g），一日3次，或遵医嘱。

【药品禁忌】尚不明确。

【注意事项】尚不明确。

2.心脑静片

【药物成分】莲子心、珍珠母、槐米、黄柏、木香、黄芩、夏枯草、钩藤、龙胆、淡竹叶、铁丝威灵仙、制天南星、甘草、人工牛黄、朱砂、冰片。

【功能主治】平肝潜阳，清心安神。用于肝阳上亢所致的眩晕及中风，症见头晕目眩、烦躁不宁、言语不清、手足不遂，也可用于高血压肝阳上亢证。

【药物规格】片剂。每片重0.4g。

【使用方法】口服。一次4片，一日1~3次。

【不良反应】尚不明确。

【药品禁忌】尚不明确。

【注意事项】孕妇禁服；本品不宜久服，肝肾功能不全者慎用。

3.溶栓胶囊

【药物成分】地龙。

【功能主治】清热定惊，活血通络。用于中风、半身不遂、肢体麻木、高血压症。

【药物规格】每粒0.25g。

【使用方法】口服。饭前半小时服用。一次2~3粒，一日3次，或遵医嘱。

【不良反应】很少见，偶见轻微腹泻，轻度恶心。

【药品禁忌】对本品过敏者禁用。

【注意事项】①有出血倾向者慎用。②对本品过敏者禁用，过敏体质者慎用。

【现代研究】有研究显示，溶栓胶囊可通过增加脑缺血缺氧耐受和脑储备能力而达到保护缺血缺氧神经组织的作用，促进脑神经功能的恢复。

4.天智颗粒

【药物成分】天麻、钩藤、石决明、杜仲、桑寄生、茯神、夜交藤、槐花、栀子、黄芩、川牛膝、益母草。

【功能主治】平肝潜阳，补益肝肾，益智安神。用于肝阳上亢的中风引起的智能减退、记忆力差、思维迟缓、定向力差、计算力差、理解多误，伴头晕目眩、头痛、烦躁易怒、失眠、口苦咽干、腰膝酸软等，即肝阳上亢的轻中度血管性痴呆属上述证候者。

【药物规格】每袋装5g。

【使用方法】口服。一次1袋，一日3次。

【不良反应】个别患者服药期间可出现腹泻、腹痛、恶心、心慌等症状。

【药品禁忌】低血压患者禁服。

【注意事项】尚不明确。

【现代研究】研究表明天智颗粒联合胞磷胆碱钠可明显改善中风后痴呆患者的认知功能和日常生活能力，且临床有效率高。

（二）风痰入络

风痰入络者主要症状为半身不遂，偏身麻木，头晕目眩，舌强语謇，口舌㖞斜，舌质暗淡，舌苔薄白或白腻，脉弦滑。

1.中风再造丸

【药物成分】黄芪、当归、川芎、桃仁、红花、地龙、丹参、血竭、三七、乳香（制）、没药（制）、琥珀、牛膝、淫羊藿、乌梢蛇（去头尾）、全蝎、僵蚕（炒）、穿山甲（烫）、狗骨（制）、苏合香、冰片、水牛角（浓缩粉）、人工牛黄、龟甲（醋制）、朱砂、天麻、钩藤、菊花、防风、羌活、白芷、麻黄、葛根、桂枝、细辛、附子（制）、槲寄生、骨碎补（烫）、威灵仙（酒炒）、绵萆薢、红参、白术（炒）、茯苓、甘草、胆南星、天竺黄、何首乌（制）、熟地黄、玄参、黄连、大黄（酒制）、沉香、檀香、丁香、草豆蔻、香附（醋制）。

【功能主治】舒筋活血，祛风化痰。用于治疗口眼㖞斜、言语不清、半身不遂、四肢麻木，风湿、类风湿性关节炎等。

【药物规格】每45粒重7.5g。

【使用方法】口服。一次7.5g，一日2次。

【不良反应】尚不明确。

【药品禁忌】尚不明确。

【注意事项】尚不明确。

2.人参再造丸

【药物成分】人参、蕲蛇（酒炙）、广藿香、檀香、母丁香、玄参、细辛、香附（醋制）、地龙、熟地黄、三七、乳香（醋制）、青皮、豆蔻、防风、制何首乌、川芎、片姜黄、黄芪、甘草、黄连、茯苓、赤芍、大黄、桑寄生、葛根、麻黄、骨碎补（炒）、全蝎、豹骨（制）（狗骨代）、僵蚕（炒）、附子（制）、琥珀、龟甲（醋制）、粉萆薢、白术（麸炒）、沉香、天麻、肉桂、白芷、没药（醋制）、当归、草豆蔻、威灵仙、乌药、羌活、橘红、六神曲（麸炒）、朱砂、血竭、人工麝香、冰片、牛黄、天竺黄、胆南星、水牛角浓缩粉；辅料为蜂蜜。

【功能主治】益气养血，祛风化痰，活血通络。用于气虚血瘀、风痰阻络所致的中风，症见口眼㖞斜、半身不遂、手足麻木、疼痛、拘挛、言语不清。

【药物规格】每丸重3g。

【使用方法】口服。一次1丸，一日2次。

【不良反应】尚不明确。

【药品禁忌】孕妇禁服。

【注意事项】①肝肾功能不全者慎用。②运动员慎用。③服用前应除去蜡皮、塑料球壳。④本品不可整丸吞服。

3.通络活血丸

【药物成分】人工牛黄，香附（四制）、赤芍、川芎（酒蒸）、冰片、穿山甲（炙）、龟甲（炙）、羌活、血竭、天麻（姜汁制）、松香、三蛇（乌梢蛇、金钱白花蛇、蕲蛇）、威灵仙（酒制）、肉桂、安息香、全蝎（姜葱汁制）、没药（炒）、红花、麻黄（开水泡）、草豆蔻、琥珀（水飞）、细辛、甘草（炙）、狗骨（炙）、当归、姜黄、人参、白附子（姜醋制）、乌药、三七、白芷、胆南星、木香、大黄（炒）、两头尖、茯苓、黄芪、何首乌（黑豆制）、地龙（甘草水泡）、丹参、黄连、熟地黄（酒蒸）、水牛角等。

【功能主治】豁痰搜风，通络活血。用于风痰阻络，症见半身不遂、口眼㖞斜，脑血管意外后遗症属上述证候者。

【药物规格】每袋3g。

【使用方法】口服。一次3g，一日2次。

【不良反应】尚不明确。

【药品禁忌】孕妇忌服。

【注意事项】尚不明确。

4.大活络丹

【药物成分】细辛、天麻、赤芍、人工麝香、蕲蛇（酒制）、丁香、全蝎、水牛角浓缩粉、血竭、熟大黄、乌梢蛇（酒制）、铁丝威灵仙（酒制）、天南星（制）、附子（制）、草乌（炙）、何首乌（黑豆酒制）、麻黄、熟地黄、冰片、僵蚕（麸炒）、防风、人工牛黄、官桂、羌活、乳香（醋制）、两头尖（醋制）等。

【功能主治】祛风舒筋，活络，除湿。用于风寒湿痹引起的肢体疼痛、手足麻木、筋脉拘挛、中风瘫痪、口眼㖞斜、半身不遂、言语不清。

【药物规格】每丸重3.6g。

【使用方法】温黄酒或温开水送服。一次1~2丸，一日2次。

【不良反应】尚不明确。

【药品禁忌】孕妇忌服。

【注意事项】①运动员慎用。②服用前应除去蜡皮、塑料球壳；本品可嚼服，也可分份吞服。

（三）痰热腑实

痰热腑实证以便干便秘、舌苔黄腻、脉弦滑为主要特征，以半身不遂、口舌㖞斜、言语謇涩或不语、偏身麻木为主症，一般不伴神识昏蒙。若痰热不化，上扰心神，可转化为痰热内闭清窍证。

1.清眩治瘫丸

【药物成分】天麻、酒蕲蛇、僵蚕、全蝎、地龙、铁丝威灵仙、制白附子、决明子、牛膝、没药（醋炙）、血竭、丹参、川芎、赤芍、玄参、桑寄生、葛根、醋香附、骨碎补、槐米、郁金、沉香、枳壳（炒）、安息香、人参（去芦）、炒白术、麦冬、茯苓、黄连、黄芩、生地黄、泽泻、法半夏、黄芪、山楂、水牛角浓缩粉、人工牛黄、珍珠、冰片。

【功能主治】平肝熄风，化痰通络。主治肝阳上亢，肝风内动所致的头目眩晕、项强头胀、胸中闷热、惊恐虚烦、痰涎壅盛、言语不清、肢体麻木、口眼㖞斜、半身不遂。

【药物规格】丸剂。每丸重9g。

【使用方法】用温开水或黄酒送服，一次1丸，一日2次。

【不良反应】尚不明确。

【药品禁忌】孕妇禁用。

【注意事项】①服用前应除去蜡皮、塑料球壳。②本品不可整丸吞服。

2.醒脑降压丸

【药物成分】黄芩、雄黄、黄连、郁金、栀子、玄精石、珍珠母、辛夷、零陵香、朱砂、冰片。

【功能主治】通窍醒脑，清心镇静，抗热消炎。用于高血压病、言语不清、痰涎壅盛者。

【药物规格】每10粒重2.2g。

【使用方法】口服。一次10~15粒，一日1~2次。

【不良反应】尚不明确。

【药品禁忌】尚不明确。

【注意事项】孕妇及胃肠溃疡者忌服。

（四）气虚血瘀

气虚血瘀证以气短乏力、口流涎、自汗出、手足肿胀为证候特征，以半身不遂、口舌㖞斜、言语謇涩或不语、偏身麻木为主症，舌暗淡，苔薄白，脉沉细。本型多出现在恢复期和后遗症期。

1.脑脉利颗粒

【药物成分】益母草、三七、黄芪、姜黄、川芎、红花、丹参、赤芍、当归、白芍、川牛膝。

【功能主治】活血化瘀，益气通脉。用于气虚血瘀型中风病（脑梗死）中经络急性期，症见半身不遂、偏身麻木、口舌㖞斜、语言謇涩等。

【药物规格】每袋装10g。

【使用方法】冲服。一次1袋，一日3次，20天为一个疗程。

【不良反应】①个别患者服药后可出现轻度腹胀、恶心呕吐、胃部不适。②临床试验中，个别患者用药后出现白细胞降低，可能与用药有关。③少数患者用药后出现血小板减少或升高、谷丙转氨酶（ALT）升高，尿素氮（BUN）、肌酐（Cr）升高，少数患者用药后原有的白细胞、血小板、ALT、BUN、Cr的异常情况加重，但不能确定是否与药物有关。

【药品禁忌】孕妇禁用，有脑出血倾向者禁用。

【注意事项】产妇、过敏体质者及血小板减少症患者慎用。

【现代研究】有研究显示，脑脉利颗粒能显著调节缺血性脑卒中急性期患者血脂异常，促进神经功能恢复，改善预后。

2.血栓心脉宁胶囊

【药物成分】川芎、槐花、丹参、毛冬青、水蛭、人工麝香、人工牛黄、蟾酥等、冰片、人参茎叶总皂苷。

【功能主治】益气活血，开窍止痛。用于气虚血瘀所致的中风、胸痹，症见头晕目眩、半身不遂、胸闷心痛、心悸气短，缺血性中风恢复期、冠心病心绞痛见上述证候者。

【药物规格】每粒装0.5g。

【使用方法】口服。每粒0.5g，一次4粒，一日3次。

【不良反应】尚不明确。

【药品禁忌】尚不明确。

【注意事项】孕妇及哺乳期妇女慎用。

【现代研究】研究显示，血栓心脉宁胶囊联合单唾液酸四己糖神经节苷脂治疗脑梗死效果显著，可明显改善患者神经功能。

3.偏瘫复原丸

【药物成分】黄芪、人参、当归、川芎、赤芍、熟地黄、丹参、三七、牛膝、天麻、僵蚕（炒）、全蝎、钩藤、白附子（矾炙）、秦艽、地龙、铁丝威灵仙、防风、杜仲（炭）、补骨脂（盐炙）、骨碎补、香附（醋炙）、沉香、肉桂、豆蔻仁、茯苓、泽泻、桂枝、白术（炒）、枳壳（炒）、麦冬、法半夏、安息香、甘草、冰片。

【功能主治】补气活血，祛风化痰。用于气虚血瘀、风痰阻络引起的中风瘫痪、半身不遂、口眼㖞斜、痰盛气亏、言语不清、足膝浮肿、行步艰难、筋骨疼痛、手足拘挛。

【药物规格】每丸重9g。

【使用方法】用温开水或温黄酒送服。一次1丸，一日2次。

【不良反应】尚不明确。

【药品禁忌】尚不明确。

【注意事项】服用前应除去蜡皮、塑料球壳；本品可嚼服，也可分份吞服。

4.人参再造丸

【药物成分】人参、蕲蛇（酒炙）、广藿香、檀香、母丁香、玄参、细辛、香附（醋制）、地龙、熟地黄、三七、乳香（醋制）、青皮、豆蔻、防风、制何首乌、川芎、片姜黄、黄芪、甘草、黄连、茯苓、赤芍、大黄、桑寄生、葛根、麻黄、骨碎补（炒）、全蝎、豹骨（制）、僵蚕（炒）、附子（制）、琥珀、龟甲（醋制）、粉萆薢、白术（麸炒）、沉香、天麻、肉桂、白芷、没药（醋制）、当归、草豆蔻、威灵仙、乌药、羌活、橘红、六神曲（麸炒）、朱砂、血竭、人工麝香、冰片、牛黄、天竺黄、胆南星、水牛角浓缩粉；辅料为蜂蜜。

【功能主治】益气养血，祛风化痰，活血通络。用于气虚血瘀、风痰阻络所致的中风，症见口眼㖞斜、半身不遂、手足麻木、疼痛、拘挛、言语不清。

【药物规格】每丸重3g。

【使用方法】口服。一次1丸，一日2次。

【不良反应】尚不明确。

【药品禁忌】孕妇禁服。

【注意事项】①肝肾功能不全者慎用。②运动员慎用。③服用前应除去蜡皮、塑料球壳。④本品不可整丸吞服。

5.消栓通颗粒

【药物成分】黄芪、桃仁、生地黄、当归、赤芍、川芎、地龙、枳壳（炒）、三七、丹参、甘草、红花、杯牛膝、冰片。

【功能主治】益气活血，祛瘀通络。用于中风瘫痪、半身不遂、口眼㖞斜、语言不清及瘀血性头痛、胸痛、胁痛，对中风先兆者（脑血栓形成先兆）亦有一定预防作用。

【药物规格】每袋装5g。

【使用方法】开水冲服。一次2袋，一日3次。

【不良反应】尚不明确。

【药品禁忌】脑血管病有出血倾向者，妇女月经期，孕妇均忌服。

【注意事项】尚不明确。

（五）阴虚风动

阴虚风动证以烦躁不寐、手足心热、口干舌燥、舌红少苔为特征，以半身不遂、口舌㖞斜、言语謇涩或不语、偏身麻木为主症，常见于恢复期和后遗症期。

脑塞通丸

【药物成分】干漆（炭）、红参、黄芩、牛膝、天花粉、土鳖虫、牡丹皮、大黄、吴茱萸（盐）、桃仁、玄明粉、川芎、葶苈子、地龙（炒）、列当（酒）、生地黄、水蛭（烫）、肉桂、茯苓、琥珀、朱砂。

【功能主治】活血化瘀，通经活络，益气养阴。用于脑血栓、脑瘀血后遗症，症见肢体偏瘫、手足麻木、语言障碍等。

【药物规格】每丸重7.5g。

【使用方法】口服。一次1丸，一日2~3次。

【不良反应】尚不明确。

【药品禁忌】孕妇禁用，肝肾功能不全者禁服。

【注意事项】本品含有朱砂，不宜大量服用，也不宜少量久服。

【现代研究】有研究表明，脑塞通丸治疗中风恢复期气虚血瘀兼阴虚证疗效确切，能明显改善临床症状，且疗效确切，安全性好。

二、中脏腑

（一）阳闭

闭证是邪气郁闭于内，多为实证，阳闭是在突然昏倒、不省人事、牙关紧闭、肢体强痉、口噤不开、两手握固、大小便闭的基础上兼有热象（面红身热，气粗口臭，燥扰不宁），苔黄腻，舌质偏红，脉数而弦滑。

安宫牛黄丸

【药物成分】牛黄、水牛角浓缩粉、人工麝香、珍珠、朱砂、雄黄、黄连、黄芩、栀子、郁金、冰片。

【功能主治】清热解毒，镇惊开窍。用于热病，邪入心包，高热惊厥，神昏谵语；中风昏迷及脑炎、脑膜炎、中毒性脑病、脑出血、败血症见上述证候者。

【药物规格】大蜜丸。每丸重3g。

【使用方法】口服。一次1丸，一日1次；小儿3岁以内一次1/4丸，4~6岁一次1/2丸，一日1次；或遵医嘱。

【不良反应】有文献报道不当使用本品可致体温过低，亦引起个别患者过敏反应。

【药品禁忌】尚未明确。

【注意事项】①本品为热闭神昏所设，寒闭神昏者不得使用。②本品处方中含麝香，芳香走窜，有损胎气，孕妇慎用。③服药期间饮食宜清淡，忌食辛辣油腻之品，以免助火生痰。④本品处方中含朱砂、雄黄，不宜过量久服，肝肾功能不全者慎用。⑤在治疗过程中如出现肢寒畏冷、面色苍白、冷汗不止、脉微欲绝，由闭证变为脱证时，应立即停药。⑥高热神昏、中风昏迷等口服本品困难者，当鼻饲给药。⑦哺乳期妇女、儿童、老年人使用本品应遵医嘱。⑧过敏体质者慎用。⑨儿童必须在成人的监护下使用。⑩如正在服用其他药品，使用本品前请咨询医师。⑪服用前应除去蜡皮、塑料球壳及玻璃纸；本品不可整丸吞服。

（二）阴闭

阴闭是在突然昏倒、不省人事、牙关紧闭、肢体强痉、口噤不开、两手握固、大小便闭的基础上兼有寒象（面白唇暗，静卧不烦，四肢不温，痰涎壅盛，苔白腻，脉沉滑或缓）。

苏合香丸

【药物成分】苏合香、安息香、冰片、水牛角浓缩粉、人工麝香、檀香、沉香、丁香、香附、木香、乳香（制）、荜茇、白术、诃子肉、朱砂。

【功能主治】芳香开窍，行气止痛。用于痰迷心窍所致的痰厥昏迷、中风偏瘫、肢体不利，以及中暑、心胃气痛。

【药物规格】大蜜丸。每丸重3g。

【使用方法】口服。一次1丸，一日2~3次。

【不良反应】尚未明确。

【药品禁忌】孕妇禁用。

【注意事项】服用前应除去蜡皮、塑料球壳；本品可嚼服，也可分份吞服。

（三）脱证

脱证多表现为阳脱于外的症状，如手撒肢冷、鼻鼾息微、汗多、大小便自遗、肢体瘫软、脉微欲绝等症。

1.参附注射液

【药物成分】红参、附片（黑顺片）；辅料为聚山梨酯80。

【功能主治】回阳救逆，益气固脱。主要用于阳气暴脱的厥脱证（感染性休克、失血性休克、失液性休克等），也可用于阳虚（气虚）所致的惊悸、怔忡、喘咳、胃疼、泄泻、痹病等。

【药物规格】①每瓶装10mL；②每瓶装50mL。

【使用方法】①肌内注射：一次2~4mL，一日1~2次。②静脉滴注：一次20~100mL，用5%~10%葡萄糖注射液250~500mL稀释后使用。③静脉推注：一次5~20mL，用5%~10%葡萄糖注射液20mL稀释后使用）。④或遵医嘱。

【不良反应】据文献报道临床偶有心动过速、过敏反应、皮疹、头晕头痛、呃逆、震颤、呼吸困难、恶心、视觉异常、肝功能异常、尿潴留等。

【药品禁忌】①对本品有过敏或严重不良反应病史者禁用。②新生儿、婴幼儿禁用。

【注意事项】①本品孕妇慎用。②本品避免直接与辅酶A、维生素K$_3$、氨茶碱混合配伍使用。③本品不宜与中药半夏、瓜蒌、贝母、白蔹、白及、藜芦等同时使用。④本品不宜与其他药物在同一容器内混合使用。⑤本品含有皂苷，正常情况下，摇动时可以产生泡沫现象。⑥本品是中药制剂，保存不当时可能影响产品质量。使用前必须对光检查，如发现药液出现浑浊、沉淀、变色、漏气或瓶身细微破裂者，均不能使用。⑦如出现不良反应，遵医嘱。

2. 生脉饮

【药物成分】党参、麦冬、五味子；辅料为蔗糖、防腐剂（尼泊金乙酯）。

【功能主治】益气，养阴生津。用于气阴两亏，心悸气短，自汗。

【药物规格】每支装10mL。

【使用方法】口服。一次1支（10mL），一日3次。

【不良反应】尚不明确。

【药品禁忌】尚不明确。

【注意事项】①忌油腻食物。②凡脾胃虚弱、呕吐泄泻、腹胀便溏、咳嗽痰多者慎用。③感冒患者不宜服用。④本品宜饭前服用。⑤按照用法用量服用，小儿、孕妇、高血压、糖尿病患者应在医师指导下服用。⑥服药2周或服药期间症状无改善，或症状加重，或出现新的严重症状，应立即停药并去医院就诊。

参考文献

［1］徐立，宋文婷，任建勋等.溶栓胶囊对脑缺血缺氧耐受和脑储备能力影响的实验研究［J］.世界科学技术－中医药现代化，2015，17（07）：1386－1391.

［2］洪康迪.天智颗粒联合胞磷胆碱钠对中风后痴呆患者疗效及认知功能的影响［J］.现代医学与健康研究电子杂志，2017，1（04）：54－56.

［3］张玥.脑脉利颗粒治疗缺血性脑卒中急性期的临床疗效观察［J］.海峡药学，2015，27（04）：132－133.

［4］黄勇，陈于祥，付敏等.血栓心脉宁胶囊联合单唾液酸四己糖神经节苷脂治疗脑梗死的临床研究［J］.现代药物与临床，2017，32（05）：780－783.

［5］申艳方，杜菊梅，王斌等.脑塞通丸治疗中风恢复期气虚血瘀兼阴虚证306例临床观察［J］.河北中医，2016，38（04）：493－497.

［6］张洁玉，李振宇，邹伟等.脑塞通丸治疗中风恢复期有效性和安全性的临床研究［J］.中国临床保健杂志，2017，20（05）：540－543.

第四节　痴呆

痴呆又称"呆病"，指因各种病因造成的持续性、进行性发展的智能减退（包括记忆、思维、定向、理解、计算、学习能力、语言和判断能力下降）。轻者可见遗忘近事，反应迟钝，寡言少语，但日常生活能部分自理；病重者常表现为远事也忘，时空混淆，不识亲友，言语重复或错乱，或终日不语神情淡漠或烦躁，日常生活完全需要他人帮忙。本病的临床演变一般分为平台期、波动期、下滑期三期，且常交替出现。平台期多见虚证，一般病情平稳。波动期常见虚实夹杂，心肝火旺，痰瘀互阻，致使病情时轻时重。下滑期多因外感六淫、情志相激，或再发卒中等因素，而使认知损害加重。此时证候由虚转实，病情由波动转为恶化。早期病情较轻者，经及时治疗，部分症状可有效改善。西医学中的阿尔茨海默病、血管性痴呆、路易体痴呆、额颞叶痴呆等可参考本节辨证论治。

一、平台期

（一）髓海不足

髓海不足证在记忆力减退、不能定向、判断力差、认知损害的基础上，出现齿枯发焦、步行艰难、行动迟缓、腰酸骨软、舌瘦色淡、脉沉细等肝肾亏虚的表现。

1.安神补脑液

【药物成分】鹿茸、制何首乌、淫羊藿、干姜、甘草、大枣、维生素B_1；辅料为蔗糖。

【功能主治】生精补髓，益气养血，强脑安神。用于肾精不足、气血两亏所致的头晕、乏力、健忘、失眠，神经衰弱症见上述证候者。

【药物规格】每支装10mL（含维生素$B_1$5mg）。

【使用方法】口服。一次10mL，一日2次。

【不良反应】尚不明确。

【药品禁忌】尚不明确。

【注意事项】①忌烟、酒及辛辣、油腻食物。②服药期间要保持情绪乐观，切忌生气恼怒。③感冒发热病人不宜服用。④有高血压、心脏病、肝病、糖尿病、肾病等慢性病严重者应在医师指导下服用。⑤儿童、孕妇、哺乳期妇女、年老体弱者应在医师指导下服用。⑥服药7天症状无缓解者，应去医院就诊。

【现代研究】研究显示，安神补脑液能提高正常及记忆障碍小鼠的学习记忆能力，其作用机制可能与其促进脑内蛋白质合成有关。

2.六味地黄丸

【药物成分】熟地黄、酒山茱萸肉、牡丹皮、山药、茯苓、泽泻。

【功能主治】滋阴补肾。用于肾阴亏损者，症见头晕耳鸣、腰膝酸软、骨蒸潮热、盗汗遗精、消渴。

【药物规格】大蜜丸，每丸重9g

【使用方法】口服。一次1丸，一日2次。

【不良反应】尚不明确。

【药品禁忌】尚不明确。

【注意事项】①忌不易消化食物。②感冒发热患者不宜服用。③有高血压、心脏病、肝病、糖尿病、肾病等慢性病严重者应在医师指导下服用。④儿童、孕妇、哺乳期妇女应在医师指导下服用。⑤服药4周症状无缓解者，应去医院就诊。

3.补脑丸

【药物成分】当归、胆南星、酸枣仁（炒）、益智仁（盐炒）、枸杞子、柏子仁（炒）、龙骨（煅）、石菖蒲、肉苁蓉（蒸）、五味子（酒炖）、核桃仁、天竺黄、远志（制）、琥珀、天麻；辅料为炼蜜、淀粉。

【功能主治】滋补精血，安神镇惊。用于健忘、记忆减退、头晕耳鸣、心烦失眠、心悸不宁。

【药物规格】每10丸重1.5g。

【使用方法】口服。一次2~3g，一日2~3次。

【不良反应】尚不明确。

【药品禁忌】尚不明确。

【注意事项】①忌油腻食物。②脾胃虚弱、呕吐泄泻、腹胀便溏、咳嗽痰多者慎用。③感冒患者不宜服用。④孕妇、心脏病、糖尿病患者应在医师指导下服用。⑤本品宜饭前服用。⑥按照用法用量服用，小儿应在医师指导下服用。

【现代研究】有研究表明补脑丸可增强大鼠的学习记忆能力。

4.活力苏口服液

【药物成分】制何首乌、淫羊藿、黄精（制）、枸杞子、黄芪、丹参。

【功能主治】益气补血，滋养肝肾。主治年老体弱、精神萎靡、失眠健忘、眼花耳聋，脱发或头发早白属气血不足、肝肾亏虚者。

【药物规格】口服液，每支装10mL。

【使用方法】口服。一次10mL，一日1次，睡前服，3个月为一个疗程。

【不良反应】尚不明确。

【药品禁忌】尚不明确。

【注意事项】①忌生冷、油腻食物。②外感或实热内盛者不宜服用。③本品宜饭前服用。④按照用法用量服用，孕妇、高血压、糖尿病患者应在医师指导下服用。

5.九味益脑颗粒

【药物成分】人参、丹参、制何首乌、补骨脂、茯苓、赤芍、川芎、石菖蒲、远志。

【功能主治】活血化痰，补肾益智。适用于老年期血管性痴呆轻症之髓海不足兼痰瘀阻络证，症见近事善忘、呆钝少言、头晕耳鸣、肢体麻木不遂等。

【药物规格】每袋装5g。

【使用方法】开水冲服，一次5g，一日3次。

【不良反应】偶见轻度恶心、口舌生疮、轻度腹痛腹泻。

【药品禁忌】尚不明确。

【注意事项】尚不明确。

（二）脾肾亏虚

脾肾亏虚者主要表现为记忆减退，认知损伤，词不达意，腰膝酸软，肌肉萎缩，食少纳呆，五更泄泻或二便失禁，气短懒言，口中流涎，四肢冰凉，舌质淡白，舌体胖大，舌苔白，脉沉细。

1.还少丹

【药物成分】山药、牛膝、茯苓、山茱萸、杜仲、楮实子、巴戟天、五味子、枸杞子、熟地黄、肉苁蓉、远志、石菖蒲、小茴香、大枣。

【功能主治】温肾补脾。用于脾肾虚损所致的腰膝酸痛、耳鸣目眩、形体消瘦、食欲减退、牙根酸痛。

【药物规格】每20丸重1g。

【使用方法】口服。一次6~9g，一日2次。

【不良反应】尚不明确。

【药品禁忌】①儿童、孕妇、哺乳期妇女禁用；②糖尿病患者、外感发热及实热证者禁服。

【注意事项】同"活力苏口服液"。

【现代研究】研究显示在常规西医治疗基础上加用还少丹加减治疗因脑动脉硬化导致的轻度认知障碍患者，能有效改善患者临床症状，改善患者预后，提高患者日常生活能力。

2.固精补肾丸

【药物成分】熟地黄、山茱萸、山药、巴戟天、茯苓、杜仲、枸杞子、肉苁蓉、小茴香、金樱子、覆盆子、五味子、石菖蒲、牛膝、远志、菟丝子、甘草。

【功能主治】温补脾肾。用于脾肾虚寒，症见食减神疲、腰酸体倦。

【药物规格】每瓶装 100 丸。

【使用方法】口服。一次 6~10 丸，一日 2~3 次。

【不良反应】尚不明确。

【药品禁忌】孕妇禁用。

【注意事项】同"活力苏口服液"。

（三）气血不足

气血不足者主要表现为记忆力减退，行动迟缓，疲倦乏力，少气懒言，多梦易惊，面色无华，爪甲苍白，纳呆少食，大便溏薄，舌体胖大有齿痕，脉细弱。

归脾丸

【药物成分】党参、白术（炒）、黄芪（炙）、茯苓、远志（制）、酸枣仁（炒）、龙眼肉、当归、木香、大枣（去核）、甘草（炙）。

【功能主治】益气健脾，养血安神。用于心脾两虚，症见气短心悸、失眠多梦、头昏头晕、肢倦乏力、食欲不振。

【药物规格】大蜜丸每丸重 9g，浓缩丸每瓶装 200 丸。

【使用方法】口服。大蜜丸一次 1 丸，一日 3 次；浓缩丸一次 8~10 丸，一日 3 次。

【不良反应】尚不明确。

【药品禁忌】尚不明确。

【注意事项】①忌油腻食物。②外感或实热内盛者不宜服用。③本品宜饭前服用。④按照用法用量服用，小儿、孕妇、高血压、糖尿病患者应在医师指导下服用。⑤服药 2 周症状未明显改善，或症状加重者，应立即停药并到医院应诊。

二、波动期

（一）痰浊蒙窍

痰浊蒙窍者在记忆减退、认知损伤的基础上出现表情痴呆，头晕身重，晨起痰多，纳呆呕恶，脘腹胀满，舌体胖大有齿痕，苔厚腻，脉弦滑。

心脑健胶囊

【药物成分】茶叶提取物。

【功能主治】清利头目，醒神健脑，化浊降脂。用于头晕目眩、胸闷气短、倦怠乏力、精神不振、记忆力减退等症，对心血管病伴高纤维蛋白质原症及动脉粥样硬化，肿瘤放疗、化疗所致的白细胞减少症有防治作用。

【药物规格】每粒含茶叶提取物 0.1g（以茶多酚计）。

【使用方法】口服。一次 2 粒，一日 3 次；或遵医嘱。

【不良反应】尚不明确。

【药品禁忌】尚不明确。

【注意事项】尚不明确。

【现代研究】心脑健胶囊可改善眩晕症患者脑部血液循环，增加脑细胞及内耳供血供氧，能够快速改善急性眩晕的临床症状。

（二）瘀阻脑络

本证多有产伤及外伤病史，或心肌梗死、脑卒中病史，记忆减退，表情痴呆，头痛较剧烈，面色晦暗，舌质紫暗，有瘀斑瘀点，脉弦涩。

血府逐瘀胶囊

【药物成分】桃仁（炒）、红花、赤芍、川芎、枳壳（麸炒）、柴胡、桔梗、当归、生地黄、牛膝、甘草。

【功能主治】活血祛瘀，行气止痛。用于气滞血瘀所致的胸痹、头痛日久，痛如针刺而有定处，兼有内热烦闷、心悸失眠、急躁易怒。

【药物规格】每粒装0.4g。

【使用方法】口服。一次6粒，一日2次，1个月为1个疗程。

【不良反应】尚不明确。

【药品禁忌】尚不明确。

【注意事项】忌食辛冷食物；孕妇禁用。

（三）心肝火旺

本证主要表现为健忘痴呆，认知损害，烦躁易怒，头晕头痛，口苦目干，或口臭，口干舌燥，口疮，便干尿赤，烦躁不安，舌质红，苔黄腻，脉弦滑或细数。

天麻钩藤颗粒

【药物成分】天麻、钩藤、石决明、栀子、黄芩、牛膝、杜仲（盐制）、益母草、桑寄生、夜交藤、茯苓。

【功能主治】平肝熄风，清热安神。主治肝阳上亢所引起的头痛、眩晕、耳鸣、眼花、震颤、失眠，高血压见上述证候者。

【药物规格】①每袋装5g（无蔗糖）；②每袋装10g。

【使用方法】开水冲服。一次1袋（5g），一日3次，或遵医嘱。

【药品禁忌】尚不明确。

【注意事项】尚不明确。

三、下滑期

毒损脑络

本证患者出现神志异常的表现，如双目无神，表情呆滞，不识事物，面色晦暗或躁狂不宁，言辞颠倒，或二便失禁，肢体震颤，舌强不语，舌绛少苔，或舌质紫暗有瘀斑，苔厚腻积腐，脉弦滑或滑数。

1. 黄连解毒丸

【药物成分】黄连（酒浸）、黄柏（酒炒）、黄芩（酒蒸）、大黄（酒炒）、栀子（炒）、滑石、川木通。

【功能主治】泻火，解毒，通便。用于三焦积热所致的口舌生疮、目赤头痛、便秘溲赤、心胸烦热、咽痛、疮疖。

【药物规格】每10丸重0.5g。

【使用方法】口服。一次3g，一日1~3次。

【不良反应】尚不明确。

【药品禁忌】孕妇禁用；脾胃虚寒者禁服。

【注意事项】不宜在服药期间同时服用滋补性中药。

2. 安宫牛黄丸

【药物成分】牛黄、水牛角浓缩粉、人工麝香、珍珠、朱砂、雄黄、黄连、黄芩、栀子、郁金、冰片。

【功能主治】清热解毒，镇惊开窍。用于热病，邪入心包，高热惊厥，神昏谵语；中风昏迷及脑炎、脑膜炎、中毒性脑病、脑出血、败血症见上述证候者。

【药物规格】每丸重3g。

【使用方法】口服。一次1丸，一日1次；小儿3岁以内一次1/4丸，4~6岁一次1/2丸，一日1次；或遵医嘱。

【不良反应】有文献报道不当使用本品克致体温过低，亦引起个别患者过敏反应。

【药品禁忌】尚未明确。

【注意事项】①本品为热闭神昏所设，寒闭神昏者不得使用。②本品处方中含麝香，芳香走窜，有损胎气，孕妇慎用。③服药期间饮食宜清淡，忌食辛辣油腻之品，以免助火生痰。④本品处方中含朱砂、雄黄，不宜过量久服，肝肾功能不全者慎用。⑤在治疗过程中如出现肢寒畏冷、面色苍白、冷汗不止、脉微欲绝，由闭证变为脱证时，应立即停药。⑥高热神昏、中风昏迷等口服本品困难者，当鼻饲给药。⑦哺乳期妇女、儿童、老年人使用本品应遵医嘱。⑧过敏体质者慎用。⑨儿童必须在成人的监护下使用。⑩如正在服用其他药品，使用本品前请咨询医师。⑪服用前应除去蜡皮、塑料球壳及玻璃纸；本品不可整丸吞服。

参考文献

［1］温富春，许家洁，王玉红等.安神补脑液对小鼠学习记忆能力及脑内蛋白质合成的影响［J］.中国中医药信息杂志，2007，14（08）：30-31.

［2］马志义，王秉文，刘冬平，等.补脑丸对动物学习记忆的影响［J］.中药新药与临床药理，1998（01）：34-35+62.

［3］余德海.还少丹治疗脑动脉硬化轻度认知障碍57例［J］.中国中医药现代远程教育，2016，14（08）：87-88.

［4］白春峰，吕静，林海丽.心脑健胶囊治疗眩晕症疗效观察［J］.海峡药学，2014，26（01）：108-110.

第五节　癫狂

癫病和狂病都属精神失常的疾病，但癫病是以精神抑郁、表情淡漠、沉默痴呆、语无伦次、静而少动为特征，狂病以精神亢奋、狂躁不安、喧扰不宁、毁物打骂、动而多梦为特征，二者可相互转化，故常以癫狂并称。癫狂病名最早出自《内经》，西医学中精神分裂症、躁狂症、抑郁症等，有癫狂临床特征者皆可参照本病辨证论治。

一、癫病

（一）痰气郁结

痰气郁结证的患者焦瘦无华，目直视，睛不和，记忆力差，喃喃独语，语无伦次，疑神疑鬼，饮食少进，舌质淡，苔薄白腻，脉象弦细或弦滑，多为素体虚，遇情志不舒，肝气郁结，疏泄失常，脾胃运化功能障碍，湿聚痰生，气郁与痰浊互结，闭塞清窍，扰乱神明，故精神失常，或因治疗不当，病久邪减正衰。

1.祛风化痰丸

【药物成分】甘草、玄明粉、郁金、硼砂、金礞石、白矾、朱砂、竹沥膏、生姜汁、冰片、薄荷脑。

【功能主治】顺气化痰。用于痰壅气闭，症见狂癫痫症、语言错乱、神昏不语、胸膈不利、头眩耳鸣、哮喘咳嗽。

【药物规格】每丸重4.5g。

【使用方法】口服。一次1丸，一日2次。

【不良反应】尚不明确。

【药品禁忌】尚不明确。

【注意事项】尚不明确。

2.解郁丸

【药物成分】白芍、柴胡、当归、郁金、茯苓、百合、合欢皮、甘草、小麦、大枣。

【功能主治】疏肝解郁，养心安神。本品用于肝郁气滞、心神不安所致胸肋胀满、郁闷不舒、心烦心悸、易怒、失眠多梦。

【药物规格】每15丸重1g。

【使用方法】口服。一次4g，一日3次。

【不良反应】尚不明确。

【药品禁忌】尚不明确。

【注意事项】①少吃生冷及油腻难消化的食品。②服药期间要保持情绪乐观，切忌生气恼怒。③孕妇服用应向医师咨询。④感冒时不宜服用，有高血压、心脏病、糖尿病、肝病、肾病等慢性病严重者应在医师指导下服用。⑤本品宜用温开水送服。⑥服药3天症状无缓解者，应去医院就诊。⑦儿童、年老体弱者应在医师指导下服用。

【现代研究】研究显示解郁丸对产后抑郁、中风后抑郁、更年期抑郁症有一定的治疗效果。

二、狂病

躁狂型精神病患者，除部分患者由抑郁型精神病转化而来，大多数是由于五志过极，暴怒伤肝，肝火暴涨，故发病突然，先有性情急躁，头痛失眠，及至肝火炽盛，火痰壅盛，上扰神明，致狂躁易怒，舌红苔黄，脉弦大滑数。

（一）痰火扰神

1.竹沥达痰丸

【药物成分】黄芩、半夏（制）、大黄（酒制）、橘红、甘草、沉香。

【功能主治】豁除顽痰，清火顺气。用于痰热上壅，顽痰胶结，症见咳喘痰多、大便干燥、烦闷癫狂。

【药物规格】每50丸重3g。

【使用方法】口服，一次6~9g。

【不良反应】尚不明确。

【药品禁忌】尚不明确。

【注意事项】孕妇慎服。

2.镇痫片

【药物成分】人工牛黄、朱砂、石菖蒲、广郁金、胆南星、红参、甘草、珍珠母、莲子心、麦冬、酸枣仁、远志（甘草水泡）、茯苓。

【功能主治】镇心安神，豁痰通窍。用于癫狂心乱，痰迷心窍，症见神志昏迷、四肢抽搐、口角流涎。

【药物规格】每片重0.4g。

【使用方法】口服。一次4片，一日3次，饭前服用。

【不良反应】尚不明确。

【药品禁忌】尚不明确。

【注意事项】尚不明确。

3.礞石滚痰丸

【药物成分】金礞石（煅）、沉香、黄芩、熟大黄。

【功能主治】降火逐痰。用于实热顽痰，发为癫狂惊悸，或咳喘痰稠、大便秘结。

【药物规格】每袋6g。

【使用方法】口服。一次6~12g，一日1次。

【不良反应】尚不明确。

【药品禁忌】尚不明确。

【注意事项】孕妇忌服。

4.癫痫散

【药物成分】郁金、巴豆、全蝎（焙）、香附（醋炒）、蜈蚣。

【功能主治】熄风，豁痰，定痫。用于癫痫及一切痰迷癫狂之证。

【药物规格】每瓶装3g。

【使用方法】空腹温开水送服，一次1瓶，一日1次，老弱者一次1/2瓶。

【不良反应】尚不明确。

【药品禁忌】尚不明确。

【注意事项】服后半日不可进食。孕妇忌服。

5.珍黄安宫片

【药物成分】牛黄、珍珠、冰片、竹沥、朱砂、大黄、郁金、青黛、石菖蒲、胆南星、天竺黄、水牛角片、珍珠层粉、黄芩提取物、小檗根提取物。

【功能主治】镇惊安神，清热解毒。适用于高热、烦躁不安、失眠多梦、神昏谵语、惊风抽搐、癫狂痫症、头痛眩晕。

【药物规格】每片重0.245g。

【使用方法】口服。一次4~6片，一日3次。

【不良反应】尚不明确。

【药品禁忌】孕妇忌服。

【注意事项】虚寒、脾胃虚弱者慎服；忌食辛辣食物。

6.清热安宫丸

【药物成分】胆膏粉、雄黄、大黄、朱砂、黄芩、黄柏、栀子、黄连、石决明、郁金、冰片、木香。

【功能主治】清热解毒，镇静。用于内热烦躁不安，症见头目眩晕、失眠、神昏谵语、癫狂痫症、大便秘结。

【药物规格】每丸重3.5g。

【使用方法】口服。一次2g，一日2次。

【不良反应】尚不明确。

【药品禁忌】孕妇忌服。

【注意事项】尚不明确。

【现代研究】有研究显示清热安宫丸可用于治疗动脉硬化和高血压病所致的眼结膜下出血。

7.安神丸

【药物成分】槟榔、沉香、丁香、肉豆蔻、木香、广枣、山奈、荜茇、黑胡椒、紫硇砂、铁棒槌、兔心、野牛心、阿魏、红糖。

【功能主治】养心安神，抑风。用于神经官能症等，症见神昏谵语、多梦、耳鸣、心悸颤抖、癫狂、哑结。

【药物规格】每丸重0.3g。

【使用方法】口服。一次2~3丸，一日2次。

【不良反应】尚不明确。

【药品禁忌】有肝肾功能不全、造血系统疾病患者禁用，孕妇、哺乳期妇女、儿童禁用。

【注意事项】尚不明确。

参考文献

[1]任素华，杨春旭.解郁丸治疗轻、中度产后抑郁症临床疗效观察[J].光明中医，2017，32（02）：225-226.

[2]钱虹.解郁丸治疗更年期抑郁症64例疗效观察[J].国医论坛，2017，32（05）：42.

[3]李珊珊.解郁丸治疗中风后抑郁症肝郁气滞型的疗效观察[J].临床医药文献电子杂志，2016，3（30）：6083-6084.

[4]高秀云，郭涛，滕占坤.中药清热安宫丸治疗眼结膜下出血22例[J].航空航天医药，1995（01）：50.

第六节　痫病

痫病是一种发作性神志异常的症，西医称为癫痫，是一种神经内科常见疾病，发作时神情恍惚，甚则突然昏倒，不省人事，两目上视，口吐涎沫，四肢抽搐，或口中怪叫，可伴有眩晕、胸闷等症状，醒后如常人，但自觉疲乏无力等症状。痫病一般分为发作期和缓解期。发作期主要有阳痫和阴痫两类。缓解期主要表现为脾虚痰湿、肝火上炎、肝肾阴虚或瘀血阻窍等。

一、脾虚痰盛

平素倦怠乏力，身体消瘦，胸闷恶心，纳差，四肢不温，发病前多有眩晕，心情不悦，舌质淡，苔白腻，脉弦细。

痫愈胶囊

【药物成分】黄芪、党参、丹参、柴胡、酸枣仁、远志、天麻、钩藤、石菖蒲、胆南星、当归、僵蚕、六神曲、郁金、甘草、白附子（制）。

【功能主治】豁痰开窍，安神定惊，息风解痉。用于风痰闭阻所致的癫痫抽搐、小儿惊风、面肌痉挛。

【药物规格】每粒装0.4g。

【使用方法】口服。一次5粒，一日3次。

【不良反应】尚不明确。

【药品禁忌】孕妇忌服。

【注意事项】尚不明确。

【现代研究】有研究显示痫愈胶囊联合丙戊酸镁治疗癫痫患者具有显著的临床疗效。

二、痰湿困阻

痰湿困阻者发病时面色晦暗，手足清冷，昏聩，抽搐时作，口吐涎沫，或仅仅表现为呆木无知，不闻不见，不动不语，或动作中断，二目上视，舌质淡，苔白腻，脉沉细或沉迟。

医痫丸

【药物成分】生白附子、天南星（制）、半夏（制）、猪牙皂、僵蚕（炒）、乌梢蛇（制）、蜈蚣、全蝎、白矾、雄黄、朱砂。

【功能主治】祛风化痰，定痫止搐。用于诸痫时发，二目上窜，口吐涎沫，抽搐昏迷。

【药物规格】每100粒重6g。

【使用方法】口服。一次3g，一日2~3次；小儿酌减。

【不良反应】尚不明确。

【药品禁忌】尚不明确。

【注意事项】①体虚正气不足者慎用。②如服药期间出现恶心呕吐、心率过缓等不适症状，应及时就医。③合并慢性胃肠病、心血管病、肝肾功能不全者忌用。④本品含雄黄、朱砂，不宜过量、久服。⑤忌食肥辛辣、肥甘厚味之品。

【现代研究】有研究表明在常规西药基础上，针刺联合医痫丸治疗颅脑外伤癫痫风痰上扰证控制癫痫发作疗效明显。

三、痫病重症

属于痫病重症者表现为持续不省人事，四肢抽搐。偏阳衰者，面色苍白，汗出肢冷，鼻鼾息微，脉微欲绝，予参附注射液；偏阴竭者，伴面红身热，躁动不安，息粗痰鸣，频频呕吐，予参麦注射液；抽搐甚者，予紫雪丹。

1. 参附注射液

【药物成分】红参、附片（黑顺片）；辅料为聚山梨酯80。

【功能主治】回阳救逆，益气固脱。主要用于阳气暴脱的厥脱证（感染性休克、失血性休克、失液性休克等），也可用于阳虚（气虚）所致的惊悸、怔忡、喘咳、胃疼、泄泻、痹病等。

【药物规格】①每瓶装10mL；②每瓶装50mL。

【使用方法】①肌内注射：一次2~4mL，一日1~2次。②静脉滴注：一次20~100mL，用5% ~10%葡萄糖注射液250~500mL稀释后使用。③静脉推注：一次5~20mL，用5% ~10%葡萄糖注射液20mL稀释后使用）。④或遵医嘱。

【不良反应】据文献报道临床偶有心动过速、过敏反应、皮疹、头晕头痛、呃逆、震颤、呼吸困难、恶心、视觉异常、肝功能异常、尿潴留等。

【药品禁忌】①对本品有过敏或严重不良反应病史者禁用。②新生儿、婴幼儿禁用。

【注意事项】①本品孕妇慎用。②本品避免直接与辅酶A、维生素K_3、氨茶碱混合配伍使用。③本品不宜与中药半夏、瓜蒌、贝母、白蔹、白及、藜芦等同时使用。④本品不宜与其他药物在同一容器内混合使用。⑤本品含有皂苷，正常情况下，摇动时可以产生泡沫现象。⑥本品是中药制剂，保存不当时可能影响产品质量。使用前必须对光检查，如发现药液出现浑浊、沉淀、变色、漏气或瓶身细微破裂者，均不能使用。⑦如出现不良反应，遵医嘱。

2. 参麦注射液

【药物成分】红参、麦冬；辅料为聚山梨酯、亚硫酸氢钠、氯化钠。

【功能主治】益气固脱，养阴生津，生脉。用于治疗气阴两虚型之休克、冠心病、病毒性心肌炎、慢性肺心病、粒细胞减少症，能提高肿瘤患者的免疫机能，与化疗药物合用时，有一定的增效作用，并能减少化疗药物所引起的毒副反应。

【药物规格】每支装20mL。

【使用方法】肌内注射，一次2~4mL，一日1次；静脉滴注，一次20~100mL（用5%葡萄糖注射液250~500mL稀释后应用），或遵医嘱，也可直接滴注。

【不良反应】偶见过敏反应。

【药品禁忌】对本类药物有过敏史患者禁用。

【注意事项】①本品不宜在同一容器中与其他药物混用。②本品是纯中药制剂，保存不当可能影响产品质量，所以使用前必须对光检查，发现药液出现混浊、沉淀、变色、漏气等现象时不能使用。

【现代研究】现代研究显示参附注射液对脑梗死、脑梗死后血管性痴呆、脑出血、新生儿缺血缺氧性脑病、运动神经元疾病、手术后认知障碍等疾病均有一定的疗效。

3.紫雪丹

【药物成分】石膏、北寒水石、滑石、磁石、玄参、木香、沉香、升麻、甘草、丁香、玄明粉、硝石（精制）、水牛角浓缩粉、羚羊角、麝香、朱砂。

【功能主治】清热开窍，止痉安神。用于热入心包、热动肝风证，症见高热烦躁、神昏谵语、惊风抽搐、斑疹吐衄、尿赤便秘。主要用于治疗流行性乙型脑炎、流行性脑脊髓膜炎、败血症、急性扁桃体炎等证属邪热内闭者。

【药物规格】每瓶内装1.5g。

【使用方法】一次1.5~3g，一日2次；周岁小儿一次0.3g，5岁以内小儿每增1岁，递增0.3g，一日1次；5岁以上小儿酌情服用。

【不良反应】尚不明确。

【药品禁忌】孕妇禁用。

【注意事项】①含朱砂，不宜过量久服，肝肾功能不全者慎用。②服用过量有损伤元气之弊，甚至可出现大汗、肢冷、心悸、气促等症，故应中病即止。

四、其他

桂芍镇痫片

【药物成分】桂枝、白芍、党参、半夏（制）、柴胡、黄芩、甘草、生姜、大枣。

【功能主治】和营卫，清肝胆。用于治疗各种发作类型的癫痫。

【药物规格】每基片重0.3g。

【使用方法】口服。一次6片，一日3次。

【不良反应】尚不明确。

【药品禁忌】尚不明确。

【注意事项】尚不明确。

参考文献

［1］纪峰海，高阳.痫愈胶囊联合丙戊酸镁治疗癫痫的疗效观察［J］.现代药物与临床，2018，33（04）：750-753.

［2］曹勇，郑慧军.针刺联合医痫丸治疗颅脑外伤癫痫（风痰上扰证）疗效及对NOX2/ROS通路的影响［J］.中国中医基础医学杂志，2016，22（05）：674-677.

［3］张斯佳，赵海苹，罗玉敏.参麦注射液在神经系统疾病中的应用研究［J］.中西医结合心脑血管病杂志，2017，15（17）：2120-2123.

第四章　脾胃系疾病用药

第一节　胃痛

胃痛是由于胃气阻滞，胃络瘀阻，胃失所养，不通则痛导致的以上腹胃脘部发生疼痛为主症的一种脾胃肠病症。胃痛的部位在上腹部胃脘处，俗称心窝部。其疼痛性质表现为胀痛、隐痛、刺痛、灼痛、闷痛、绞痛等，常因病因病机的不同而异，其中尤以胀痛、隐痛、刺痛常见。可有压痛，按之其痛或增或减，但无反跳痛。其痛有呈持续性者，也有时作时止者。其痛常因寒暖失宜、饮食失节、情志不舒、劳累等诱因而发作或加重。本病症常伴有食欲不振、恶心呕吐、吞酸嘈杂等症状。

本病在脾胃肠病症中最为多见，人群中发病率较高，中药治疗效果颇佳。

本病以胃脘部疼痛为主症，西医学中的急性胃炎、慢性胃炎、消化性溃疡、胃痉挛、胃下垂、胃黏膜脱垂症、胃神经官能症等疾病，当其以上腹部胃脘疼痛为主要临床表现时，均可参照本节辨证论治。

一、寒邪客胃

寒邪客胃者主要表现为胃痛暴作，甚则拘急作痛，得热痛减，遇寒痛增，口淡不渴，或喜热饮，苔薄白，脉弦紧。

良附丸

【药物成分】高良姜、醋香附。

【功能主治】温胃理气。用于寒凝气滞，脘痛吐酸，胸腹胀满。

【药物规格】每袋装6g。

【使用方法】口服。一次3~6g，一日2次。

【注意事项】①饮食宜清淡，忌酒及辛辣、生冷、油腻食物。②忌愤怒、忧郁，保持心情舒畅。③胃热之胃部灼痛、口苦便秘者不适用。④有高血压、心脏病、肝病、糖尿病、肾病等慢性病严重者应在医师指导下服用。⑤儿童、孕妇、哺乳期妇女、年老体弱者应在医师指导下服用。⑥胃痛严重者，应及时去医院就诊。⑦服药3天症状无缓解者，应去医院就诊。

【现代研究】孕妇虽患气滞寒凝之胃脘痛，运用本方亦应慎重，以防行气散寒走窜，损伤胎元，有人曾报道用本方加味治疗胃脘痛导致流产1例。虚寒性胃痛及火郁胃痛均不宜使用。高良姜水提取物有明显的利胆作用，可促进胆汁的排泌，能刺激并增加胃酸分泌及排出，同时使胃液中黏液排出增多，但不影响胃蛋白酶的活力；可预防致坏死物质所引起的胃黏膜急性损伤，同时可能通过神经－体液调节因素对水浸剂应激性溃疡和盐酸损伤性溃疡发挥明显的抑制作用。高良姜水煎剂和水提取物能强烈抑制胃肠推进运动，并有对抗酚妥拉明的作用，其水提物也有对抗腹泻的作用，但水煎剂又可促进胃排空。香附水煎剂有降低肠管紧张性和拮抗乙酰胆碱的作用，使其张力下降、收缩幅度降低。高良姜有致呕吐作用，而生姜则有止呕作用，生姜油对急性肝损伤有治疗和预防作用，生姜丙酮提取物有显著利胆作用；生姜不仅有止吐作用，而且能促进胃黏膜合成和释放内源性PG，对胃黏膜损伤有显著保护作用，可减弱胃蛋白酶作用，对胰酶有显著抑制作用，能明显降低其对淀粉及脂肪的消化功能。该方剂上2味药既促进胃肠消化功能，又能保护胃黏膜，对抗腹泻，促进胃排空，这可能是该方剂治疗慢性胃炎、胃及十二指肠溃疡的主要机制。

二、饮食停滞

饮食停滞证多表现为在暴饮暴食后，胃脘疼痛，胀满不消，疼痛拒按，得食更甚，嗳腐吞酸，或呕吐不消化食物，其味腐臭，吐后痛减，不思饮食或厌食，大便不爽，得矢气及便后稍舒，舌苔厚腻，脉滑有力。

1.保和丸

【药物成分】焦山楂、六神曲（炒）、半夏（制）、茯苓、陈皮、连翘、炒莱菔子、炒麦芽。

【功能主治】消食，导滞，和胃。用于食积停滞，脘腹胀满，嗳腐吞酸，不欲饮食。

【药物规格】每100粒重6g。

【使用方法】口服。一次6~9g，一日2次；小儿酌减。

【注意事项】同"良附丸"。

2.加味保和丸（水丸）

【药物成分】白术（麸炒）、茯苓、陈皮、厚朴（姜炙）、枳实、枳壳（麸炒）、香附（醋炙）、山楂（炒）、六神曲（麸炒）、麦芽（炒）、法半夏。

【功能主治】健胃消食。用于饮食积滞，消化不良。

【药物规格】每袋装6g。

【使用方法】口服。一次6g，一日2次。

【注意事项】①孕妇慎服。②忌食生冷食物。③按照用法用量服用，小儿及年老体虚者应在医师指导下服用。④服药三天后症状无改善，应去医院就诊。⑤药品性状发生改变时禁止服用。⑥儿童必须在成人的监护下使用。⑦请将此药品放在儿童不能接触的地方。⑧如正在服用其他药品，使用本品前请咨询医师或药师。

3.大山楂颗粒

【药物成分】山楂、麦芽（炒）、六神曲（焦）；辅料为蔗糖、枸橼酸。

【功能主治】开胃消食。用于食欲不振，消化不良。

【药物规格】每袋装15g。

【使用方法】开水冲服，一次1袋，一日1~3次。

【注意事项】①孕妇慎服。②脾胃虚寒的消化不良者，无积滞者勿用。

三、肝气犯胃

肝气犯胃者表现为胃脘胀满，脘痛连胁，胸闷嗳气，喜长叹息，大便不畅，得嗳气、矢气则舒，遇烦恼郁怒则痛作或痛甚，苔薄白，脉弦。

柴胡疏肝丸

【药物成分】白芍、槟榔、薄荷、柴胡、陈皮、大黄、当归、豆蔻、莪术、防风、茯苓、甘草、厚朴、黄芩、姜半夏、桔梗、六神曲、木香、青皮、三棱、山楂、乌药、香附、枳壳、紫苏梗。

【功能主治】疏肝理气，消胀止痛。用于肝气不舒，胸胁痞闷，食滞不清，呕吐酸水。

【药物规格】①小蜜丸，每100丸重20g；②大蜜丸，每丸重10g。

【使用方法】口服。一次1丸，一日2次。

【注意事项】同"良附丸"。

四、肝胃郁热

症状：胃脘灼痛，痛势急迫，喜冷恶热，得凉则舒，心烦易怒，泛酸嘈杂，口干口苦，舌红少苔，脉弦数。

加味逍遥丸（水丸）

【药物成分】柴胡、当归、白芍、白术（麸炒）、茯苓、甘草、牡丹皮、栀子（姜炙）、薄荷；辅料为生姜。

【功能主治】疏肝清热，健脾养血。用于肝郁血虚，肝脾不和，症见两胁胀痛、头晕目眩、倦怠食少、月经不调、脐腹胀痛。

【规格型号】每100丸重6g。

【用法用量】口服。一次6g，一日2次。

【注意事项】①孕妇慎用。②有高血压、心脏病、肝病、糖尿病、肾病等慢性病严重者应在医师指导下服用。③平素月经正常，突然出现经量过多、经期延长，或月经过少、经期错后，或阴道不规则出血者应去医院就诊。④脐腹胀痛严重者应去医院就诊。

五、瘀血停滞

瘀血停滞者表现为胃脘疼痛，痛如针刺刀割，痛有定处，按之痛甚，食后加剧，入夜尤甚，或见吐血、黑便，舌质紫暗或有瘀斑，脉涩。

胃康胶囊

【药物成分】白及、白芍、百草霜、海螵蛸、黄芪、鸡蛋壳、鸡内金、没药、乳香、三七、香附。

【功能主治】行气健胃，化瘀止血，制酸止痛。用于气滞血瘀所致的胃脘疼痛，痛处固定，吞酸嘈杂，或见呕吐、黑便；胃及十二指肠溃疡、慢性胃炎、上消化道出血见上述证候者。

【药物规格】本品为硬胶囊，内容物为黑色颗粒和粉末，味苦，每粒装0.3g。

【使用方法】口服。一次2~4粒，一日3次。

【注意事项】①不宜在服药期间同时服用滋补性中药。②脾胃虚弱者慎用，主要表现为口干欲饮、大便干结、小便短少。③有高血压、心脏病、糖尿病、肝病、肾病等慢性病严重者应在医师指导下服用。

【不良反应】偶尔出现咽喉干燥。

六、脾胃湿热

脾胃湿热证主要表现为胃脘灼热疼痛，嘈杂泛酸，口干口苦，渴不欲饮，口甜黏浊，食甜食则冒酸水，纳呆恶心，身重肢倦，小便色黄，大便不畅，舌苔黄腻，脉象滑数。

藿香清胃胶囊

【药物成分】广藿香、栀子、防风、南山楂、六神曲、石膏、甘草。

【功能主治】清热化湿，醒脾消滞。用于脾胃伏火引起的消化不良，症见脘腹胀满、不思饮食、口苦口臭等。

【药物规格】每粒装0.32g。

【使用方法】口服。一次3粒，一日3次。

【注意事项】①孕妇忌服。②不适用于口干、舌红、手足心热者。

七、胃阴亏虚

胃阴亏虚证表现为胃脘隐隐灼痛，似饥而不欲食，口燥咽干，口渴思饮，消瘦乏力，大便干结，舌红少津或光剥无苔，脉细数。

1. 胃安胶囊

【药物成分】石斛、黄柏、南沙参、山楂、枳壳（炒）、黄精、甘草、白芍。

【功能主治】养阴益胃，补脾消炎，行气止痛。用于胃脘嘈杂、上腹隐痛、咽干口燥。

【药物规格】本品为胶囊剂，内容物为棕褐色粉末；味苦。①每粒装0.25g；②每粒装0.5g。

【使用方法】饭后2小时服用。规格①：一次8粒，一日3次；规格②：一次4粒，一日3次。

【注意事项】①忌食生冷、油腻及不易消化的食物。②不适用于脾胃阳虚，主要表现为遇寒则胃脘痛，大便溏。

2.养胃舒颗粒

【药物成分】党参、白术（炒）、黄精（蒸）、山药、干姜、菟丝子、陈皮、玄参、乌梅、山楂、（炒）北沙参。养胃舒颗粒为浅棕黄色的颗粒；味酸、甜。

【功能主治】益气固本，滋阴养胃，调理中焦，行气消导。用于气阴两虚引起的胃脘灼热胀痛、手足心热、口干、口苦、纳差等症，及慢性萎缩性胃炎、慢性胃炎有上述证候者。

【药物规格】每袋装10g。

【使用方法】开水冲服，一次10~20g，一日2次。

【注意事项】①孕妇慎用。②湿热胃痛证及重度胃痛者应在医师指导下服用。③糖尿病患者、儿童及年老体虚者应在医师指导下服用。④服养胃舒颗粒三天症状未改善，应停止服用，并去医院就诊。

八、脾胃虚寒

脾胃虚寒证表现为胃痛隐隐，绵绵不休，冷痛不适，喜温喜按，空腹痛甚，得食则缓，劳累或食冷或受凉后疼痛发作或加重，泛吐清水，食少，神疲乏力，手足不温，大便溏薄，舌淡苔白，脉虚弱。

1.黄芪建中丸

【药物成分】黄芪、白芍、肉桂、炙甘草、生姜、大枣、饴糖。

【功能主治】补气散寒，健胃和中。用于脾胃虚寒所致的恶寒腹痛、身体虚弱。

【药物规格】每丸重9g。

【使用方法】口服。一次1丸，一日2次。

【注意事项】①孕妇、糖尿病患者禁用。②感冒发热患者不宜服用。③黄芪建中丸宜饭前服用。④高血压、心脏病、肝病、肾病等慢性病患者应在医师指导下服用。

2.香砂养胃丸

【药物成分】白术、陈皮、茯苓、半夏（制）、香附（醋制）、枳实（炒）、豆蔻（去壳）、厚朴（姜制）、广藿香、甘草、木香、砂仁；辅料为饴糖。

【功能主治】温中和胃。用于不思饮食，胃脘满闷或泛吐酸水。

【药物规格】棕色或棕褐色的浓缩丸；一瓶200丸。

【使用方法】口服，一次8丸，一日3次。

【注意事项】①忌生冷油腻食物。②胃痛症见胃部灼热、隐隐作痛、口干舌燥者不宜服用本药。

3.温胃舒胶囊

【药物成分】党参、附片（黑顺片）、炙黄芪、肉桂、山药、肉苁蓉（酒蒸）、白术（清炒）、南山楂（炒）、乌梅、砂仁、陈皮、补骨脂；辅料为二氧化硅、淀粉、滑石粉。

【功能主治】温中养胃，行气止痛。用于中焦虚寒所致的胃痛，症见胃脘冷痛、腹胀嗳气、纳差食少、畏寒无力，浅表性胃炎见上述证候者。

【药物规格】本品为硬胶囊，内容物为棕黄色至棕褐色的细粉和颗粒，每粒装0.4g。

【使用方法】口服。一次3粒，一日2次。

【注意事项】①胃大出血时忌用，孕妇忌用。②胃脘灼热痛证、重度胃痛应在医师指导下服用。③儿童及年老体虚患者应在医师指导下服用。

4.小建中颗粒

【药物成分】白芍、大枣、桂枝、甘草、生姜等。

【功能主治】温中补虚，缓急止痛。用于脾胃虚寒，脘腹疼痛，喜温喜按，嘈杂吞酸，食少心悸，腹泻与便秘症状交替发作的慢性结肠炎，胃及十二指肠溃疡。

【药物规格】浅棕色至棕黄色的颗粒；每袋装15g。

【使用方法】口服。一次15g，一日3次。

【注意事项】①饮食宜清淡，忌酒及辛辣、生冷、油腻食物。②忌愤怒、忧郁，保持心情舒畅。③阴虚内热者不适用。④外感风热表证未清患者及脾胃湿热或明显肠道出血症状者不宜服用。⑤糖尿病患者及有高血压、心脏病、肝病、肾病等慢性病严重者应在医师指导下服用。⑥儿童、孕妇、哺乳期妇女、年老体弱者应在医师指导下服用。⑦胃痛严重者，应及时去医院就诊。

参考文献

［1］魏睦新，王刚.方剂一本通［M］.北京：科学技术文献出版社，2009.

［2］李炳照等主编.实用中医方剂双解与临床［M］.北京：科学技术文献出版社，2008：386-387.

第二节　痞满

痞满是由表邪内陷、饮食不节、痰湿阻滞、情志失调、脾胃虚弱等导致脾胃功能失调，升降失司，胃气壅塞而成的以胸脘痞塞满闷不舒、按之柔软、压之不痛、视之无胀大之形为主要临床特征的一种脾胃病症。常伴有胸膈满闷、饮食减少、得食则胀、嗳气稍舒、大便不调、消瘦等症。痞满发病和加重常与诸如暴饮暴食、恣食生冷粗硬、嗜饮浓茶烈酒、过食辛辣等饮食因素，以及情志、起居、冷暖失调等诱因有关。痞满多为慢性起病，时轻时重，反复发作，缠绵难愈。

胃痞是脾胃肠病症中较为常见的病症，中医药治疗本病具有较好的疗效。

西医学中的慢性胃炎、胃神经官能症、胃下垂、消化不良等疾病，当出现以胃脘部痞塞、满闷不舒为主要表现时，可参考本节辨证论治。

一、实痞

（一）邪热内陷

症状：胃脘痞满，灼热急迫，按之满甚，心中烦热，咽干口燥，渴喜饮冷，身热汗出，大便秘结，小便短赤，舌红苔黄，脉滑数。

1. 栀子金花丸

【药物成分】栀子、金银花、黄芩、黄柏、大黄、黄连、知母、天花粉。

【功能主治】清热泻火，凉血解毒。用于肺胃热盛，症见口舌生疮、牙龈肿痛、目赤眩晕、咽喉肿痛、大便秘结。

【药物规格】水丸，每袋装9g。

【使用方法】口服。一次9g，一日1次。

【注意事项】①忌烟、酒及辛辣食物。②不宜在服药期间同时服用滋补性中药。③有高血压、心脏病、肝病、糖尿病、肾病等慢性病严重者应在医师指导下服用。④服药后大便次数增多且不成形者应酌情减量。⑤孕妇慎用，儿童哺乳期、妇女、年老体弱及脾虚便溏者应在医师指导下服用。

2. 三黄片

【药物成分】大黄、盐酸小檗碱、黄芩浸膏；辅料为淀粉、硬脂酸镁。

【功能主治】清热解毒，泻火通便。用于三焦热盛，目赤肿痛，口鼻生疮，咽喉肿痛，牙龈出血，心烦口渴，尿赤便秘。

【药物规格】薄膜衣片，48片。

【使用方法】口服。一次4片，一日2次，小儿酌减。

【不良反应】偶有恶心、呕吐、皮疹和药物热，停药后即消失。

【药品禁忌】①孕妇忌用；②溶血性贫血患者及葡萄糖-6-磷酸脱氢酶缺乏患者禁用。

【注意事项】①忌烟、酒及辛辣，油腻食物。②不宜在服药期间同时服用滋补性中药。③有高血压、心脏病、肝病、糖尿病、肾病等慢性病患者应在医师指导下服用。④服药后大便次数增多且不成形者，应酌情减量。⑤本品含有盐酸小檗碱，儿童、哺乳期妇女、年老体弱及脾虚便溏者应在医师指导下服用。

（二）饮食停滞

症状：胃脘痞满，按之尤甚，嗳腐吞酸，恶心呕吐，厌食，大便不调，苔厚腻，脉弦滑。

保和丸

【药物成分】山楂（焦）、茯苓、半夏（制）、六神曲（炒）、莱菔子（炒）、陈皮、麦芽（炒）、连翘。

【功能主治】消食，导滞，和胃。用于食积停滞，脘腹胀满，嗳腐吞酸，不欲饮食。

【药物规格】棕色至褐色的蜜丸，200丸。

【使用方法】口服。一次8丸，一日2次；小儿酌减。

【注意事项】①孕妇忌服。②不宜在服药期间同时服用滋补性中药。③有高血压、心脏病、肝病、糖尿病、肾病等慢性病严重者应在医师指导下服用。

（三）痰湿内阻

症状：脘腹痞满，闷塞不舒，胸膈满闷，头重如裹，身重肢倦，恶心呕吐，不思饮食，口淡不渴，小便不利，舌体胖大，边有齿痕，苔白厚腻，脉沉滑。

六君子丸

【药物成分】白术、半夏、陈皮、党参、茯苓、甘草；辅料为生姜汁、大枣汁。

【功能主治】补脾益气，燥湿化痰。用于脾胃虚弱，食量不多，气虚痰多，腹胀便溏。

【药物规格】水丸，每袋装9g。

【使用方法】口服。一次9g，一日2次，温开水送服。

【注意事项】①孕妇忌服。②不适用于脾胃阴虚，主要表现为口干、舌红少津、大便干。

（四）肝郁气滞

症状：胃脘痞满闷塞，脘腹不舒，胸膈胀满，心烦易怒，喜太息，恶心嗳气，大便不爽，常因情志因素而加重，苔薄白，脉弦。

1.越鞠丸

【药物成分】香附（醋制）、川芎、栀子（炒）、苍术（炒）、六神曲（炒）。越鞠丸为深棕色至棕褐色的水丸；气香，味微涩、苦。

【功能主治】理气解郁，宽中除满。用于胸脘痞闷，腹中胀满，饮食停滞，嗳气吞酸。

【药物规格】水丸，每瓶装200粒。

【使用方法】口服。一次6~9g，一日2次。

【注意事项】①忌生冷及油腻难消化的食物。②服药期间要保持情绪乐观，切忌生气恼怒。③有高血压、心脏病、肝病、糖尿病、肾病等慢性病严重者应在医师指导下服用。

2.越鞠保和丸

【药物成分】栀子（姜制）、六神曲（麸炒）、香附（醋制）、川芎、苍术、木香、槟榔。

【功能主治】疏肝解郁，开胃消食。用于气郁停滞，倒饱嘈杂，胸腹胀痛，消化不良。

【药物规格】水丸，每袋装6g。

【使用方法】口服。一次6g，一日1~2次。

【注意事项】①忌食生冷、油腻、不易消化食物。②孕妇慎用。③不适用于脾胃阴虚，主要表现为口干、舌红少津、大便干。④有高血压、心脏病、肝病、糖尿病、肾病等慢性病严重者应在医师指导下服用。⑤儿童、哺乳期妇女、年老体弱者应在医师指导下服用。

3.舒肝片

【药物成分】砂仁、豆蔻、延胡索（醋制）、陈皮、茯苓、川楝子、沉香、木香、白芍、片姜黄、枳壳、厚朴。

【功能主治】助消化，舒气开胃，消积滞，止痛除烦。用于肝郁气滞，症见：两胁刺痛、饮食无味、消化不良、呕吐酸水、嘈杂、周身串痛。

【药物规格】片剂，每片重0.6g。

【使用方法】口服。一次4片，一日2次。

【注意事项】①忌食生冷油腻不易消化食物。②忌情绪激动或生闷气。③不适用于小儿、年老体弱者，主要表现为身倦乏力，气短嗜卧，消瘦。④不适用于脾胃阴虚，主要表现为口干、舌红少津、大便干。⑤孕妇遵医嘱服用。

二、虚痞

（一）脾胃虚弱

症状：胃脘痞闷，胀满时减，喜温喜按，食少不饥，身倦乏力，少气懒言，大便溏薄，舌质淡，苔薄白，脉沉弱或虚大无力。

1.补中益气丸

【药物成分】炙黄芪、党参、白术（炒）、当归、升麻、柴胡、陈皮、炙甘草。

【功能主治】补中益气，升阳举陷。用于脾胃虚弱、中气下陷所致的便溏久泻、肛门下坠。

【药物规格】水丸，每瓶装360丸。

【使用方法】口服。一次8~10丸，一日3次。

【注意事项】①忌不易消化食物。②感冒发热患者不宜服用。③有高血压、心脏病、肝病、糖尿病、肾病等慢性病严重者应在医师指导下服用。④儿童、孕妇、哺乳期妇女应在医师指导下服用。

2.沉香化滞丸

【药物成分】沉香、木香、香附、砂仁、陈皮、甘草、藿香、莪术、六神曲、麦芽。

【功能主治】宽中降气、消积。用于肝胃气滞、脘腹胀痛、胸胁痞满、不思饮食、嗳气反酸等症。

【药物规格】褐黄色的水丸，200粒。

【使用方法】一次3~6g，一日2次。

【注意事项】①孕妇忌服。②年老体弱及大便溏泄者不宜服本药。③妇女患有功能性子宫出血，或平素月经量多者，不宜服用沉香化滞丸。④小儿应在医师指导下服用。⑤不宜与含有人参成分药物同时服。

第三节 呕吐

呕吐是指胃气上逆，迫使胃中内容物从口中吐出的一种病症，一般以有物有声谓之呕，有物无声谓之吐，无物有声谓之干呕，合称为呕吐。中医将呕吐分为外邪犯胃、食积内停、痰饮中阻、肝气犯胃、脾胃气虚、脾胃阳虚、胃阴不足七种类型。

一、外邪犯胃

患者表现如下：突然呕吐，胸脘满闷，发热恶寒，头身疼痛，舌苔白腻，脉濡缓。

注：胸脘满闷即胸部和胃脘部堵塞不舒、痞硬胀闷的一种感觉。

1.六合定中丸

【药物成分】白扁豆、陈皮、茯苓、甘草、谷芽、广藿香、厚朴、桔梗、六神曲、麦芽、木瓜、木香、山楂、檀香、香薷、枳壳、紫苏叶。

【功能主治】祛暑除湿，和中消食。本品用于夏伤暑湿，宿食停滞，症见寒热头痛、胸闷恶心、吐泻腹痛。

【药物规格】每丸重9g。

【用法用量】口服。一次1丸，一日3次。

【注意事项】①饮食宜清淡，忌酒及辛辣、生冷、油腻食物。②不宜在服药期间同时服用滋补性中药。③有高血压、心脏病、肝病、糖尿病、肾病等慢性病严重者应在医师指导下服用。④吐泻严重者应及时去医院就诊。⑤儿童、孕妇、哺乳期妇女、年老体弱者应在医师指导下服用。⑥服药3天症状无缓解者，应去医院就诊。⑦对本品过敏者禁用，过敏体质者慎用。⑧本品性状发生改变时禁止使用。⑨儿童必须在成人监护下使用。⑩请将本品放在儿童不能接触的地方。⑪如正在使用其他药品，使用本品前请咨询医师或药师。

2.纯阳正气丸

【药物成分】广藿香、半夏（制）、土木香、陈皮、丁香、肉桂、苍术、白术、茯苓、朱砂、硝石（精制）、硼砂、雄黄、金礞石（煅）、人工麝香、冰片。

【功能主治】温中散寒。用于暑天感寒受湿，症见腹痛吐泻、胸膈胀满、头痛恶寒、肢体酸重。

【用法用量】口服。一次1.5~3g，一日1~2次。

【注意事项】①本品不可过量服用。②服药期间，请注意血常规、电解质等的改变，并根据情况及时采取其他治疗措施。

3.保济口服液

【药物成分】钩藤、薄荷、蒺藜、白芷、木香、广东神曲、菊花、广藿香、苍术、茯苓、厚朴、化橘红、天花粉、薏苡仁、葛根、稻芽；辅料为蔗糖、聚山梨酯80。

【功能主治】解表，祛湿，和中。用于腹痛吐泻，噎食嗳酸，恶心呕吐，肠胃不适，消化不良，晕车、船，发热头痛。

【药物规格】每支装10mL。

【用法用量】口服。一次10~20mL，一日3次。

【注意事项】①忌食生冷、油腻、不易消化食物。②不适用于急性肠道传染病之剧烈恶心、呕吐、水泻不止。③吞咽食物有噎感者，尽早到医院诊治。④其余同"六合定中丸"。

【现代研究】杜彦萍等采用随机对照试验方法，观察保济口服液治疗239例急性胃肠炎的临床疗效，发现保济口服液治疗急性胃肠炎（食滞湿阻证）有明显疗效，且未发现不良反应。

保济丸为保济口服液的不同剂型，临床可参考保济口服液的相关应用事项辨证使用。

4.暑症片

【药物成分】猪牙皂、细辛、薄荷、广藿香、木香、白芷、防风、陈皮、半夏、桔梗、甘草、贯众、白矾、雄黄、朱砂。

【功能主治】祛寒辟瘟，化浊开窍。用于夏令中恶昏厥，牙关紧闭，腹痛吐泻，四肢发麻。

【用法用量】口服。一次2片，一日2~3次；必要时将片研成细粉，取少许吹入鼻内取嚏。

【注意事项】孕妇禁用。

5.藿香正气水

【药物成分】苍术、陈皮、厚朴（姜制）、白芷、茯苓、大腹皮、生半夏、甘草浸膏、广藿香油、紫苏叶油。

【功能主治】解表化湿，理气和中。用于外感风寒，内伤湿滞或夏伤暑湿所致的感冒，症见头痛昏重、胸膈痞闷、脘腹胀痛、呕吐泄泻，以及胃肠型感冒见上述证候者。

【药物规格】每支装10mL。

【用法用量】口服。一次5~10mL，一日2次，用时摇匀。

【注意事项】①忌烟、酒及辛辣、生冷、油腻食物，饮食宜清淡。②不宜在服药期间同时服用滋补性中药。③有高血压、心脏病、肝病、糖尿病、肾病等慢性病严重者应在医师指导下服用。④儿童、孕妇、哺乳期妇女、年老体弱者应在医师指导下服用。⑤本品含乙醇（酒精）40%~50%，服药后不得驾驶机、车、船，从事高空作业、机械作业及操作精密仪器。⑦严格按用法用量服用，本品不宜长期服用。⑧其余同"六合定中丸"。

藿香正气口服液、藿香正气软胶囊、藿香正气滴丸为藿香正气水的不同剂型，临床可参考藿香正气水的相关应用事项辨证使用。

二、食积内停

患者表现：饮食失调，呕吐酸腐，脘腹胀满，嗳气厌食，大便或溏或结，排便不畅，舌苔厚腻，脉滑实。

注：①嗳气：指胃中气体上至咽喉所发出的声响，其声长而缓，俗称打饱嗝、饱嗝。②溏：指大便不成形，形似溏泥，俗称薄粪。

1.保和丸

【药物成分】山楂（焦）、茯苓、半夏（制）、六神曲（炒）、莱菔子（炒）、陈皮、麦芽（炒）、连翘。

【功能主治】消食，导滞，和胃。用于食积停滞，症见脘腹胀满、嗳腐吞酸、不欲饮食。

【药物规格】每100粒重6g。

【用法用量】口服。一次6~9g，一日2次；小儿酌减。

【注意事项】①饮食宜清淡，忌酒及辛辣、生冷、油腻食物。②不宜在服药期间同时服用滋补性中药。③有高血压、心脏病、肝病、糖尿病、肾病等慢性病严重者应在医师指导下服用。④其余同"六合定中丸"。

【现代研究】郭振研究保和丸加减治疗胃食管反流病的疗效，发现采用保和丸加减治疗胃食管反流病的临床效果显著。

保和丸（水丸）、保和片、保和颗粒为保和丸的不同剂型，临床可参考保和丸的相关应用事项辨证使用。

2.枳实导滞丸

【药物成分】白术、大黄、茯苓、黄连、黄芩、六神曲、泽泻、枳实。

【功能主治】消积导滞，清利湿热。用于脘腹胀痛、不思饮食、大便秘结、痢疾里急后重。

【药物规格】60g。

【用法用量】嚼服。成人一次1.2~2.4g（按乳酸菌素计），一日3次；小儿一次0.4~0.8g（按乳酸菌素计），一日3次。

【注意事项】忌食生冷食物。

3.胃立康片

【药物成分】广藿香、六神曲（麸炒）、白术、猪苓、麦芽、苍术、木香、茯苓、厚朴（姜汁制）、泽泻、清半夏、人参、豆蔻、吴茱萸（制）、陈皮、甘草；辅料为淀粉，硬脂酸镁。

【功能主治】健胃和中，顺气化滞。用于消化不良，倒饱嘈杂，呕吐胀满，肠鸣泻下。

【药物规格】薄膜衣片，每片重0.31g。

【用法用量】口服。一次4片，一日2片。

【注意事项】①服药期间忌食生冷、辛辣、油腻之物。②感冒发热者慎用。③哺乳期妇女慎用。④服药不宜同时服用藜芦、五灵脂、皂荚或其制剂，不宜喝茶和吃萝卜以免影响药效。⑤服药3天症状未改善或者症状加重或出现新的症状，应立即停药并去医院就诊。⑥有慢性结肠炎溃疡性结肠炎便脓血者等慢性病史者，患泄泻后应在医师指导下使用。⑦小儿用法用量请咨询医师或者药师。⑧对本品过敏者及过敏体质者慎用。

4.胃肠安丸

【药物成分】木香、沉香、枳壳（麸炒）、檀香、大黄、厚朴（姜制）、人工麝香、巴豆霜、大枣（去核）、川芎等。

【功能主治】芳香化浊，理气止痛，健胃导滞。用于湿浊中阻、食滞不化所致的腹泻、纳差、恶心、呕吐、腹胀、腹痛，消化不良、肠炎、痢疾见上述证候者。

【药物规格】大丸，每4丸重0.08g。

【用法用量】口服。成人一次4丸，一日3次；小儿1岁内一次1丸，一日2~3次；1~3岁一次1~2丸，一日3次；3岁以上酌加。

【注意事项】运动员慎用；脾胃虚弱者慎用。

5.香砂和中丸

【药物成分】陈皮、厚朴（姜炙）、苍术（土炒）、青皮（醋炙）、山楂（焦）、白术（土炒）、清半夏、广藿香、砂仁、甘草（蜜炙）、枳壳（麸炒）、茯苓、六神曲（炒）。

【功能主治】健脾燥湿，和中消食。用于脾胃不和，不思饮食，胸满腹胀，恶心呕吐，嗳气吞酸。

【药物规格】每500丸重30g。

【用法用量】口服。一次6~9g，一日2~3次。

【注意事项】①胃阴虚者不宜用，其表现为口干欲饮、大便干结、小便短少。②其余同"六合定中丸"。

6. 调胃消滞丸

【药物成分】厚朴（姜汁制）、羌活、神曲、枳壳、香附（四制）、半夏（制）、防风、前胡、川芎（酒蒸）、白芷、薄荷、砂仁、草果、木香、豆蔻、茯苓、苍术（泡）、广藿香、乌药（醋蒸）、甘草、紫苏叶、陈皮（蒸）。

【功能主治】疏风解表，散寒化湿，健胃消食。用于感冒属风寒夹湿、内伤食滞证，症见恶寒发热、头痛身困、食少纳呆、嗳腐吞酸、腹痛泄泻。

【药物规格】每袋装2.2g。

【用法用量】口服。一次1袋，一日2次。

【注意事项】①风热感冒者不适用，其表现为发热明显，微恶风，有汗，口渴，鼻流浊涕，咽喉肿痛，咳吐黄痰。②其余同"六合定中丸"。

【现代研究】汪朝晖等观察调胃消滞丸治疗急性胃肠炎（食滞湿阻证）的临床疗效，通过对226例急性胃肠炎患者采用分层区组随机、单盲、阳性药平行对照、多中心临床试验方法，发现调胃消滞丸治疗急性胃肠炎（食滞湿阻证）疗效确切，同时安全性良好。

7. 健胃消食片

【药物成分】太子参、陈皮、山药、炒麦芽、山楂；辅料为蔗糖、糊精、包衣粉。

【功能主治】健胃消食。用于脾胃虚弱所致的食积，症见不思饮食、嗳腐酸臭、脘腹胀满，以及消化不良见上述证候者。

【药物规格】每片重0.8g。

【用法用量】口服，可以咀嚼。一次3片，一日3次；小儿酌减。

【注意事项】同"六合定中丸"。

8. 清胃保安丸

【药物成分】白术（麸炒）、六神曲（麸炒）、陈皮、茯苓、砂仁、青皮（醋炙）、厚朴（姜炙）、麦芽（炒）、甘草、槟榔、枳壳（去瓤麸炒）、枳实、白酒曲、山楂（炒）。

【功能主治】消食化滞，和胃止呕。用于小儿停食停乳，肚腹胀满，呕吐，心烦，口渴，不思饮食。

【药物规格】①小蜜丸，每袋装3g；②大蜜丸，每丸重3g。

【用法用量】口服。小蜜丸一次3g；大蜜丸一次1丸，一日2次。

【注意事项】尚不明确。

9.越鞠保和丸

【药物成分】栀子（姜制）、六神曲（麸炒）、香附（醋制）、川芎、苍术、木香、槟榔。

【功能主治】疏肝解郁，开胃消食。用于气郁停滞，倒饱嘈杂，胸腹胀痛，消化不良。

【药物规格】每袋装6g。

【用法用量】口服。一次6g，一日1~2次。

【注意事项】①不适用于脾胃阴虚者，主要表现为口干、舌红少津、大便干。②儿童必须在成人监护下使用。③其余同"六合定中丸"。

【现代研究】陈玲夫选取功能性消化不良患者100例，随机分为治疗组（越鞠保和丸）和对照组（多潘立酮），结果治疗组总有效率为88.23%，对照组总有效率为68.00%，差异有统计学意义（$P < 0.05$）。

10.槟榔四消丸

【药物成分】槟榔、酒大黄、炒牵牛子、猪牙皂（炒）、醋香附、五灵脂（醋炒）。

【功能主治】消食导滞，行气泻水。用于食积痰饮，消化不良，脘腹胀满，嗳气吞酸，大便秘结。

【药物规格】每袋装6g。

【用法用量】口服。一次6g（1袋），一日2次。

【注意事项】同"六合定中丸"。

11.山楂化滞丸

【药物成分】山楂、麦芽、六神曲、槟榔、莱菔子、牵牛子。

【功能主治】消食导滞。用于饮食不节所致的食积，症见脘腹胀满、纳少饱胀、大便秘结。

【药物规格】每丸重9g。

【用法用量】口服。一次2丸，一日1~2次。

【注意事项】①不适用于急性肠炎腹泻，主要表现为腹痛、水样大便频繁或发烧。②小儿用法用量，请咨询医师或药师。③其余同"六合定中丸"。

三、痰饮中阻

患者表现：呕吐清水痰涎，脘闷不食，头眩心悸，舌苔白腻，脉滑实。

注：①痰涎：痰与口水，偏指痰。②脘闷：是胃脘部堵塞不舒、痞硬胀闷的一种感觉。

1.香砂胃苓丸

【药物成分】木香、砂仁、苍术、厚朴、白术、陈皮、茯苓、泽泻、猪

113

苓、肉桂、甘草。

【功能主治】祛湿运脾，行气和胃。适用于水湿内停之呕吐、泄泻、浮肿、眩晕、小便不利等症。

【药物规格】每15粒重1g。

【用法用量】口服。成人一次6g，一日2次，空腹温开水送服；7岁以上儿童一次6g；3~7岁儿童一次3g。

【注意事项】避风寒，忌食生冷食物。

2. 越鞠二陈丸

【药物成分】香附、苍术、川芎、半夏、茯苓、六神曲、麦芽、栀子、陈皮、甘草。

【功能主治】理气解郁，化痰顺气。用于胸闷腹胀、嗳气不断、吞酸呕吐、消化不良、咳嗽痰多等症。

【药物规格】水丸，每10粒重0.5g。

【用法用量】口服。一次6~9g，一日2次。

【注意事项】饭前服用，忌气恼、寒凉。

3. 二陈丸

【药物成分】陈皮、半夏、茯苓、甘草。

【功能主治】燥湿化痰，理气和胃。用于痰湿停滞导致的咳嗽痰多、胸脘胀满、恶心呕吐。

【药物规格】每100粒重6g。

【用法用量】口服。一次9~15g，一日2次。

【注意事项】①肺阴虚所致的燥咳不适用。②支气管扩张、肺脓肿、肺心病、肺结核患者出现咳嗽时应去医院就诊。③服药期间，若患者发热体温超过38.5℃，或出现喘促气急者，或咳嗽加重、痰量明显增多者应去医院就诊。④服药7天症状无缓解者，应去医院就诊。⑤其余同"六合定中丸"。

四、肝气犯胃

患者表现：呕吐吞酸，嗳气频繁，胸胁胀痛，舌质红，苔薄腻，脉弦。

1. 加味左金丸

【药物成分】姜黄连、制吴茱萸、黄芩、柴胡、木香、醋香附、郁金、白芍、醋青皮、麸炒枳壳、陈皮、醋延胡索、当归、甘草。

【功能主治】平肝降逆，疏郁止痛。用于肝郁化火、肝胃不和引起的胸脘痞闷、急躁易怒、嗳气吞酸、胃痛少食。

【药物规格】每100丸重6g。

【用法用量】口服。一次6g，一日2次。

【注意事项】①忌气怒，忌食辛辣食物。②重度胃痛者应在医师指导下服用。③其余同"六合定中丸"。

【现代研究】崔海燕等将胃食管反流病患者分为治疗组77例，予加味左金丸一日1剂，分2次服用，4周为1疗程；对照组67例，予奥美拉唑20mg，一日2次，铝碳酸镁1g，一日4次，4周为1疗程。研究者观察加味左金丸治疗胃食管反流病的疗效，结果显示治疗组有效率98%，对照组有效率95%，两组比较无显著差异（$P > 0.05$）。

2.朴沉化郁丸

【成物成分】香附（醋制）、檀香、柴胡、沉香、陈皮、莪术（醋制）、延胡索（醋制）、木香、厚朴（姜制）、高良姜、甘草、砂仁、枳壳（麸炒）、片姜黄、丁香、青皮（醋制）、豆蔻、肉桂。

【功能主治】疏肝解郁，开胃消食。本品用于肝气郁滞、肝胃不和所致的胃脘刺痛、胸腹胀满、恶心呕吐、停食停水、气滞闷郁。

【药物规格】每丸重9g。

【用法用量】口服。一次1丸，一日2次。

【注意事项】①不适用于脾胃阴虚，主要表现为口干、舌红少津、大便干。②其余同"六合定中丸"。

3.快胃片

【药物成分】海螵蛸、枯矾、醋延胡索、白及、甘草。

【功能主治】制酸和胃，收敛止痛。用于肝胃不和所致的胃脘疼痛、呕吐反酸、纳食减少，浅表性胃炎、胃及十二指肠溃疡、胃窦炎见上述证候者。

【药物规格】薄膜衣片，每片重0.35g。

【用法用量】口服。一次6片，11~15岁一次4片，一日3次，饭前1~2小时服。

【注意事项】低酸性胃病、胃阴不足者慎用。

4.胃康胶囊

【药物成分】白及、海螵蛸、黄芪、三七、白芍、香附、乳香、没药、鸡内金、百草霜、鸡蛋壳（炒焦）。

【功能主治】行气健胃，制酸止痛。用于胃脘痛的气滞证，以及慢性浅表性胃炎引起的胃痛、胃酸。

【药物规格】每粒装0.3g。

【用法用量】口服。一次2~4粒，一日3次。

【注意事项】①忌情绪激动及生闷气。②其余同"六合定中丸"。

5.胃苏颗粒

【药物成分】紫苏梗、香附、陈皮、香橼、佛手、枳壳、槟榔、鸡内金（炒）；辅料为糊精、甜菊素、羧甲基淀粉钠。

【功能主治】理气消胀，和胃止痛。主治气滞型胃脘痛，症见胃脘胀痛，窜及两胁，得嗳气或矢气则舒，情绪郁怒则加重，胸闷食少，排便不畅及慢性胃炎见上述证候者。

【药物规格】①每袋装15g；②每袋装5g（无蔗糖）。

【用法用量】用适量开水冲服，搅拌至全溶，若放置时间长有少量沉淀，摇匀即可。一次1袋，一日3次，15天为1个疗程。

【注意事项】①服药期间要保持情绪稳定，切勿恼怒。②其余同"六合定中丸"。

【现代研究】李晓南为探究胃苏颗粒治疗脾胃气滞型慢性萎缩性胃炎的临床效果。将120例中医辨证分型为脾胃气滞型的慢性萎缩性胃炎患者分为两组，每组60例，对照组实施常规西医治疗，观察组实施胃苏颗粒治疗，对比两组患者临床疗效。结果发现对于脾胃气滞型慢性萎缩性胃炎患者，使用胃苏颗粒进行治疗，可在短时间内缓解患者临床体征，效果显著，安全性高。

6.胃康灵颗粒

【药物成分】白芍、白及、三七、甘草、茯苓、延胡索、海螵蛸、颠茄浸膏。

【功能主治】柔肝和胃，散瘀止血，缓急止痛，去腐生新。用于肝胃不和、瘀血阻络所致的胃脘疼痛，连及两肋，嗳气，反酸；以及急、慢性胃炎，胃、十二指肠溃疡，胃出血见上述证候者。

【药物规格】每袋装4g。

【用法用量】开水冲服。一次1袋，一日3次，饭后服用。

【注意事项】尚不明确。

胃康灵胶囊，胃康灵颗粒为胃康灵片的不同剂型，临床可参考胃康灵片的相关应用事项辨证使用。

7.胃舒宁颗粒

【药物成分】海螵蛸、白芍、延胡索、白术、党参、甘草。

【功能主治】补气健脾，制酸止痛。用于脾胃气虚、肝胃不和所致的胃脘疼痛、喜温喜按、泛吐酸水。

【药物规格】每袋装5g。

【用法用量】开水冲服。一次1袋，一日3次。

【注意事项】同"胃苏颗粒"。

8.其他同类药物

舒肝平胃丸、舒肝和胃丸、脾胃舒丸、猴头健胃灵片、戊己丸、四方胃片均可疏肝和胃，临床可相应辨证使用。

［鉴别应用］

舒肝和胃丸与胃苏颗粒两药同属理气和中之剂，有理气和中止痛之功，对于胃脘痛、胁痛两者都有一定治疗作用。但舒肝和胃丸平肝舒郁，和胃止痛，主要侧重肝，使肝气条达则胃气通降而疼痛自止，肝胃同调，对于肝犯脾胃型效佳。而胃苏颗粒偏于胃，方中诸药紫苏梗、香附、陈皮、香橼、佛手、枳壳皆为入胃经行气止痛的佳品，调节肝气之力偏弱，于气滞胃肠型疼痛效果更好。

五、脾胃气虚

患者表现：食欲不振，食入难化，恶心呕吐，胃脘痞闷，大便不畅，舌苔白滑，脉象虚弦。

注：胃脘痞闷指自觉胃脘及腹部满闷不舒，而外无胀急形象，按之柔软不痛，触之无形。

1.香砂六君丸

【药物成分】木香、砂仁、党参、白术（炒）、茯苓、炙甘草、陈皮、半夏（制）、生姜、大枣。

【功能主治】益气健脾，和胃。用于脾虚气滞，消化不良，嗳气食少，脘腹胀满，大便溏泄。

【药物规格】浓缩丸，每8g相当于原生药3g。

【用法用量】口服。浓缩丸一次12丸，一日3次。

【注意事项】①不适用于口干、舌少津、大便干者。②不适用于急性胃肠炎，主要表现为恶心、呕吐、大便水泻频频、脘腹作痛。③余同"六合定中丸"。

【现代研究】李淑琴为探讨香砂六君子汤治疗功能性消化不良疗效及临床意义，选取48例功能性消化不良患者使用香砂六君子汤连续治疗2个月，结果显示48例患者有效率达97.9%。这说明香砂六君子汤加减治疗功能性消化不良疗效显著，无不良反应。

2.香砂平胃丸

【药物成分】苍术、陈皮、厚朴（姜制）、砂仁、木香、甘草。

【功能主治】健脾燥湿。用于胃脘胀痛。

【药物规格】每袋装6g。

【用法用量】口服。一次6g，一日1~2次。

【注意事项】①脾胃阴虚者慎用，其表现为食欲不振、口干舌燥、手足心热等。②重度胃痛应在医师指导下服用。③余同"六合定中丸"。

3.和中理脾丸

【药物成分】陈皮、白术、苍术、茯苓、枳壳、厚朴、香附、广藿香、南山楂、六神曲、麦芽、莱菔子、党参、法半夏、砂仁、豆蔻、木香、甘草。

【功能主治】理脾和胃。用于脾胃不和引起的胸膈痞闷、脘腹胀满、恶心呕吐、不思饮食、大便不调。

【药物规格】每丸重9g。

【用法用量】口服。一次1丸，一日2次。

【注意事项】①不适用于诊断明确的萎缩性胃炎。②不适用于口干、大便干、手足心热者。③余同"六合定中丸"。

4.六味安消胶囊

【药物成分】藏木香、大黄、诃子、山奈、北寒水石（煅）、碱花。

【功能主治】健脾和胃，导滞消积，行血止痛。用于胃痛胀满、消化不良、便秘、痛经。

【药物规格】每粒装0.5g。

【用法用量】口服。一次3~6粒，一日2~3次。

【注意事项】①不适用于久病体虚的胃痛患者。②高血压、心脏病、肾脏病、浮肿患者，应在医师指导下服用。③余同"六合定中丸"。

【现代研究】徐升等观察六味安消胶囊联合常规药物治疗反流性食管炎的效果及对远期预后的影响，选取55例反流性食管炎患者为研究对象，采用随机数字表法分为2组，对照组27例以奥美拉唑胶囊联合马来酸曲美布汀分散片治疗，而观察组在此基础上运用六味安消胶囊联合治疗，对2组的治疗总有效率、不良反应发生率以及复发率进行比较。发现采用六味安消胶囊联合常规药物治疗反流性食管炎，具有安全性高、复发率低、疗效确切等诸多优点。

六味安消散为六味安消胶囊的不同剂型，临床可参考六味安消胶囊的相关应用事项辨证使用。

5.人参健脾丸

【药物成分】人参、白术（麸炒）、茯苓、山药、陈皮、木香、砂仁、炙黄芪、当归、酸枣仁（炒）、远志（制）；辅料为赋形剂蜂蜜。

【功能主治】健脾益气，和胃止泻。用于脾胃虚弱所致的饮食不化、脘闷嘈杂、恶心呕吐、腹痛便溏、不思饮食、体弱倦怠。

【药物规格】大蜜丸，每丸重6g。

【用法用量】口服。一次2丸，一日2次。

【注意事项】①感冒发热患者不宜服用。②服药4周症状无缓解者，应去医院就诊。③服用前应除去蜡皮、塑料球壳；本品可嚼服，也可分份吞服。④余同"六合定中丸"。

六、脾胃阳虚

患者表现如下：饮食稍多即吐，时作时止，面色㿠白，倦怠乏力，喜暖恶寒，四肢不温，口干而不欲饮，大便溏薄，舌质淡，脉濡弱。

1.理中丸

【药物成分】党参、土白术、炙甘草、炮姜；辅料为炼蜜。

【功能主治】温中散寒，健胃。用于脾胃虚寒，症见呕吐泄泻、胸满腹痛、消化不良。

【药物规格】每丸重9g。

【用法用量】口服。一次1丸，一日2次，小儿酌减。

【注意事项】①感冒发热者慎用。②有慢性结肠炎、溃疡性结肠炎便脓血等慢性病史者，患泄泻后应在医师指导下使用。③余同"六合定中丸"。

【现代研究】杨婉芳收集脾胃虚寒型胃痛病例60例，以温中健脾、和胃止痛为治疗原则，运用理中丸加味治疗，观察其临床疗效。结果显示理中丸加味治疗脾胃虚寒型胃痛第1疗程、第2疗程、第3疗程的总有效率分别为58.33%（35/60）、83.33%（50/60）、93.33%（56/60），平均用药时间为（13.4±6.2）天。这说明理中丸加味治疗脾胃虚寒型胃痛疗效显著。

2.附子理中丸

【药物成分】附子（制）、党参、白术（炒）、干姜、甘草；辅料为蜂蜜。

【功能主治】温中健脾。用于脾胃虚寒，脘症见腹冷痛，呕吐泄泻，手足不温。

【药物规格】30g。

【用法用量】口服。水蜜丸一次60粒（6g），一日2~3次。

【注意事项】①不适用于肠结核腹泻，主要表现为午后低热、盗汗、晨时腹泻。②不适用于急性肠炎腹泻，主要表现为腹痛、水样大便频繁或发烧。③服本品时不宜同时服含有藜芦、五灵脂、皂荚或其制剂，不宜喝茶和吃萝卜，以免影响药效。④余同"六合定中丸"。

【现代研究】李燕为探讨附子理中丸治疗功能性消化不良的疗效，选取50例功能性消化不良患者。病情较轻者为1组27例，口服附子理中丸一日2次，一次1丸，病情较重者为2组23例，予以附子理中丸口服，可日服3丸，观察治疗1周后以及4周后的疗效。结果显示治疗1周后，两组总有效率为80%；治疗4周后，两组总有效率为92%。这说明附子理中丸治疗功能性消化不良的疗效确切。

3.桂附理中丸

【药物成分】肉桂、附片、党参、炒白术、炮姜、炙甘草；辅料为蜂蜜。

【功能主治】补肾助阳，温中健脾。用于肾阳衰弱，脾胃虚寒，症见脘腹冷痛、呕吐泄泻、四肢厥冷。

【药物规格】大蜜丸，每丸重9g。

【用法用量】用姜汤或温开水送服。一次1丸，一日2次。

【注意事项】同"理中丸"。

附子理中片为附子理中丸的不同剂型，临床可参考附子理中丸的相关应用事项辨证使用。

七、胃阴不足

患者表现如下：呕吐反复发作，或时作干呕，似饥而不欲食，口燥咽干，舌红少津，脉象细数。

1.阴虚胃痛颗粒

【药物成分】北沙参、麦冬、石斛、川楝子、玉竹、白芍、甘草（炙）。

【功能主治】养阴益胃，缓中止痛。用于胃阴不足引起的胃脘隐隐灼痛、口干舌燥、纳呆干呕，慢性胃炎见上述证候者。

【药物规格】每袋装10g。

【用法用量】开水冲服。一次10g，一日3次。

【注意事项】①忌食辛辣、刺激性食物。②不适用于脾胃阳虚，主要表现为遇寒则胃脘作痛，喜热饮食。③糖尿病患者应在医师指导下服用。④按照用法用量服用，小儿、年老体弱者应在医师指导下服用。⑤药品性状发生改变时禁止服用。⑥儿童必须在成人监护下使用。⑦请将此药品放在儿童不能接触的地方。⑧如正在服用其他药品，使用本品前请咨询医师或药师。

【现代研究】钱胜为观察阴虚胃痛颗粒联合三联疗法治疗阴虚型慢性胃炎的临床效果，将阴虚型慢性胃炎患者93例随机分为对照组45例和治疗组48例。对照组给予西医克拉霉素片、阿莫西林胶囊及果胶铋胶囊三联疗法治疗，治疗组则在对照组治疗基础上给予中成药阴虚胃痛颗粒治疗，2组均以7天为1个疗程，治疗6个疗程。最终发现阴虚胃痛颗粒治疗慢性胃炎能有效改善患者临床症状，缓解患者的胃痛感，抑制幽门螺杆菌感染，效果显著。

2.胃祥宁颗粒

【药物成分】女贞子。

【功能主治】疏肝止痛，养阴润肠。用于消化性溃疡、慢性胃炎所致的胃脘痛，症见腹胀、嗳气、口渴、便秘等症。

【药物规格】每袋装3g。

【用法用量】口服。一次3g，一日2次。

【注意事项】尚不明确。

八、其他

木香顺气丸

【药物成分】槟榔、苍术、陈皮、甘草、厚朴、木香、青皮、砂仁、香附、枳壳。

【功能主治】行气化湿，健脾和胃。用于脘腹胀痛、恶心、嗳气。

【药物规格】每100丸重6g。

【用法用量】口服。一次6~9g，一日2~3次。

【注意事项】①孕妇慎用。②忌生冷、油腻食物。③本药宜空腹用温开水送服。④本药为香燥之品组成，如遇口干舌燥，手心、足心发热感的阴液亏损者慎用。⑤本药对气机郁滞，肝气犯胃的胃痛走窜者效果好，不适用于其他证候的胃痛。⑥服药三天症状无改善，或出现胃痛加重或其他症状时，应去医院就诊。⑦长期服用应向医师咨询。⑧对本品过敏者禁用，过敏体质者慎用。⑨本品性状发生改变时禁止使用。⑩儿童必须在成人监护下使用。⑪请将本品放在儿童不能接触的地方。⑫如正在使用其他药品，使用本品前请咨询医师或药师。

参考文献

［1］杜彦萍，黄可儿，张惠臣.保济口服液治疗急性胃肠炎的临床研究［J］.中药新药与临床药理，2006，17（05）：379-380.

［2］郭振.保和丸加减治疗胃食管反流病的疗效观察［J］.中国现代药物应用，2016，10（10）：22-23.

［3］汪朝晖，陈丹曼，杨忠奇，等.调胃消滞丸治疗急性胃肠炎（食滞湿阻证）的临床研究［J］.湖北中医杂志，2009，31（04）：15-16.

［4］陈玲夫.越鞠保和丸治疗功能性消化不良50例［J］.浙江中医杂志，2011，46（05）：339.

［5］崔海燕，郭晓阳，高静.加味左金丸治疗胃食管反流病77例［J］.陕西中医，2006，27（09）：1039-1041.

［6］李晓南.胃苏颗粒治疗脾胃气滞型慢性萎缩性胃炎的临床研究［J］.大医生，2017，2（Z1）：77-78.

［7］李淑琴.香砂六君子汤治疗功能性消化不良48例［J］.光明中医，2015，30（12）：2685-2686.

［8］杨婉芳.理中丸加味治疗脾胃虚寒型胃痛疗效观察［J］.中医药学报，2013，41（03）：152-153.

［9］李燕.附子理中丸治疗功能性消化不良50例［J］.光明中医，2010，25（05）：794-795.

［10］钱胜.阴虚胃痛颗粒联合三联疗法治疗阴虚型慢性胃炎疗效观察［J］.现代中西医结合杂志，2015，24（05）：478-480.

第四节　噎膈

噎膈是以吞咽食物哽噎不顺、饮食难下或纳而复出为主药表现的一种病症。噎即噎塞，指食物下咽时噎塞不顺；膈为格拒，指饮食格拒不能下咽。中医将噎膈分为痰气交阻、津亏热结、瘀血内结、气虚阳微四种类型。津亏热结证临床尚无常用中成药，因此本节不列出。

一、痰气交阻

患者表现如下：吞咽时自觉食道梗塞不舒，胸膈痞满，甚则疼痛，情志舒畅可减轻，精神抑郁可加重，嗳气呃逆，呕吐痰涎，口干咽燥，大便艰涩，舌质淡红，苔薄腻，脉弦滑。

注：嗳气是胃中气体上至咽喉所发出的声响，其声长而缓，俗称"打饱嗝""饱嗝"。

越鞠丸

【药物成分】香附（醋制）、川芎、栀子（炒）、苍术（炒）、六神曲（炒）。

【功能主治】理气解郁，宽中除满。用于胸脘痞闷、腹中胀满、饮食停滞、嗳气吞酸。

【使用方法】口服。一次6~9g，一日2次。

【注意事项】①服药期间忌气怒，宜进食易消化之食物。②孕妇慎用。③服药三天后，症状无改善或加重者，应立即停药并去医院就诊。④药品性状发生改变时禁止服用。⑤儿童必须在成人监护下使用。⑥请将此药品放在儿童不能接触的地方。⑦如正在服用其他药品，使用本品前请咨询医师或药师。

二、瘀血内结

患者表现如下：吞咽梗阻，胸膈疼痛，食不得下，甚则滴水难进，食入即吐，面色黧黑，肌肤枯燥，形体消瘦，大便坚如羊屎，或吐下物如赤豆汁，或便血。舌质紫暗，或舌质暗红少津，脉细涩。

1. 金蒲胶囊

【药物成分】人工牛黄、金银花、蜈蚣、穿山甲（猪蹄甲代）、蟾酥、蒲公英、半枝莲、山慈菇、莪术、白花蛇舌草、苦参、龙葵、珍珠、大黄、黄药子、乳香（制）、没药（制）、醋延胡索、红花、半夏（姜炙）、党参、黄芪、刺五加、砂仁。

【功能主治】理气解郁，宽中除满。用于胸脘痞闷、腹中胀满、饮食停滞、嗳气吞酸。

【药物规格】每粒装0.3g。

【使用方法】饭后用温开水送服，一次3粒，一日3次，或遵医嘱。42日为1个疗程。

【注意事项】①孕妇忌用。②用药早期偶有恶心，可自行缓解。超量服用时，少数患者可见恶心、纳差。

【现代研究】赵永斌为观察金蒲胶囊对晚期食管贲门癌、胃癌的治疗作用。选取52例食管贲门癌、胃癌患者服用金蒲胶囊两个疗程以上，对治疗前后肿瘤的实体变化进行评价，结果发现金蒲胶囊可稳定瘤体，部分病例瘤体明显缩小，毒副作用小。

2.胃康胶囊

【药物成分】白及、海螵蛸、黄芪、三七、白芍、香附、乳香、没药、鸡内金、百草霜、鸡蛋壳（炒焦）。

【功能主治】健胃止痛，制酸。用于胃脘痛的气滞证，以及慢性浅表性胃炎引起的胃痛、胃酸。

【药物规格】每粒装0.3g。

【用法用量】口服。一次2~4粒，一日3次。

【注意事项】①不宜在服药期间同时服用滋补性中药。②胃阴虚者不宜用，主要表现为口干欲饮、大便干结、小便短少。③余同"金蒲胶囊"。

三、气虚阳微

患者表现如下：长期吞咽受阻，饮食不下，面色㿠白，精神疲惫，形寒气短，面浮足肿，泛吐清涎，腹胀便溏，舌质淡，苔白，脉细弱。

胃疡灵颗粒

【药物成分】黄芪、白芍、炙甘草、桂枝、大枣、生姜。

【功能主治】温中益气，缓急止痛。用于脘腹胀痛、喜温喜按、食少、乏力，及慢性胃炎有上述症状者。

【药物规格】每袋或每块重20g。

【用法用量】开水冲服，一次20g，一日3次。

【注意事项】①不适用于脾胃阴虚，主要表现为口干、舌红少津、大便干。②孕妇慎用。③余同"金蒲胶囊"。

参考文献

赵永斌.金蒲胶囊治疗晚期食管贲门癌与胃癌的近期疗效观察［J］.山西职工医学院学报，2007，17（04）：45-46.

第五节　呃逆

呃逆指以喉间呃呃连声，声短而频，令人不能自制为主症的病症。中医将呃逆分为胃寒气逆、胃火上逆、气机郁滞、脾胃阳虚、胃阴不足等五种类型。

一、胃寒气逆

患者表现如下：呃声沉闷有力，胸膈及胃脘不舒，得热则减，遇寒则甚，喜饮热食，口淡不渴，舌苔白润，脉迟缓或弦紧。

良附丸

【药物成分】高良姜、醋香附。

【功能主治】温胃理气。用于寒凝气滞，脘痛吐酸，胸腹胀满。

【药物规格】每100粒6g。

【用法用量】口服。一次3~6g，一日2次。

【注意事项】①饮食宜清淡，忌酒及辛辣、生冷、油腻食物。②忌愤怒、忧郁，保持心情舒畅。③胃部灼痛、口苦便秘之胃热者不适用。④有高血压、心脏病、肝病、糖尿病、肾病等慢性病严重者应在医师指导下服用。⑤儿童、孕妇、哺乳期妇女、年老体弱者应在医师指导下服用。⑥胃痛严重者，应及时去医院就诊。⑦服药3天症状无缓解者，应去医院就诊。⑧对本品过敏者禁用，过敏体质者慎用。⑨本品性状发生改变时禁止使用。⑩儿童必须在成人监护下使用。⑪请将本品放在儿童不能接触的地方。

二、胃火上逆

患者表现如下：呃声连连，洪亮有力，冲逆而出，口臭烦渴，多喜冷饮，脘腹满闷，大便秘结，小便短赤，苔黄燥，脉滑数。

清胃黄连丸

【药物成分】黄连、石膏、桔梗、甘草、知母、玄参、生地黄、牡丹皮、天花粉、连翘、栀子、黄柏、黄芩、赤芍。

【功能主治】清胃泻火，解毒消肿。用于口舌生疮，齿龈、咽喉肿痛。

【药物规格】每袋装9g。

【用法用量】口服。一次1袋，一日2次。

【注意事项】同"良附丸"。

三、气机郁滞

患者表现如下：呃逆连声，常因情志不畅而诱发或加重，胸胁满闷，脘腹胀满，嗳气纳减，肠鸣矢气，苔薄白，脉弦。

沉香化气丸

【药物成分】沉香、广藿香、莪术（醋制）、六神曲（炒）、陈皮、木香、香附（醋制）、砂仁、炒麦芽、甘草。

【功能主治】理气疏肝，消积和胃。用于肝胃气滞，脘腹胀痛，胸膈痞满，不思饮食，嗳气泛酸。

【药物规格】每袋装6g。

【用法用量】口服。一次3~6g（1/2袋~1袋），一日2次。

【注意事项】同"良附丸"。

四、脾胃阳虚

患者表现如下：呃声低长无力，气不得续，泛吐清水，脘腹不舒，喜温喜按，面色㿠白，手足不温，食少乏力，大便溏薄，质淡，苔薄白，脉细弱。

1.理中丸

【药物成分】党参、土白术、炙甘草、炮姜；辅料为炼蜜。

【功能主治】温中散寒，健胃。用于脾胃虚寒，呕吐泄泻，胸满腹痛，消化不良。

【药物规格】每丸重9g。

【用法用量】口服。一次1丸，一日2次，小儿酌减。

【注意事项】①感冒发热者慎用；②同"良附丸"。

【现代研究】宋俊华等运用理中丸温补脾阳，并联合针灸疗法治疗脾胃阳虚，寒遏中阳，胃气逆而不降的顽固性呃逆，取得满意疗效，值得推广。

2.附子理中丸

【药物成分】附子（制）、党参、白术（炒）、干姜、甘草；辅料为蜂蜜。

【功能主治】温中健脾。用于脾胃虚寒，症见脘腹冷痛、呕吐泄泻、手足不温。

【药物规格】水蜜丸每100丸重20g。

【用法用量】口服。水蜜丸一次6g，一日2~3次。

【注意事项】①不适用于肠结核腹泻，主要表现为午后低烧、盗汗、晨时腹泻。②不适用于急性肠炎腹泻，主要表现为腹痛、水样大便频繁或发烧。③服本品时不宜同时服含有藜芦、五灵脂、皂荚或其制剂，不宜喝茶和吃萝卜，以免影响药效。④服用前应除去蜡皮、塑料球壳；本品可嚼服，也可分份吞服。⑤余同"良附丸"。

附子理中片为附子理中丸的不同剂型，临床可参考附子理中丸的相关应用事项辨证使用。

3.桂附理中丸

【药物成分】肉桂、附片、党参、炒白术、炮姜、炙甘草；辅料为蜂蜜。

【功能主治】补肾助阳，温中健脾。用于肾阳衰弱，脾胃虚寒，症见脘腹冷痛、呕吐泄泻、四肢厥冷。

【药物规格】大蜜丸，每丸重9g。

【用法用量】用姜汤或温开水送服。一次1丸，一日2次。

【注意事项】①感冒发热患者不宜服用。③吐泻严重者应及时去医院就诊。④余同"良附丸"。

五、胃阴不足

患者表现如下：呃声短促而不得续，口干咽燥，烦躁不安，不思饮食，或少食即胀，大便干结，舌质红，苔少而干，脉细数。

1.阴虚胃痛颗粒

【药物成分】北沙参、麦冬、石斛、川楝子、玉竹、白芍、甘草（炙）。

【功能主治】养阴益胃，缓中止痛。用于胃阴不足引起的胃脘隐隐灼痛、口干舌燥、纳呆干呕，慢性胃炎见上述症状者。

【药物规格】每袋装10g。

【用法用量】开水冲服。一次10g，一日3次。

【注意事项】①不适用于脾胃阳虚者，主要表现为遇寒则胃脘作痛，喜热饮食。②糖尿病患者应在医师指导下服用。③余同"良附丸"。

2.胃祥宁颗粒

【药物成分】女贞子。

【功能主治】疏肝止痛，养阴润肠。用于消化性溃疡、慢性胃炎所致的胃脘痛、腹胀、嗳气、口渴、便秘等症。

【药物规格】每袋装3g。

【用法用量】口服。一次3g，一日2次。

【注意事项】尚不明确。

参考文献

宋俊华，原旭东，王际和.消化道疾病验案三则［J］.河南中医药学刊，2001，16（04）：43-44.

第六节　腹痛

腹痛指胃脘以下，耻骨毛际以上的部位发生疼痛为主要表现的病症。本节主要讨论内科腹痛，外科、妇科所致的腹痛不包括在内。中医将腹痛分为寒邪内阻、湿热壅滞、饮食内停、气机郁滞、瘀血阻滞、中脏虚寒六种类型。

一、寒邪内阻

患者表现如下：腹痛拘急，急迫剧烈，得温痛减，遇寒痛甚，恶寒身冷，手足不温，口淡不渴，小便清长，大便尚调，舌苔白腻，脉沉紧。

1.良附丸

【药物成分】高良姜、醋香附。

【功能主治】温胃理气。用于寒凝气滞，脘痛吐酸，胸腹胀满。

【药物规格】每100粒重6g。

【用法用量】口服。一次3~6g，一日2次。

【注意事项】①饮食宜清淡，忌酒及辛辣、生冷、油腻食物。②忌愤怒、忧郁，保持心情舒畅。③胃部灼痛、口苦便秘之胃热者不适用。④有高血压、心脏病、肝病、糖尿病、肾病等慢性病严重者应在医师指导下服用。⑤儿童、孕妇、哺乳期妇女、年老体弱者应在医师指导下服用。⑥胃痛严重者，应及时去医院就诊。⑦服药3天症状无缓解者，应去医院就诊。⑧对本品过敏者禁用，过敏体质者慎用。⑨本品性状发生改变时禁止使用。⑩儿童必须在成人监护下使用。⑪请将本品放在儿童不能接触的地方。

2.九香止痛丸（七香止痛丸）

【药物成分】川木香、木香、沉香、降香、小茴香（盐水炙）、八角茴香，丁香、乳香（炒）、广藿香。

【功能主治】温中散寒，行气止痛。用于脘腹气滞疼痛。

【药物规格】每20丸重1g。

【用法用量】口服。一次3~6g，一日2次；小儿酌减。

【注意事项】①不适用于脾胃阴虚，主要表现为口干、舌红少津、大便干。②不适用于小儿，年老体弱者，主要表现为身倦乏力、气短嗜卧、消瘦。③本品不宜久服，服药三天后无效，应立即停药并到医院就诊。④余同"良附丸"。

二、湿热壅滞

患者表现如下：腹部疼痛，胀满拒按，大便秘结或黏滞不爽，胸闷不舒，烦渴引饮，身热汗出，小便短赤，舌质红，苔黄燥或黄腻，脉滑数。

葛根芩连丸

【药物成分】葛根、黄芩、黄连、甘草（炙）。

【功能主治】解肌透表，清热解毒，利湿止泻。用于湿热蕴结所致的泄泻腹痛、便黄而黏、肛门灼热，及风热感冒所致的发热恶风、头痛身痛。

【药物规格】每袋装1g。

【用法用量】口服。一次3g，小儿一次1g，一日3次；或遵医嘱。

【注意事项】①有慢性结肠炎、溃疡性结肠炎便脓血等慢性病史者，患泄泻后应去医院就诊。②脾胃虚寒腹泻者不适用。③余同"良附丸"。

葛根芩连片为葛根芩连丸的不同剂型，临床可参考葛根芩连丸的相关应用事项辨证使用。

三、饮食内停

患者表现如下：脘腹胀满，疼痛拒按，嗳腐吞酸，厌食，或恶心呕吐，痛而欲泻，泻后痛减，大便臭秽如败卵，或大便秘结，舌苔厚腻，脉滑。

注：嗳腐指嗳气兼有腐臭味。

开胃山楂丸

【药物成分】山楂、六神曲（炒）、槟榔、山药、炒白扁豆、炒鸡内金、麸炒枳壳、炒麦芽、砂仁。

【功能主治】消积化滞。用于食积，肉积，停滞不化，痞满腹胀，饮食减少。

【药物规格】每丸重9g。

【用法用量】口服。一次1丸，一日3次。

【注意事项】①忌食生冷、油腻、不易消化食物。②不适用于溃疡、泛酸、胃脘烧灼感者。③小儿用法用量请咨询医师或药师。④服药三天症状无改善，或出现其他症状时，应立即停用并到医院诊治。⑤对本品过敏者禁用，过敏体质者慎用。⑥本品性状发生改变时禁止使用。⑦儿童必须在成人监护下使用。⑧请将本品放在儿童不能接触的地方。⑨如正在使用其他药品，使用本品前请咨询医师或药师。⑩不可直接整丸吞服，建议嚼服或掰碎后吞服。

四、气机郁滞

患者表现如下：腹部疼痛，胀满不舒，痛无定处，攻窜两胁，常痛引少腹，时聚时散，得嗳气、矢气则舒，遇忧思恼怒则剧，舌苔薄白，脉弦。

1.柴胡疏肝丸

【药物成分】茯苓、麸炒枳壳、酒白芍、甘草、豆蔻、醋香附、陈皮、桔梗、姜厚朴、炒山楂、防风、炒六神曲、柴胡、黄芩、薄荷、紫苏梗、木香、炒槟榔、醋三棱、酒大黄、炒青皮、当归、姜半夏、乌药、醋莪术；辅料为蜂蜜。

【功能主治】疏肝理气，消胀止痛。用于肝气不舒，胸胁痞闷，食滞不清，呕吐酸水。

【药物规格】每丸重10g。

【用法用量】口服。一次1丸，一日2次。

【注意事项】同"开胃山楂丸"。

【现代研究】幸君华等观察柴胡疏肝丸联合莫沙必利片治疗肝胃不和型功能性消化不良的疗效发现，二者联合治疗肝胃不和型功能性消化不良的疗效要优于单纯应用莫沙必利片治疗，而且能更好地提高患者的生活质量。

2.木香槟榔丸

【药物成分】木香、槟榔、枳壳（炒）、陈皮、青皮（醋炒）、香附（醋制）、三棱（醋炙）、莪术（醋炙）、黄连、黄柏（酒炒）、大黄、牵牛子（炒）、芒硝。

【功能主治】行气导滞，泻热通便。用于湿热内停，赤白痢疾，里急后重，胃肠积滞，脘腹胀痛，大便不通。

【药物规格】每袋装6g。

【用法用量】口服。一次半袋（3g）~1袋（6g），一日2次~3次。

【注意事项】①寒湿内蕴型胃痛、痢疾及冷积便秘者慎用。②年老体弱及脾胃虚弱者慎用。③忌食辛辣、油腻、酸性及不易消化食物。

【现代研究】吴冬芳用木香槟榔丸治疗小儿腹痛60例，其中治愈45例，占75%；好转12例，占20%；无效3例，占5%；总有效率为95%。治愈者随访无复发。本方消食导滞，行气和中，治疗食积气滞所致之腹痛，疗效满意。

3.肝胃气痛片

【药物成分】龙胆、大黄、丁香油、薄荷油、碳酸氢钠。

【功能主治】健胃制酸。用于肝胃不和所致的胃胀反酸作痛，积食停滞，食欲不振。

【药物规格】每片重0.6g。

【用法用量】口服。一次1~2片，一日3次。

【注意事项】①脾胃虚寒易泄泻者慎服。②余同"开胃山楂丸"。

4.六味木香胶囊

【药物成分】木香、栀子、石榴、闹羊花、豆蔻、荜茇。

【功能主治】开郁行气，止痛。用于胃痛、腹痛、嗳气呕吐。

【药物规格】每粒装0.42g。

【用法用量】口服。一次4~6粒，一日1~2次。

【注意事项】尚不明确。

五、瘀血阻滞

患者表现如下：腹部疼痛，部位固定不移，痛势较剧，痛如针刺，甚则腹部包块，经久不愈，舌质紫暗，脉细涩。

少腹逐瘀丸

【药物成分】当归、蒲黄、五灵脂、赤芍、小茴香、延胡索、没药、川芎、肉桂、炮姜；辅料为蜂蜜。

【功能主治】温经活血，散寒止痛。用于寒凝血瘀所致的月经后期、痛经，症见行经后错、行经小腹冷痛、经血紫暗、有血块。

【药物规格】每丸重9g。

【用法用量】温黄酒或温开水送服。一次1丸，一日2~3次。

【注意事项】①忌生冷食物，不宜洗凉水澡。②服药期间不宜同时服用人参或其制剂。③感冒发热患者不宜服用。④有高血压、心脏病、肝病、糖尿病、肾病等慢性病严重者应在医师指导下服用。⑤青春期少女及更年期妇女应在医师指导下服用。⑥月经过多者，应及时去医院就诊。⑦平素月经正常，突然出现月经过少，或经期错后，或阴道不规则出血者应去医院就诊。⑧治疗痛经，宜在经前3~5天开始服药，连服1周。如有生育要求应在医师指导下服用。⑨服药后痛经不减轻，或重度痛经者，应去医院就诊。⑩治疗月经不调，服药1个月症状无缓解者，应去医院就诊。⑪对本品过敏者禁用，过敏体质者慎用。⑫本品性状发生改变时禁止使用。⑬请将本品放在儿童不能接触的地方。

六、中脏虚寒

患者表现如下：腹痛绵绵，时作时止，喜温喜按，饥饿劳累后加重，得食休息后减轻，神疲乏力，气短懒言，形寒肢冷，胃纳不佳，面色无华，大便溏薄，舌质淡，苔薄白，脉沉细。

1.小建中片

【药物成分】桂枝、白芍、炙甘草、生姜、大枣。

【功能主治】温中补虚，缓急止痛。用于脾胃虚寒，脘腹疼痛，喜温喜按，嘈杂吞酸，食少；胃及十二指肠溃疡见上述证候者。

【药物规格】每片重0.6g。

【用法用量】口服。一次2~3片，一日3次。

【注意事项】尚不明确。

小建中合剂，小建中颗粒为小建中片的不同剂型，临床可参考小建中片的相关应用事项辨证使用。

2.仲景胃灵片

【药物成分】延胡索、高良姜、肉桂、小茴香、砂仁、白芍、牡蛎、炙甘草；辅料为淀粉、微晶纤维素、羟丙基纤维素、预胶化淀粉、硬脂酸镁。

【功能主治】温中散寒，健胃止痛。用于脾胃虚弱，食欲不振，寒凝胃痛，脘腹胀满，呕吐酸水或清水。

【药物规格】每片重0.6g。

【用法用量】口服。一次2片，一日3次。

【注意事项】①不适用于脾胃阴虚，主要表现为口干、舌红少津、大便干。②余同"良附丸"。

参考文献

［1］幸君华，李朝鹏.柴胡疏肝丸联合莫沙比利片治疗肝胃不和型功能性消化不良［J］.南昌大学学报（医学版），2012，52（03）：42-44+48.

［2］吴冬芳.木香槟榔丸治疗小儿腹痛60例［J］.实用中医药杂志，2002，18（03）：18-19.

第七节　泄泻

泄泻是以便次增多，粪质稀溏或完谷不化，甚至泻出如水样为主要症状的病症。泄指大便溏薄，时作时止，病势较缓。泻指大便直下，如水倾注，清稀如水而势急。中医将泄泻分为寒湿内盛、湿热伤中、食滞肠胃、脾胃虚弱、肝气乘脾、肾阳虚衰六种类型。

一、寒湿内盛

患者表现如下：泄泻清稀，甚则如水样，脘闷食少，腹痛肠鸣，若兼外感风寒，则恶寒，发热，头痛，肢体酸痛，舌苔白或白腻，脉濡缓。

1.藿香正气水

【药物成分】苍术、陈皮、厚朴（姜制）、白芷、茯苓、大腹皮、生半夏、甘草浸膏、广藿香油、紫苏叶油。

【功能主治】解表化湿，理气和中。用于外感风寒，内伤湿滞或夏伤暑湿所致的感冒，症见头痛昏重、胸膈痞闷、脘腹胀痛、呕吐泄泻，胃肠型感冒见上述证候者。

【药物规格】每支装10mL。

【用法用量】口服。一次5~10mL，一日2次，用时摇匀。

【注意事项】①忌烟、酒及辛辣、生冷、油腻食物，饮食宜清淡。②不宜在服药期间同时服用滋补性中药。③有高血压、心脏病、肝病、糖尿病、肾病等慢性病严重者应在医师指导下服用。④儿童、孕妇、哺乳期妇女、年老体弱者应在医师指导下服用。⑤吐泻严重者应及时去医院就诊。⑥本品含乙醇（酒精）40%~50%，服药后不得驾驶飞机、机动车、船，从事高空作业、机械作业及操作精密仪器。⑦严格按用法用量服用，本品不宜长期服用。⑧服药3天症状无缓解者，应去医院就诊。⑨对本品及酒精过敏者禁用，过敏体质者慎用。⑩本品性状发生改变时禁止使用。⑪儿童必须在成人监护下使用。⑫请将本品放在儿童不能接触的地方。⑬如正在使用其他药品，使用本品前请咨询医师或药师。

藿香正气口服液、藿香正气软胶囊、藿香正气滴丸为藿香正气水的不同剂型，临床可参考藿香正气水的相关应用事项辨证使用。

2.加味藿香正气软胶囊

【药物成分】广藿香、紫苏叶、白芷、炒白术、陈皮、半夏（制）、姜厚朴、茯苓、桔梗、甘草、大腹皮、生姜、大枣。

【功能主治】解表化湿，理气和中。用于外感风寒，内伤湿滞证，症见头痛昏重、胸膈痞闷、脘腹胀痛、呕吐泄泻，胃肠型感冒见上述证候者。

【药物规格】每粒装0.6g。

【用法用量】口服。一次3粒，一日2次。

【注意事项】尚不明确。

3.纯阳正气丸

【药物成分】广藿香、半夏（制）、土木香、陈皮、丁香、肉桂、苍术、白术、茯苓、朱砂、硝石（精制）、硼砂、雄黄、金礞石（煅）、人工麝香、冰片。

【功能主治】温中散寒。用于暑天感寒受湿，症见腹痛吐泻、胸膈胀满、头痛恶寒、肢体酸重。

【用法用量】口服。一次1.5~3g，一日1~2次。

【注意事项】①本品不可过量服用。②服药期间，请注意血常规、电解质等的改变，并根据情况及时采取其他治疗措施。

4. 石榴健脾散

【药物成分】石榴子、肉桂、荜茇、红花、豆蔻。

【功能主治】温胃益火。用于消化不良，食欲不振，寒性腹泻。

【药物规格】每袋装1.2g。

【用法用量】建议用温开水冲服。一次1.2g，一日1~2次。

【注意事项】尚不明确。

二、湿热伤中

患者表现如下：泄泻腹痛，泻下急迫，或泻而不爽，粪色黄褐，气味臭秽，肛门灼热，烦热口渴，小便短黄，舌质红，苔黄腻，脉滑数或濡数。

1. 葛根芩连丸

【药物成分】葛根、黄芩、黄连、甘草（炙）。

【功能主治】解肌透表，清热解毒，利湿止泻。用于湿热蕴结所致的泄泻腹痛、便黄而黏、肛门灼热，及风热感冒所致的发热恶风、头痛身痛。

【药物规格】每袋装1g。

【用法用量】口服。一次3g，小儿一次1g，一日3次；或遵医嘱。

【注意事项】①饮食宜清淡，禁食油腻、难消化食物。②有慢性结肠炎、溃疡性结肠炎便脓血等慢性病史者，患泄泻后应去医院就诊。③脾胃虚寒腹泻者不适用。④有高血压、心脏病、肝病、糖尿病、肾病等慢性病严重者应在医师指导下服用。⑤儿童、孕妇、哺乳期妇女、年老体弱者应在医师指导下服用。⑥服药3天症状无缓解者，应去医院就诊。⑦对本品过敏者禁用，过敏体质者慎用。⑧本品性状发生改变时禁止使用。⑨儿童必须在成人监护下使用。⑩请将本品放在儿童不能接触的地方。⑪如正在使用其他药品，使用本品前请咨询医师或药师。

【现代研究】李翠联等研究中成药葛根芩连丸治疗成人急性感染性腹泻的临床疗效，选取急性感染性腹泻患者200例，随机分为抗生素组（对照组）和葛根组（治疗组），发现葛根芩连丸治疗成人急性感染性腹泻有效。

葛根芩连片为葛根芩连丸的不同剂型，临床可参考葛根芩连丸的相关应用事项辨证使用。

2. 肠胃适胶囊

【药物成分】功劳木、鸡骨香、黄连须、葛根、救必应、凤尾草、两面针、防己。

【功能主治】清热解毒，利湿止泻。用于大肠湿热所致的泄泻、痢疾，症见腹痛、腹泻，或里急后重、便下脓血；急性胃肠炎、痢疾见上述证候者。

【药物规格】每粒装 0.25g。

【用法用量】口服。一次 4~6 粒，一日 4 次，空腹服。

【注意事项】慢性虚寒性泻痢者慎用。

3. 肠炎宁片

【药物成分】地锦草、金毛耳草、樟树根、香薷、枫香树叶；辅料为蔗糖、二氧化硅、硬脂酸、乙醇等。

【功能主治】清热利湿，行气。用于大肠湿热所致的泄泻，症见大便泄泻、腹痛腹胀，急慢性胃肠炎、腹泻、小儿消化不良见上述证候者。

【药物规格】每片重 0.42g。

【用法用量】口服。一次 3~4 片，一日 3~4 次；小儿酌减。

【注意事项】①有慢性结肠炎、溃疡性结肠炎便脓血等慢性病史者，患泄泻时应去医院就诊。②余同"葛根芩连丸"。

肠炎宁糖浆为肠炎宁片的不同剂型，临床可参考肠炎宁片的相关应用事项辨证使用。

4. 肠康片

【药物成分】木香、吴茱萸（制）、盐酸小檗碱。

【功能主治】清热燥湿，理气止痛。用于湿热泄泻。

【药物规格】每片含盐酸小檗碱 0.05g。

【用法用量】口服。一次 2~4 片，一日 2 次。

【注意事项】①妊娠期前三个月慎用。②有慢性结肠炎、溃疡性结肠炎便脓血等慢性病史者，患泄泻后应去医院就诊。③余同"葛根芩连丸"。

【现代研究】谭电波等用肠康片治疗急性感染性腹泻 300 例发现，肠康片治疗急性感染性腹泻的机理应与其抗病原微生物与拮抗胃肠痉挛作用有关，且对湿热泄泻有较好疗效。

5. 泻痢消片

【药物成分】黄连（酒炙）、苍术（炒）、白芍（酒炙）、厚朴（姜炙）、木香、吴茱萸（盐炒）、槟榔、枳壳、茯苓、陈皮、泽泻、甘草。

【功能主治】清热燥湿，行气止痛，化浊止痢。用于湿热泻痢，泄泻急迫，泻而不爽，大便黄褐色或便脓血，肛门灼热，腹痛，里急后重，心烦，口渴，小便黄赤，舌质红，苔薄黄或黄腻，脉濡数；急性肠炎、结肠炎、痢疾等见上述证候者。

【药物规格】每片重 0.35g。

【用法用量】口服。一次 3 片，一日 3 次。

【注意事项】服药期间，忌烟、酒及辛辣（生冷食物）。

【现代研究】李世辉为评价泻痢消胶囊治疗湿热内蕴所致泄泻的临床疗效

及安全性，以复方黄连素片为阳性对照做随机临床试验。结果发现"泻痢消胶囊"对湿热内蕴所致泄泻治疗效果明显，未发现不良反应。

6. 复方苦参肠炎康片

【药物成分】苦参、黄连、黄芩、白芍、车前子、金银花、甘草、颠茄流浸膏。

【功能主治】清热燥湿止泻。用于湿热泄泻，症见泄泻急迫或泻而不爽、肛门灼热感、腹痛、小便短赤，以及急性肠炎见上述证候者。

【药物规格】每片重0.4g。

【用法用量】口服。一日3次，一次4片，3天为1个疗程，或遵医嘱。

【注意事项】①有慢性结肠炎、溃疡性结肠炎便脓血等慢性病史者，患泄泻后应去医院就诊。②脾胃虚寒腹泻者不适用。③高血压、心脏病、反流性食管炎、胃肠道阻塞性疾患、甲状腺功能亢进、溃疡性结肠炎患者慎用。④余同"葛根芩连丸"。

7. 千喜片

【药物成分】穿心莲、千里光。

【功能主治】清热解毒，消炎止痛，止泻止痢。用于肠炎、结肠炎、细菌性痢疾和鼻窦炎等。

【药物规格】每片重0.31g。

【用法用量】口服。一次2~3片，一日3~4次；重症患者首次可服4~6片。

【注意事项】①服药期间，忌食辛辣、油腻食物。②本品为糖衣片，片芯为绿褐色至黑褐色，味苦；一般服药后大便呈黑色，系药物本身的色素。

千喜胶囊为千喜片的不同剂型，临床可参考千喜片的相关应用事项辨证使用。

三、食滞肠胃

患者表现如下：腹痛肠鸣，泄泻粪便臭如败卵，泻后痛减，脘腹胀满，嗳腐酸臭，不思饮食，舌苔垢浊或厚腻，脉滑。

1. 保和丸

【药物成分】山楂（焦）、茯苓、半夏（制）、六神曲（炒）、莱菔子（炒）、陈皮、麦芽（炒）、连翘。

【功能主治】消食，导滞，和胃。用于食积停滞，脘腹胀满，嗳腐吞酸，不欲饮食。

【药物规格】每100粒重6g。

【用法用量】口服。一次6~9g，一日2次；小儿酌减。

【注意事项】①饮食宜清淡，忌酒及辛辣、生冷、油腻食物。②不宜在服药期间同时服用滋补性中药。③有高血压、心脏病、肝病、糖尿病、肾病等慢性病严重者应在医师指导下服用。④儿童、孕妇、哺乳期妇女、年老体弱者应在医师指导下服用。⑤服药3天症状无缓解者，应去医院就诊。⑥对本品过敏者禁用，过敏体质者慎用。⑦本品性状发生改变时禁止使用。⑧儿童必须在成人监护下使用。⑨请将本品放在儿童不能接触的地方。⑩如正在使用其他药品，使用本品前请咨询医师或药师。

保和片、保和颗粒为保和丸的不同剂型，临床可参考保和丸的相关应用事项辨证使用。

2.枳实导滞丸

【药物成分】白术、大黄、茯苓、黄连、黄芩、六神曲、泽泻、枳实。

【功能主治】消积导滞，清利湿热。用于脘腹胀痛，不思饮食，大便秘结，痢疾里急后重。

【药物规格】60g。

【用法用量】口服。一次6~9g，一日2次。

【注意事项】忌食生冷食物。

3.胃立康片

【药物成分】广藿香、六神曲（麸炒）、白术、猪苓、麦芽、苍术、木香、茯苓、厚朴（姜汁制）、泽泻、清半夏、人参、豆蔻、吴茱萸（制）、陈皮、甘草；辅料为淀粉、硬脂酸镁。

【功能主治】健胃和中，顺气化滞。用于消化不良，倒饱嘈杂，呕吐胀满，肠鸣泻下。

【药物规格】每片重0.31g。

【用法用量】口服。一次4片，一日2次。

【注意事项】①感冒发热者慎用。②哺乳期妇女慎用。③服药不宜同时服用藜芦、五灵脂、皂荚或其制剂，不宜喝茶和吃萝卜以免影响药效。④有慢性结肠炎、溃疡性结肠炎等慢性病史者，患泄泻后应在医师指导下使用。⑤余同"保和丸"。

4.胃肠安丸

【药物成分】木香、沉香、枳壳（麸炒）、檀香、大黄、厚朴（姜炙）、人工麝香、巴豆霜、大枣（去核）、川芎。

【功能主治】芳香化浊，理气止痛，健胃导滞。用于湿浊中阻、食滞不化所致的腹泻、纳差、恶心、呕吐、腹胀、腹痛，消化不良、肠炎、痢疾见上述证候者。

【药物规格】每4丸重0.08g。

【用法用量】口服。成人一次4丸，一日3次；小儿1岁内一次1丸，一日2~3次；1~3岁一次1~2丸，一日3次；3岁以上酌加。

【注意事项】运动员慎用，脾胃虚弱者慎用。

【现代研究】刘启泉等为评价胃肠安丸治疗功能性腹泻的疗效和安全性。

将120例患者随机分为2组，治疗组60例给予胃肠安丸治疗，对照组60例给予舒丽启能（马来酸曲美布汀片）治疗，疗程为4周。通过比较治疗组不同观察时点各症状积分情况，并比较治疗组与对照组临床疗效，同时观察有无副作用，最终发现胃肠安丸治疗功能性腹泻效果显著，且随着疗程的延长有效率逐渐提高。

5.香砂和中丸

【药物成分】陈皮、厚朴（姜炙）、苍术（土炒）、青皮（醋炙）、山楂（焦）、白术（土炒）、清半夏、广藿香、砂仁、甘草（蜜炙）、枳壳（麸炒）、茯苓、六神曲（炒）。

【功能主治】健脾燥湿，和中消食。用于脾胃不和，不思饮食，胸满腹胀，恶心呕吐，嗳气吞酸。

【药物规格】每500丸重30g。

【用法用量】口服。一次6~9g，日2~3次。

【注意事项】①胃阴虚者不宜用，其表现为口干欲饮、大便干结、小便短少。②余同"保和丸"。

6.调胃消滞丸

【药物成分】厚朴（姜汁制）、羌活、神曲、枳壳、香附（四制）、半夏（制）、防风、前胡、川芎（酒蒸）、白芷、薄荷、砂仁、草果、木香、豆蔻、茯苓、苍术（泡）、广藿香、乌药（醋蒸）、甘草、紫苏叶、陈皮（蒸）。

【功能主治】疏风解表，散寒化湿，健胃消食。用于感冒属风寒夹湿、内伤食滞证，症见恶寒发热、头痛身困、食少纳呆、嗳腐吞酸、腹痛泄泻。

【药物规格】每袋装2.2g。

【用法用量】口服。一次1袋，一日2次。

【注意事项】①风热感冒者不适用，其表现为发热明显，微恶风，有汗，口渴，鼻流浊涕，咽喉肿痛，咳吐黄痰。②余同"保和丸"。

【现代研究】汪朝晖等为观察调胃消滞丸治疗急性胃肠炎（食滞湿阻证）的临床疗效，对226例急性胃肠炎患者采用分层区组随机、单盲、阳性药平行对照、多中心临床试验方法，发现调胃消滞丸治疗急性胃肠炎（食滞湿阻证）疗效确切。

7.健胃消食片

【药物成分】太子参、陈皮、山药、炒麦芽、山楂；辅料为蔗糖、糊精、枸橼酸、山楂香精、硬脂酸镁。

【功能主治】健胃消食。用于脾胃虚弱所致的食积，症见不思饮食、嗳腐酸臭、脘腹胀满，消化不良见上述证候者。

【药物规格】每片重0.8g。

【用法用量】口服，可以咀嚼。一次3片，一日3次。小儿酌减。

【注意事项】同"保和丸"。

8.同类其他药物

清胃保安丸、越鞠保和丸、槟榔四消丸、山楂化滞丸均可健胃消食，临床可参考辨证使用。

四、脾胃虚弱

患者表现如下：大便时溏时泻，迁延反复，食少，食后脘闷不舒，稍进油腻食物，则大便次数明显增加，面色萎黄，神疲倦怠，舌质淡，苔白，脉细弱。

1.参苓白术散

【药物成分】白扁豆、白术、茯苓、甘草、桔梗、莲子、人参、砂仁、山药、薏苡仁。

【功能主治】补脾胃，益肺气。用于脾胃虚弱，食少便溏，气短咳嗽，肢倦乏力。

【药物规格】每袋装9g。

【用法用量】口服。一次6~9g，一日2~3次。

【注意事项】①忌不易消化食物。②感冒发热患者不宜服用。③余同"保和丸"。

参苓白术丸为参苓白术散的不同剂型，临床可参考参苓白术散的相关应用事项辨证使用。

2.启脾丸

【药物成分】人参、炒白术、茯苓、甘草、陈皮、山药、莲子（炒）、炒山楂、六神曲（炒）、炒麦芽、泽泻；辅料为赋形剂蜂蜜。

【功能主治】健脾和胃。用于脾胃虚弱，消化不良，腹胀便溏。

【药物规格】大蜜丸，每丸重3g。

【用法用量】口服。一次1丸，一日2~3次；3岁以内小儿酌减。

【注意事项】①忌生冷、油腻及不易消化食物。②婴幼儿应在医师指导下服用。③感冒时不宜服用。④长期厌食、体弱消瘦者，及腹胀重、腹泻次数增多者应去医院就诊。⑤余同"保和丸"。

3.补脾益肠丸

【药物成分】外层：黄芪、党参（米炒）、砂仁、白芍、当归（土炒）、白术（土炒）、肉桂；内层：醋延胡索、荔枝核、炮姜、炙甘草、防风、木香、补骨脂（盐制）、赤石脂（煅）；辅料为炼蜜、肠溶衣、药用炭。

【功能主治】益气养血，温阳行气，涩肠止泻。用于脾虚气所致的泄泻，症见腹胀疼痛、肠鸣泄泻。

【药物规格】每瓶装130g。

【用法用量】口服。一次6g，一日3次。

【注意事项】①服药期间忌食生冷、辛辣油腻之物。②感冒发热者慎用。③有慢性结肠炎、溃疡性结肠炎便脓血等慢性病史者，患泄泻后应在医师指导下使用。④余同"保和丸"。

4.健脾丸

【药物成分】党参、白术（炒）、陈皮、枳实（炒）、山楂（炒）、麦芽（炒）；辅料蜂蜜。

【功能主治】健脾开胃。用于脾胃虚弱，脘腹胀满，食少便溏。

【药物规格】每8丸相当于原生药3g。

【用法用量】口服。一次8丸，一日3次。

【注意事项】同"保和丸"。

健脾糖浆为健脾丸的不同剂型，临床可参考健脾丸的相关应用事项辨证使用。

5.六君子丸

【药物成分】党参、白术（麸炒）、茯苓、半夏、陈皮、甘草（蜜炙）；辅料为生姜、大枣汁。

【功能主治】补脾益气，燥湿化痰。用于脾胃虚弱，食量不多，气虚痰多，腹胀便溏。

【药物规格】每袋装9g。

【用法用量】口服。一次9g（1袋），一日2次。

【注意事项】①不适用于脾胃阴虚，主要表现为口干、舌红少津、大便干。②余同"保和丸"。

6.四君子丸

【药物成分】党参、白术、茯苓、生姜、大枣、甘草；辅料为苯甲酸钠。

【功能主治】益气健脾。用于脾胃气虚，胃纳不佳，食少便溏。

【药物规格】10袋。

【用法用量】口服。一次1袋，一日2次。

【注意事项】①不适用于脾胃阴虚，主要表现为口干、舌少津、大便干者。②不适用于急躁易怒、脘胁作胀、嗳气者。③不适用于急性肠炎，主要表现为腹痛、水样大便频繁。④糖尿病患者慎用。⑤余同"保和丸"。

四君子颗粒为四君子丸的不同剂型，临床可参考四君子丸的相关应用事项辨证使用。

7.开胃健脾丸

【药物成分】白术、党参、茯苓、木香、黄连、六神曲（炒）、陈皮、砂仁、麦芽（炒）、山楂、山药、肉豆蔻（煨）、甘草（蜜炙）；辅料为蜂蜜。

【功能主治】开胃健脾。用于脾胃不和，消化不良，食欲不振，嗳气吞酸。

【药物规格】60g。

【用法用量】口服。一次6~9g，一日2次。

【注意事项】①不适用于口干、舌少津，或有手足心热、食欲不振、脘腹作胀、大便干者。②余同"保和丸"。

8. 人参健脾丸

【药物成分】人参、白术（麸炒）、茯苓、山药、陈皮、木香、砂仁、炙黄芪、当归、酸枣仁（炒）、远志（制）；辅料为赋形剂蜂蜜。

【功能主治】健脾益气，和胃止泻。用于脾胃虚弱所致的饮食不化、脘闷嘈杂、恶心呕吐、腹痛便溏、不思饮食、体弱倦怠。

【药物规格】大蜜丸，每丸重6g。

【用法用量】口服。一次2丸，一日2次。

【注意事项】同"保和丸"。

五、肝气乘脾

患者表现如下：素有胸胁胀闷，嗳气食少，每因抑郁恼怒，或情绪紧张之时，发生腹痛泄泻，腹中雷鸣，攻窜作痛，矢气频作，舌质红，脉弦。

1. 痛泻宁颗粒

【药物成分】白芍、青皮、薤白、白术。

【功能主治】柔肝缓急，疏肝行气，理脾运湿。用于肝气犯脾所致的腹痛、腹泻、腹胀、腹部不适等症，肠易激综合征（腹泻型）等见上述证候者。

【药物规格】每袋装5g。

【用法用量】口服。一次1~2袋，一日3次。

【注意事项】①忌酒、辛辣、生冷、油腻食物。②未见肝、肾功能不全者用药相关研究资料。③未见妊娠期、哺乳期妇女、儿童、老年人用药相关研究资料。④药品外观性状发生改变时禁止使用。

2. 健胃愈疡颗粒

【药物成分】柴胡、党参、白芍、延胡索、白及、珍珠层粉、青黛、甘草。

【功能主治】疏肝健脾，生肌止痛。用于肝郁脾虚、肝胃不和所致的胃痛，症见脘腹胀痛、嗳气吞酸、烦躁不适、腹胀便溏，消化性溃疡见上述证候者。

【药物规格】每袋装3g。

【用法用量】温开水冲服。一次1袋，一日3次。

【注意事项】本品入口有较强涩感，故宜以温开水冲服。

健胃愈疡片为健胃愈疡颗粒的不同剂型，临床可参考健胃愈疡颗粒的相关应用事项辨证使用。

六、肾阳虚衰

患者表现如下：黎明之前腹部作痛，肠鸣即泻，完谷不化，泻后则安，腹部喜温，形寒肢冷，腰膝酸软，舌淡，苔白，脉沉细。

1.四神丸

【药物成分】肉豆蔻（煨）、补骨脂（盐炒）、五味子（醋制）、吴茱萸（制）、大枣（去核）。

【功能主治】温肾散寒，涩肠止泻。用于肾阳不足所致的泄泻，症见肠鸣腹胀、五更溏泄、食少不化、久泻不止、面黄肢冷。

【药物规格】每袋装9g。

【用法用量】口服。一次9g，一日1~2次。

【注意事项】尚不明确。

四神片为四神丸的不同剂型，临床可参考四神丸的相关应用事项辨证使用。

2.肠胃宁片

【药物成分】党参、黄芪、补骨脂、赤石脂、砂仁、白芍、延胡索、当归、姜炭、罂粟壳、白术、木香、葛根、防风、儿茶、炙甘草。

【功能主治】健脾益肾，温中止痛，涩肠止泻。用于脾肾阳虚所致的泄泻，症见大便不调、五更泄泻，时带黏液，伴腹胀腹痛、胃脘不舒、小腹坠胀。慢性结肠炎、溃疡性结肠炎、肠功能紊乱属上述证候者。

【药物规格】每片重0.3g。

【用法用量】口服。一次4~5片，一日3次。

【注意事项】禁食酸、冷、刺激性的食物；儿童慎用。

3.桂附理中丸

【药物成分】肉桂、附片、党参、炒白术、炮姜、炙甘草；辅料为蜂蜜。

【功能主治】补肾助阳，温中健脾。用于肾阳衰弱，脾胃虚寒，症见脘腹冷痛、呕吐泄泻、四肢厥冷。

【药物规格】每丸重9g。

【用法用量】用姜汤或温开水送服。一次1丸，一日2次。

【注意事项】①忌不易消化食物。②感冒发热患者不宜服用。③有高血压、心脏病、肝病、糖尿病、肾病等慢性病严重者应在医师的指导下服用。④孕妇慎用，哺乳期妇女、儿童应在医师指导下服用。⑤吐泻严重者应及时去医院就诊。⑥严格按照用法用量服用，本品不宜长期服用。⑦服药2周内症状无缓解者，应去医院就诊。⑧对本品过敏者禁用，过敏体质者慎用。⑨本品性状发生改变时禁止使用。⑩儿童必须在成人监护下使用。⑪请将本品放在儿童不能接触的地方。⑫如正在使用其他药品，使用本品前请咨询医师或药师。

参考文献

［1］李翠联，马琛，曹彬.葛根芩连丸治疗成人急性感染性腹泻的研究［J］.湖南中医药大学学报，2013，33（04）：22-23.

［2］谭电波，韩育明，朱克俭，等.肠康片治疗急性感染性腹泻300例总结［J］.湖南中医杂志，2004，（03）：14-15.

［3］李世辉，朱虹江.泻痢消胶囊治疗湿热泄泻108例临床观察［J］.云南中医学院学报，2009，32（03）：41-44.

［4］刘启泉，石芳，张娜娜，等.胃肠安丸治疗功能性腹泻60例临床观察［J］.中医药临床杂志，2016，28（03）：360-362.

［5］汪朝晖，陈丹曼，杨忠奇，等.调胃消滞丸治疗急性胃肠炎（食滞湿阻证）的临床研究［J］.湖北中医杂志，2009，31（04）：15-16.

第八节　便秘

便秘指大便排便周期延长，或周期不长，但粪质干结，排便艰难，或粪质不硬，虽有便意，但便出不畅的病症。中医将便秘分为肠胃积热、气机郁滞、气虚、血虚、阳虚五种类型。血虚便秘和阳虚便秘临床尚无常用中成药，因此本节不列出。

一、肠胃积热

患者表现如下：大便干结，腹中胀满，口干口臭，面红身热，心烦不安，多汗，时欲饮冷，小便短赤，舌质红干，苔黄燥，或焦黄起芒刺，脉滑数或弦数。

1.麻仁润肠丸

【药物成分】火麻仁、苦杏仁（炒）、大黄、木香、陈皮、白芍；辅料为赋形剂蜂蜜。

【功能主治】润肠通便。用于肠胃积热，胸腹胀满，大便秘结。

【药物规格】每丸重6g。

【用法用量】口服。一次1~2丸，一日2次。

【注意事项】①饮食宜清淡，忌酒及辛辣食物。②不宜在服药期间同时服用滋补性中药。③有高血压、心脏病、肝病、糖尿病、肾病等慢性病严重者应在医师指导下服用。④胸腹胀满严重者应去医院就诊。⑤儿童、哺乳期妇女、年老体弱者应在医师指导下服用。⑥严格按用法用量服用，本品不宜长期用。⑦服药3天症状无缓解者，应去医院就诊。⑧对本品过敏者禁用，过敏体质者慎用。⑨本品性状发生改变时禁止使用。⑩儿童必须在成人监护下使用。⑪请将本品放在儿童不能接触的地方。⑫如正在使用其他药品，使用本品前请咨询医师或药师。

【现代研究】张青森等采用麻仁润肠丸治疗老年慢性功能性便秘78例，结果总有效率85.8%，不良反应少、程度轻，患者依从性好，且治疗费用相对较低，值得推广。

2. 麻仁滋脾丸

【药物成分】大黄（制）、火麻仁、当归、姜厚朴、炒苦杏仁、麸炒枳实、郁李仁、白芍；辅料为蜂蜜。

【功能主治】润肠通便，健胃消食。用于胃肠积热、肠燥津伤所致的大便秘结，胸腹胀满，饮食无味，烦躁不宁，舌红少津。

【药物规格】每丸重9g。

【用法用量】口服。一次1丸，一日2次。

【注意事项】同"麻仁润肠丸"。

3. 麻仁丸

【药物成分】火麻仁、苦杏仁、大黄、枳实（炒）、姜厚朴、炒白芍；辅料为蜂蜜。

【功能主治】润肠通便。用于肠热津亏所致的便秘，症见大便干结难下、腹部胀满不舒，习惯性便秘见上述证候者。

【药物规格】大蜜丸，每丸重9g。

【用法用量】口服。大蜜丸一次1丸，一日1~2次。

【注意事项】同"麻仁润肠丸"。

4. 通幽润燥丸

【药物成分】枳壳（去瓤麸炒）、木香、厚朴（姜炙）、桃仁（去皮）、红花、当归、苦杏仁（去皮炒）、火麻仁、郁李仁、熟地黄、生地黄、黄芩、槟榔、熟大黄、生大黄、甘草。

【功能主治】清热导滞，润肠通便。用于胃肠积热、幽门失润引起脘腹胀满、大便不通。

【药物规格】每袋装4g。

【用法用量】口服。一次1~2袋（4~8g），一日2次。

【注意事项】①服药后症状无改善，或症状加重，或出现新的症状者，应立即停药并到医院就诊。②同"麻仁润肠丸"。

5. 当归龙荟片

【药物成分】当归、芦荟、大黄、龙胆、黄连、黄芩、栀子、黄柏、木香、青黛。

【功能主治】清肝明目，泻火通便。用于肝胆实热，胃肠湿热，症见耳聋、耳鸣、耳内生疮、头晕牙痛、眼目赤肿、大便不通。

【药物规格】每片重0.5g。

【用法用量】口服。一次4片，一日2次。

【注意事项】孕妇遵医嘱服用。

当归龙荟丸为当归龙荟片的不同剂型，临床可参考当归龙荟片的相关应用事项辨证使用。

6.清泻丸

【药物成分】大黄、黄芩、枳实、甘草、朱砂粉。

【功能主治】清热，通便，消滞。用于实热积滞所致的大便秘结。

【药物规格】每袋装5.4g。

【用法用量】口服。一次5.4g。

【注意事项】孕妇禁用。

7.大黄清胃丸

【药物成分】大黄、关木通、槟榔、黄芩、胆南星、羌活、滑石粉、白芷、牵牛子、芒硝。

【功能主治】清热解毒，通便。用于胃火炽盛，症见口燥舌干、头痛目眩、大便燥结。

【药物规格】每丸重9g。

【用法用量】口服。一次1丸，一日2次。

【注意事项】尚不明确。

8.润肠丸

【药物成分】桃仁、羌活、大黄、当归、火麻仁；辅料为淀粉。

【功能主治】润肠通便。用于实热津亏便秘。

【药物规格】每4丸相当于原药材1.5g。

【用法用量】口服。一次4丸，一日3次。宜空腹服。

【注意事项】同"麻仁润肠丸"。

二、气机郁滞

患者表现如下：大便干结，欲便不出，腹中胀满，胸胁满闷，嗳气呃逆，食欲不振，肠鸣矢气，舌苔薄白或薄黄或薄腻，脉弦。

沉香化气丸

【药物成分】沉香、广藿香、莪术（醋制）、六神曲（炒）、陈皮、木香、香附（醋制）、砂仁、麦芽、甘草。

【功能主治】理气疏肝，消积和胃。用于肝胃气滞，脘腹胀痛，胸膈痞满，不思饮食，嗳气泛酸。

【药物规格】每袋装6g。

【用法用量】口服。一次3~6g（1/2袋~1袋），一日2次。

【注意事项】①忌食生冷、油腻、不易消化性食物。②忌情绪激动或生闷气。③不适用于脾胃阴虚，主要表现为口干、舌红少津、大便干。④按照用法用量服用，小儿、年老体弱者应在医师指导下服用。⑤哺乳期妇女慎用。⑥对本品过敏者禁用，过敏体质者慎用。⑦本品性状发生改变时禁止使用。⑧儿童必须在成人监护下使用。⑨请将本品放在儿童不能接触的地方。⑩如正在使用其他药品，使用本品前请咨询医师或药师。

三、气虚便秘

患者表现如下：大便并不干燥，临厕努责乏力，难以排出，便后乏力，伴有汗出气短、面白神疲、肢倦懒言、舌淡胖或边有齿痕，苔薄白，脉细弱。

1.胃肠复元膏

【药物成分】黄芪、太子参、蒲公英、大黄、桃仁、赤芍、莱菔子（炒）、木香、枳壳（麸炒）、紫苏梗。

【功能主治】益气活血，理气通下。用于胃肠手术后腹胀、胃肠活动减弱，症见体乏气短、脘腹胀满、大便不下，亦可用于老年性便秘及虚性便秘。

【药物规格】每瓶装100g。

【用法用量】口服。腹部手术前1~3天，一次15~30g，一日2次或遵医嘱；术中胃肠吻合完成前，经导管注入远端肠管40~60g（用水稀释2~3倍）或遵医嘱；术后6~8小时，口服，一次20~30g，一日2次或遵医嘱；老年性便秘：一次10~20g，一日2次或遵医嘱。

【注意事项】孕妇禁用。

2.便通片

【药物成分】白术（炒）、肉苁蓉、当归、桑椹、枳实、芦荟。

【功能主治】健脾益肾，润肠通便。用于脾肾不足、肠腑气滞所致的虚秘，症见大便秘结或排便乏力、神衰气短、头晕目眩、腰膝酸软等，以及原发性习惯性便秘、肛周疾患所引起的便秘见以上证候者。

【药物规格】每片重0.46g。

【用法用量】口服。一次3片，一日2次，或遵医嘱。

【注意事项】本品不宜用于孕妇及7岁以下儿童。

便通胶囊为便通片的不同剂型，临床可参考便通片的相关应用事项辨证使用。

参考文献

张青森，胡霞，张志勇，等.麻仁润肠丸治疗老年慢性功能性便秘78例分析［J］.人民军医，2016，59（07）：737.

第五章　肝胆系疾病用药

第一节　胁痛

胁痛指以一侧或两侧胁肋部疼痛为主要表现的病症，是临床上比较多见的一种自觉症状。胁，指侧胸部，为腋以下至第十二肋骨部的总称。胁痛可见于西医的多种疾病之中，如急慢性肝炎、胆囊炎、胆结石、胆道蛔虫、肋间神经痛等，凡上述疾病中以胁痛为主要表现者，均可参照本节辨证论治。胁痛的病位在肝胆，又与脾胃及肾相关，基本病机为肝络失和，其病理变化可归结为"不通则痛"与"不荣则痛"两类。治疗当以疏肝和络止痛为基本治则。胁痛病因虽有外感内伤之分，但以内伤胁痛较常见。辨证时，应先分气血虚实，一般气郁者多为胀痛，痛处游走不定。胀痛，指疼痛且有胀的感觉，是气滞作痛的特点。血瘀者多为刺痛，痛有定处。刺痛指疼痛如针刺之状，是瘀血致痛的特征之一。虚证胁痛多隐隐作痛，实证胁痛多为突发疼痛，痛势较剧。临床常见以下证型：肝气郁结型、气滞血瘀型、肝胆湿热型、肝阴不足型。

一、肝气郁结

患者表现如下：胁痛胀痛，走窜不定，每因情志而增减，胸闷气短，嗳气频作，苔薄，脉弦。

1.柴胡疏肝丸

【药物成分】茯苓、麸炒枳壳、豆蔻、酒白芍、甘草、醋香附、陈皮、桔梗、姜厚朴、炒山楂、防风、六神曲（炒）、柴胡、黄芩、薄荷、紫苏梗、木香、炒槟榔、醋三棱、酒大黄、青皮（炒）、当归、姜半夏、乌药、醋莪术。

【功能主治】疏肝理气，消胀止痛。用于肝气不舒，胸胁痞闷，食滞不清，呕吐酸水。

【规格型号】每丸重10g。

【用法用量】口服。一次1丸，一日2次。

【注意事项】①忌生冷及油腻难消化的食物。②服药期间要保持情绪乐观，切忌生气恼怒。③有高血压、心脏病、肝病、糖尿病、肾病等慢性病严重者应在医师指导下服用。④儿童、年老体弱、孕妇、哺乳期妇女及月经量多者应在医师指导下服用。⑤严格按用法用量服用，本品不宜长期服用。⑥服药3天症状无缓解者，应去医院就诊。⑦对本品过敏者禁用，过敏体质者慎用。⑧本品性状发生改变时禁止使用。⑨儿童必须在成人监护下使用。⑩请将本品放在儿童不能接触的地方。⑪如正在使用其他药品，使用本品前请咨询医师或药师。

【现代研究】相关研究显示，采用柴胡疏肝丸进行治疗慢性萎缩性胃炎后，能够明显改善患者的临床症状及体征，且效果良好，不良反应较少，安全性较高，值得临床应用推广。

2. 舒肝丸

【药物成分】川楝子、延胡索（醋制）、片姜黄、白芍（酒炒）、沉香、枳壳（炒）、木香、砂仁、陈皮、豆蔻仁、茯苓、厚朴（姜制）、朱砂。

【功能主治】疏肝和胃，理气止痛。用于肝郁气滞，胸肋胀满，胃脘疼痛，嘈杂呕吐，嗳气泛酸。

【规格型号】每丸重6g。

【用法用量】口服。一次1丸，一日2~3次。

【注意事项】①孕妇慎用。②本品处方中含朱砂，不宜过量久服，肝肾功能不全者慎用。③服用前除去蜡皮、塑料球壳；本品可嚼服，也可分份吞服。

3. 安络化纤丸

【药物成分】生地黄、三七、水蛭、僵蚕、地龙、白术、郁金、牛黄、瓦楞子、牡丹皮、大黄、生麦芽、鸡内金、水牛角浓缩粉；辅料为倍他环糊精。

【功能主治】健脾养肝，凉血活血，软坚散结。用于慢性乙型肝炎，乙肝后早、中期肝硬化，表现为肝脾两虚、瘀热互结证候者，症见胁肋胀痛、脘腹胀满、神疲乏力、口干咽燥、纳食减少、便溏不爽、小便黄等。

【规格型号】每袋装6g。

【用法用量】口服。一次6g，一日2次或遵医嘱，3个月为1个疗程。

【注意事项】忌酒类及生冷、辛辣食物，月经期停用，孕妇忌用。

4. 胃力片

【药物成分】半夏（姜制）、龙胆、木香、大黄、枳实（制）。

【功能主治】行气止痛，和胃利胆，消积导滞，通腑降浊。用于饮食不节，痰浊中阻，症见痞满呕吐、胃脘胁肋疼痛、食欲不振、大便秘结，急性胃炎、胆囊炎属上述证候者。

【规格型号】每片重0.6g。

【用法用量】口服。一次2~3片，一日3次。

【注意事项】脾胃虚寒者及孕妇慎用，或遵医嘱。

【现代研究】实验研究发现胃力片能显著促进小鼠小肠推进运动，促进胃肠排空，而且安全无毒。这提示此方有理气和胃、升清降浊的功效。

5. 平肝舒络丸

【药物成分】柴胡、青皮（醋炙）、陈皮、佛手、乌药、香附（醋炙）、木香、檀香、丁香、沉香、广藿香、砂仁、豆蔻、厚朴（姜炙）、枳壳（去瓤麸炒）、羌活、白芷、铁丝威灵仙（酒炙）、细辛、木瓜、防风、钩藤、僵蚕（麸炒）、胆南星（酒炙）、牛膝、川芎、熟地黄、天竺黄、桑寄生、何首乌（黑豆酒炙）、延胡索（醋炙）、乳香（醋炙）、龟甲（沙烫醋淬）、没药（醋炙）、白及、人参、白术（麸炒）、茯苓、肉桂、黄连、冰片、朱砂粉、羚羊角粉。

【功能主治】平肝疏络，活血祛风。用于肝气郁结、经络不疏引起的胸胁胀痛、肩背串痛、手足麻木、筋脉拘挛。

【规格型号】35g。

【用法用量】温黄酒或温开水送服。一次35粒，一日2次。

【注意事项】本品处方中含朱砂，不宜过量久服，肝肾功能不全者慎用。

6. 舒肝止痛丸

【药物成分】柴胡、当归、白芍、赤芍、白术（炒）、薄荷、甘草、生姜、香附（醋制）、郁金、延胡索（醋制）、川楝子、木香、半夏（制）、黄芩、川芎、莱菔子（炒）。

【功能主治】疏肝理气，和胃止痛。用于肝胃不和，肝气郁结，胸胁胀满，呕吐酸水，脘腹疼痛。

【规格型号】每袋装4.5g。

【用法用量】口服。一次4~4.5g（1袋），一日2次。

【注意事项】同"柴胡疏肝丸"。

7. 护肝片

【药物成分】柴胡、茵陈、板蓝根、五味子、猪胆粉、绿豆。

【功能主治】疏肝理气，健脾消食。具有降低转氨酶作用，用于慢性肝炎及早期肝硬化等。

【规格型号】每片重0.36g。

【用法用量】口服。一次4片，一日3次。

【注意事项】①当药品性状发生改变时禁止服用。②请放在儿童不能接触的地方。

8. 沉香舒气丸

【药物成分】木香、砂仁、沉香、青皮（醋炙）、厚朴（姜炙）、香附（醋炙）、乌药、枳壳（去瓤麸炒）、草果仁、豆蔻、片姜黄、郁金、延胡索（醋炙）、五灵脂（醋炙）、柴胡、山楂（炒）、槟榔、甘草；辅料为赋形剂蜂蜜。

【功能主治】舒气化郁，和胃止痛。用于肝郁气滞、肝胃不和引起的胃脘胀痛、两胁胀满疼痛或刺痛、烦躁易怒、呕吐吞酸、呃逆嗳气、倒饱嘈杂、不思饮食。

【规格型号】每丸重3g。

【用法用量】口服。一次2丸，一日2~3次。

【注意事项】①不适用于脾胃阴虚，主要表现为口干、舌红少津、大便干。②其余注意事项同"柴胡疏肝丸"。

9.胆石利通片

【药物成分】硝石（制）、白矾、郁金、三棱、猪胆膏、金钱草、陈皮、乳香（制）、没药（制）、大黄、甘草。

【功能主治】理气解郁，化瘀散结，利胆排石。用于胆石病气滞证，症见右上腹胀满疼痛，痛引肩背，胃脘痞满，厌食油腻。

【规格型号】每片重0.45g。

【用法用量】口服。一次6片，一日3次；或遵医嘱。

【注意事项】胆道狭窄、急性胆道感染者忌用；孕妇慎用。

10.逍遥丸

【药物成分】柴胡、当归、白勺、白术、茯苓、薄荷、生姜、炙甘草。

【功能主治】疏肝健脾，养血调经。用于肝气不舒，胸胁胀痛，头晕目眩，食欲减退，月经不调。

【规格型号】每瓶装36g。

【用法用量】口服。一次6~9g，一日1~2次。

【注意事项】同"柴胡疏肝丸"。

二、气滞血瘀

患者表现如下：胁部刺痛，固定不移，胁肋下或可触及结块，舌紫暗，脉沉涩。

1.扶正化瘀胶囊

【药物成分】丹参、发酵虫草菌粉、桃仁、松花粉、绞股蓝、五味子（制）。

【功能主治】活血祛瘀，益精养肝。用于乙型肝炎肝纤维化属"瘀血阻络、肝肾不足"证者，症见胁下痞块、胁肋疼痛、面色晦暗，或见赤缕红斑、腰膝酸软、疲倦乏力、头晕目涩，舌质暗红或有瘀斑，苔薄或微黄，脉弦细。

【规格型号】每粒装0.5g。

【用法用量】口服。一次1.5g，一日3次，24周为1个疗程。

【注意事项】孕妇忌用；湿热盛者慎用。

【现代研究】药理试验显示，本品可抑制四氯化碳加高脂饲料致大鼠肝纤维化的程度，抑制四氯化碳和D-半乳糖胺致大鼠血清丙氨酸氨基转换酶的升高。

2.肝达康颗粒

【药物成分】柴胡（醋炙）、白芍、当归、茜草、白术、茯苓、鳖甲、湘曲、党参、白茅根、枳实、青皮、砂仁、地龙、甘草。

【功能主治】疏肝理脾，化瘀通络。用于肝郁脾虚兼血瘀所致的胁痛腹胀、胁下痞块、疲乏纳差、大便溏薄，慢性乙型肝炎见上述证候者。

【规格型号】每袋装4g。

【用法用量】口服。一次1袋，一日3次。疗程一个月，可连续使用3个疗程。

【注意事项】孕妇慎用。

3.肝复乐胶囊

【药物成分】党参、鳖甲（醋制）、重楼、白术（炒）、黄芪、陈皮、土鳖虫、大黄、桃仁、半枝莲、败酱草、茯苓、薏苡仁、郁金、苏木、牡蛎、茵陈、木通、香附（制）、沉香、柴胡。

【功能主治】健脾理气，化瘀软坚，清热解毒。适用于属肝瘀脾虚证的原发性肝癌，症见上腹肿块、胁肋疼痛、神疲乏力、食少纳呆、脘腹胀满、心烦易怒、口苦咽干等。

【规格型号】每粒装0.5g。

【用法用量】口服。一次6粒，一日3次。Ⅱ期原发性肝癌疗程为2个月，Ⅲ期原发性肝癌疗程为1个月，或遵医嘱。

【注意事项】孕妇忌服；有明显出血倾向者慎服。

4.朝阳胶囊

【药物成分】黄芪、鹿茸粉、硫黄（豆腐炙）、鹿角霜、干姜、核桃仁、石膏、铜绿、大黄、青皮、大枣、绿矾、川楝子、黄芩、甘草、薄荷、冰片、玄参、木香。

【功能主治】温肾健脾，疏肝散郁，化湿解毒。用于慢性肝炎属于脾肾不足、肝郁血滞、痰湿内阻者。症见面色晦暗或㿠白、神疲乏力、纳呆腹胀、胁肋隐痛、胁下痞块、小便清或淡黄、大便溏或不爽、腰酸腿软、面颈血痣或见肝掌等。

【规格型号】每粒装0.42g。

【用法用量】口服。一次4粒，一日1次，或遵医嘱服。

【注意事项】①忌食生、冷、酒、蒜。②不宜吃油腻之品。③有黄疸者（属阳黄）不宜服用。④证属肝肾阴虚及湿热甚者慎用，或遵医嘱服用。

5.参灵肝康胶囊

【药物成分】人参、灵芝、半边莲、墨旱莲、地耳草、熊胆粉、三七、红花、龙胆、山豆根、五味子、枸杞子、杜仲、当归、补骨脂、溪黄草、甘草。

【功能主治】清热化结，消肿止痛，调和气血，养肝益肾，抑制病毒，增强免疫力。用于急慢性乙型肝炎，肝功能不正常者亦适用。对改善气滞血瘀、肝肾不足证引起的食欲不振、厌油口苦、胁肋胀痛、脘腹胀满、倦怠乏力、急躁易怒、小便赤黄等症亦有效。

【规格型号】每粒装0.5g。

【用法用量】饭后温开水送服。一日3次，一次4粒，急性肝炎30天为1个疗程，慢性肝炎100天为1个疗程。

【注意事项】服药期间忌酒。

6.天舒片

【药物成分】川芎、天麻。

【功能主治】活血平肝，通络止痛。用于瘀血阻络或肝阳上亢所致的头痛日久，痛有定处，或头晕胁痛、失眠烦躁，舌质暗或有瘀斑；血管神经性头痛、紧张性头痛、高血压头痛见上述证候者。

【规格型号】每片重0.34g。

【用法用量】饭后口服。一次4片，一日3次；或遵医嘱。

【注意事项】孕妇及月经量过多的妇女禁用。

7.五灵止痛胶囊

【药物成分】五灵脂、蒲黄、冰片。

【功能主治】行气止痛，通经活络，祛瘀散结，开窍辟秽。用于因气滞血瘀所致的胸胁痛、胃脘痛、痛经、腹痛，亦可用于扭挫伤。

【规格型号】每粒装0.3g。

【用法用量】口服。一次1~2粒，痛时服用。

【注意事项】①忌食生冷、油腻、不易消化食物。②不适用于消化道溃疡出血，主要表现为大便稀且呈黑色。③孕妇及妇女月经量多者不宜服用。④不宜与含有人参成分的药物同时服用。⑤对本品过敏者禁用，过敏体质者慎用。

8.二十五味松石丸

【药物成分】松石、珍珠、珊瑚、朱砂、诃子肉、铁屑（诃子制）、余甘子、五灵脂膏、檀香、降香、木香马兜铃、鸭嘴花、牛黄、木香、绿绒蒿、船形乌头、肉豆蔻、丁香、伞梗虎耳草、毛诃子（去核）、天竺黄、西红花、木棉花、麝香、石灰华。

【功能主治】清热解毒，疏肝利胆，化瘀。用于肝郁气滞，血瘀，肝中毒，肝痛，肝硬化，肝渗水及各种急、慢性肝炎和胆囊炎。

【规格型号】每丸重1g。

【用法用量】口服，研碎后服用。一次1g，一日1次。

【注意事项】①服用本品期间，应定期进行肾功能检查；②本品所含剧毒药物朱砂、马兜铃、船形乌头等，长期服用均可导致肾功能损害，不宜过量服用或久服。③孕妇禁用，肾功能不全者忌用。

9.肝胆舒康胶囊

【药物成分】白芍、茵陈、柴胡、郁金、丹参、鳖甲（制）、大枣。

【功能主治】清肝理脾，行气化瘀。用于肝瘀脾虚所致的胸胁胀痛、脘痞胀满、体倦纳呆、口苦等症的辅助治疗。适用于各类急慢性肝炎、胆囊炎、酒精肝、脂肪肝，预防和治疗肝纤维化等。

【规格型号】每粒装0.5g。

【用法用量】口服。一次4粒，一日3次。

【注意事项】肝肾阴虚患者，表现为五心烦热、头晕目眩、舌质红、少苔、脉细数者忌用；出现皮疹等过敏反应时应停药。

10.六味五灵片

【药物成分】五味子、女贞子、连翘、莪术、苣荬菜、灵芝孢子粉。

【功能主治】滋肾养肝，活血解毒。用于治疗慢性乙型肝炎氨基转移酶升高，中医辨证属于肝肾不足、邪毒瘀热互结者。症见胁肋疼痛、腰膝酸软、口干咽燥、倦怠乏力、纳差、脘胀、身目发黄或不黄、小便色黄、头晕目眩、两目干涩、手足心热、失眠多梦，舌暗红或有瘀斑，苔少或无苔，脉弦细。

【规格型号】每片重0.5g。

【用法用量】口服。一次3片，一日3次，连服3个月；随后每月递减，再连服3个月。减量第1个月，一次3片，一日2次；减量第2个月，一次2片，一日2次；减量第3个月，一次2片，一日1次。

【不良反应】临床试验中，1例患者出现心电图异常（左前分支阻滞，T波改变），是否与试验药物有关尚无法确定。

【注意事项】孕妇禁用。忌烟酒及辛辣、刺激性食物。

三、肝胆湿热

患者主要表现如下：胁肋灼痛或绞痛，胸闷纳呆，口干口苦，恶心呕吐，或尿黄身热，舌红苔黄腻，脉弦数。灼痛指疼痛有灼热之感，而且喜冷恶热，常因火邪窜络或阴虚火旺，组织被灼所致。

1.茵莲清肝颗粒

【药物成分】茵陈、板蓝根、绵马贯众、茯苓、郁金、当归、红花、琥珀、白芍（炒）、白花蛇舌草、半枝莲、广藿香、佩兰、砂仁、虎杖、丹参、泽兰、柴胡、重楼。

【功能主治】清热解毒，调肝和脾。用于急性甲型、慢性乙型病毒性肝炎属"湿热蕴结，肝脾不和"证者，症见胁痛、脘痞、纳呆、乏力等。

【规格型号】每袋装10g。

【用法用量】温开水冲服。一次10g（1袋），一日3次。急性甲型病毒性肝炎的1个疗程为4周，慢性乙型病毒性肝炎的1个疗程为3个月。

【注意事项】孕妇慎用；忌食辛辣油腻食物。

【现代研究】本品能抑制鸭乙肝病毒；对D-半乳糖胺所致小鼠急性肝损伤和四氯化碳所致大鼠慢性肝损伤有保护作用；抑制小鼠酒精急性肝损伤，阻塞性黄疸引起的ALT、AST升高；促进正常大鼠的胆汁分泌。

2.双虎清肝颗粒

【药物成分】金银花、虎杖、黄连、瓜蒌、白花蛇舌草、蒲公英、丹参、野菊花、紫花地丁、法半夏、麸炒枳实、甘草。

【功能主治】清热利湿，化痰宽中，理气活血。用于湿热内蕴所致的胃脘痞闷、口干不欲饮、恶心厌油、食少纳差、胁肋隐痛、腹部胀满、大便黏滞不爽或臭秽、身目发黄、舌质暗、边红、舌苔厚腻、脉弦滑或弦数者，以及慢性乙型肝炎见上述证候者。

【规格型号】每袋装12g。

【用法用量】开水冲服。一次2袋，一日2次，3个月为1个疗程，或遵医嘱。

【注意事项】对本产品有效成分过敏者禁用；脾虚便溏者慎用。

3.龙胆泻肝丸

【药物成分】龙胆、柴胡、黄芩、栀子（炒），泽泻、木通、车前子（盐炒）、当归（酒炒）、生地黄、炙甘草。

【功能主治】清肝胆，利湿热。用于肝胆湿热，头晕目赤，耳鸣耳聋，胁痛口苦，尿赤，湿热带下。

【规格型号】每袋装6g。

【用法用量】口服。一次3~6g，一日2次。

【注意事项】①忌烟、酒及辛辣食物。②不宜在服药期间同时服用滋补性中药。③有高血压、心脏病、肝病、糖尿病、肾病等慢性病严重者应在医师指导下服用。

4.复方益肝丸

【药物成分】茵陈、板蓝根、龙胆、野菊花、蒲公英、山豆根、垂盆草、蝉蜕、苦杏仁、人工牛黄、夏枯草、车前子、土茯苓、胡黄连、牡丹皮、丹参、红花、大黄、香附、青皮、枳壳、槟榔、鸡内金、人参、桂枝、五味子、柴胡、炙甘草。

【功能主治】清热利湿，疏肝理脾，化瘀散结。用于慢性肝炎及急性肝炎胁肋胀痛、口干口苦、黄疸、苔黄脉弦等症。

【规格型号】36g。

【用法用量】口服。一次4g，一日3次。

【注意事项】勿空腹服用，孕妇禁用。

5.藏茵陈胶囊

【药物成分】藏茵陈。

【功能主治】清热解毒，疏肝利胆，退黄。用于急慢性肝炎、慢性胆囊炎。

【规格型号】每粒装0.35g。

【用法用量】口服。一次2~3粒，一日3次。

【注意事项】忌生冷、油腻食物。

6.肝维康片

【药物成分】黄芪、山银柴胡、白术、藿香、马鞭草、防风、连翘、甘草。

【功能主治】疏肝健脾，清热利湿。用于肝郁脾虚、湿热内阻所致胁痛，症见腹满纳呆、胁肋胀痛、身倦乏力、恶心、厌油腻、大便不爽、色红苔腻，及慢性乙型肝炎见上述证候者。

【规格型号】每片重0.25g。

【用法用量】口服。一次5片，一日3次，3个月为1个疗程；或遵医嘱。

【注意事项】孕妇慎服。

7.利胆排石片

【药物成分】金钱草、茵陈、黄芩、木香、郁金、大黄、槟榔、枳实（麸炒）、芒硝、厚朴（姜炙）。

【功能主治】清热利湿，利胆排石。用于湿热蕴毒、腑气不通所致的胁痛、胆胀，症见胁肋胀痛、发热、尿黄、大便不通；胆囊炎、胆石症见上述证候者。

【规格型号】每片重0.3g。

【用法用量】口服。①排石：一次6~10片，一日2次；②炎症：一次4~6片，一日2次。

【注意事项】体弱、肝功能不良者慎用；孕妇禁用。

8.乌军治胆胶囊

【药物成分】乌梅、大黄、佛手、枳实、牛至、栀子、甘草、槟榔、威灵仙、姜黄。

【功能主治】疏肝解郁，利胆排石，清里泄热，理气止痛。用于胆囊炎、胆道感染、胆道手术后综合征属肝胆湿热证者。

【规格型号】每粒装0.3g。

【用法用量】口服。一次4粒，一日3次。

【注意事项】尚不明确。

9.克癀胶囊

【药物成分】三七、黄连、黄芩、黄柏、大黄、白花蛇舌草、山银花、蛇胆汁、人工牛黄、皂角刺、人工麝香、冰片、郁金、防风、石菖蒲、甘草。

【功能主治】清热解毒，化瘀散结。适用于胁肋胀痛或刺痛，胁下痞块，口苦口黏，纳呆腹胀，面目黄染，小便短赤，舌质暗红或有瘀斑、瘀点，舌苔黄腻，脉弦滑或涩等湿热毒邪内蕴、瘀血阻络证及急、慢性肝炎。

【规格型号】每粒装0.4g。

【用法用量】口服。一次4粒，病重者适加至6粒，一日3次，小儿减半或遵医嘱，1个月为1个疗程，一般用药3个疗程。

【注意事项】孕妇忌服；运动员慎用。

10.结石清胶囊

【药物成分】结石草、鹅不食草、延胡索。

【功能主治】利胆排石，活血止痛。用于肝胆湿热蕴结所致胆囊炎、胆石症。

【规格型号】每粒装0.5g。

【用法用量】口服。一次4~6粒，一日3次，饭前服用。

【注意事项】尚不明确。

11.胆石通胶囊

【药物成分】蒲公英、水线草、绵茵陈、广金钱草、溪黄草、大黄、枳壳、柴胡、黄芩、鹅胆粉。

【功能主治】清热利湿，利胆排石。用于肝胆湿热所致的胁痛、胆胀，症见右胁胀痛、痞满呕吐、尿黄口苦；胆石症、胆囊炎见上述证候者。

【规格型号】每粒装0.65g。

【用法用量】口服。一次4~6粒，一日3次。

【注意事项】严重消化道溃疡、心脏病及重症肌无力者忌服；忌烟酒及辛辣油腻食物；孕妇慎用；忌烟酒及辛辣油腻食物。

12.舒胆片

【药物成分】木香、厚朴、枳壳、郁金、栀子、茵陈、大黄、虎杖、芒硝。

【功能主治】清热化湿，利胆排石，行气止痛。用于肝胆湿热，黄疸胁痛，发热口苦，尿赤便燥；胆囊炎、胆道感染、胆石症见上述证候者。

【规格型号】每片相当于原药材1.15g。

【用法用量】口服。一次5~6片，一日3次，小儿酌减；或遵医嘱。

【注意事项】孕妇忌服。

13.草仙乙肝胶囊

【药物成分】虎杖、川楝子（炒）、猪苓、当归（土炒）、白花蛇舌草、白芍（炒）、蒲公英、黄芪、板蓝根、人参、重楼、白术（炒）、山豆根、茯苓、凤尾草、山茱萸、矮地茶、淫羊藿、丹参、甘草、鸡内金。

【功能主治】清热解毒，健脾利湿。用于湿邪困脾所引起的身重懒动、胁痛、脘闷腹胀、便溏；慢性乙肝见上述征候者。

【规格型号】每粒装0.4g。

【用法用量】饭后服。一次6粒，一日3次，3个月为1个疗程或遵医嘱。

【注意事项】孕妇忌服。

14.大黄利胆胶囊

【药物成分】大黄、手掌参、余甘子。

【功能主治】清热利湿，解毒退黄。用于肝胆湿热所致的胁痛、口苦、食欲不振等症；及胆囊炎，脂肪肝见上述证候者。

【规格型号】每粒装0.3g。

【用法用量】口服。一次2粒，一日2~3次。

【注意事项】孕妇忌用。

四、肝阴不足

患者表现如下：胁痛隐隐，遇劳加重，口干心烦，头晕目眩，舌红少苔，脉弦细或数。

1.复方鳖甲软肝片

【药物成分】鳖甲（制）、莪术、赤芍、当归、三七、党参、黄芪、紫河车、冬虫夏草、板蓝根、连翘。

【功能主治】软坚散结，化瘀解毒，益气养血。用于慢性乙型肝炎肝纤维化，以及早期肝硬化属瘀血阻络、气血亏虚兼热毒未尽证者，症见：胁肋隐痛或胁下痞块、面色晦暗、脘腹胀满、纳差便溏、神疲乏力、口干且苦、赤缕红丝等。

【规格型号】每片重0.5g。

【用法用量】口服。一次4片，一日3次，6个月为1个疗程，或遵医嘱。

【注意事项】孕妇禁用。

【现代研究】有药理学研究经动物肝纤维化模型治疗试验结果显示，对肝纤维化早期有明显阻断作用，抑制贮脂细胞增殖，减少胶原蛋白合成，降低胶原蛋白在DISSE腔过量沉积及溶解和吸收已形成的肝纤维化，还可有效地抑制肝纤维化$\alpha 2$（Ⅰ）mRNA的表达。有学者进行急性毒性实验，按最大耐受量给小鼠一日分两次灌胃给药，小鼠未见急性毒性反应。长期毒性实验，给大鼠灌胃6个月，无明显毒性作用和不良反应。

2.肝络欣丸

【药物成分】蚂蚁、黄芪、人参、枸杞子、黄精、丹参、白术、生地黄、赤芍、当归、蒲公英、虎杖、秦艽、苍术、猪苓、陈皮、山楂（焦）、六神曲（焦）、麦芽（焦）、青皮。

【功能主治】益气补肾，活血养肝，行滞化湿。用于慢性乙型肝炎属气阴两虚、湿瘀阻络证，症见胁肋隐痛、腹胀纳差、脘痞泛恶、倦怠乏力、腰膝酸软、口干、面色暗滞等。

【规格型号】每袋装12g。

【用法用量】口服。一次12g，一日3次，3个月为1个疗程，或遵医嘱。

【注意事项】孕妇忌服。

3.澳泰乐胶囊

【药物成分】返魂草、郁金、白芍、黄精（蒸）、麦芽。

【功能主治】疏肝理气，清热解毒。用于疲乏无力，厌油腻，纳呆食少，胁痛腹胀，口苦恶心，甲、乙型肝炎及各种慢性肝炎见上述证候者。

【规格型号】每粒装0.35g。

【用法用量】口服。一次4粒，一日3次。

【注意事项】尚不明确。

4.肝脾康胶囊

【药物成分】柴胡、黄芪、青皮、白芍、白术、板蓝根、姜黄、茯苓、水蛭、三七、郁金、鸡内金（炒）、熊胆粉、水牛角浓缩粉。

【功能主治】疏肝健脾，活血清热。用于肝郁脾虚，余热未清症见胁肋胀痛、胸脘痞闷、食少纳呆、神疲乏力、面色晦暗、肋下积块，以及慢性肝炎、早期肝硬化见于上述证候者。

【规格型号】每粒装0.35g。

【用法用量】餐前半小时口服。一次5粒，一日3次，3个月为1个疗程；或遵医嘱。

【注意事项】尚不明确。

5.滋补肝肾丸

【药物成分】当归、熟地黄、何首乌（黑豆、酒炙）、女贞子（酒炙）、墨旱莲、五味子（醋炙）、北沙参、麦冬、续断、陈皮、浮小麦；辅料为蜂蜜。

【功能主治】滋补肝肾，养血柔肝。用于肝肾阴虚，头晕失眠，心悸乏力，胁痛腰痛，午后低烧，以及慢性肝炎、慢性肾炎而见阴虚证者。

【规格型号】每丸重9g。

【用法用量】口服。一次1~2丸，一日2次。

【注意事项】①忌食生冷。②服用前应除去蜡皮、塑料球壳。③本品不可整丸吞服。

6.维肝福泰片

【药物成分】人参茎叶皂苷、树舌多糖、五味子浸膏、乌鸡浸膏。

【功能主治】滋肝补肾，益气养阴，用于乙型肝炎、肝硬化，以及各种化学毒物引起的肝损伤。

【规格型号】每片重0.4g。

【用法用量】口服。一次2~3片，一日3次。每2个月为1个疗程，第一疗程结束后休息1周，经检查后开始下一疗程的治疗。

【注意事项】尚不明确。

7.慢肝养阴片

【药物成分】生地黄、麦冬、北沙参、枸杞子、五味子、当归、川楝子、党参、人参、桂枝。

【功能主治】养阴清热，滋补肝肾。用于迁延性肝炎、慢性肝炎、肝炎后综合征。

【规格型号】每片重0.4g。

【用法用量】口服。一次3片，一日3次。

【注意事项】尚不明确。

8.和络舒肝片

【药物成分】白术（炒）、白芍、三棱、香附（制）、莪术、当归、木瓜、大黄、红花、鳖甲（炙）、桃仁、郁金、茵陈、海藻、昆布、玄参、生地黄、熟地黄、虎杖、土鳖虫、柴胡、制何首乌、凌霄花、蜣螂、五灵脂、黑豆、半边莲。

【功能主治】疏肝理气，清化湿热，活血化痰，滋养肝肾。用于慢性肝炎及早期肝硬化。

【规格型号】每片重0.42g。

【用法用量】饭后温开水送服。一次5片，一日3次，小儿酌减；或遵医嘱。

【注意事项】孕妇禁用。

9.肝加欣片

【药物成分】五味子、柴胡、茵陈、板蓝根、云芝多糖、猪胆粉。

【功能主治】疏肝解郁，清热利湿。用于慢性病毒性肝炎肝郁脾虚证，症见胸胁胀痛、神疲乏力、食欲不振、烦躁等。

【规格型号】每片重0.365g。

【用法用量】口服。一次4片，一日3次。

【注意事项】①请在医生指导下服用；②孕妇及哺乳期妇女慎用。

10.利肝康片

【药物成分】青叶胆总苷。

【功能主治】疏肝健脾。用于急、慢性肝炎属肝郁脾虚证。

【规格型号】每片重0.36g。

【用法用量】口服，宜在饭后30分钟服用。一次2片，一日3次。

【注意事项】请在医生指导下使用本品。

11.加味逍遥胶囊

【药物成分】柴胡、当归、白芍、白术（麸炒）、茯苓、甘草、牡丹皮、栀子（姜炙）。

【功能主治】疏肝清热，健脾养血。用于肝郁血虚、肝脾不和所致的两胁胀痛、头晕目眩、倦怠食少、月经不调、脐腹胀痛。

【规格型号】每粒装0.3g。

【用法用量】口服。一次3粒，一日2次。

【注意事项】忌食生冷油腻。

12. 五味治肝片

【药物成分】虫草头孢菌粉、刺五加、板蓝根、金银花、六神曲。

【功能主治】清热解毒，益气养阴。用于证属毒热未清、气阴两虚的慢性肝炎，症见气短乏力、恶心纳呆、两胁隐痛、脘闷腹胀、自汗盗汗、口干尿赤、黄疸等。

【规格型号】每片重0.25g。

【用法用量】口服。一次5片，一日3次，3个月为1个疗程；或遵医嘱。

【注意事项】孕妇慎用。

13. 益肝灵片

【药物成分】水飞蓟。

【功能主治】益肝滋肾，解毒祛湿。用于肝肾阴虚、湿毒未清引起胁痛、纳差、腹胀、腰酸乏力、尿黄等症，或慢性肝炎转氨酶增高者。

【规格型号】每片重0.18g。

【用法用量】口服。一次2片，一日3次。

【注意事项】尚不明确。

五、其他

1. 乙肝扶正胶囊

【药物成分】何首乌、虎杖、贯众、肉桂、明矾、石榴皮、当归、丹参、沙苑子、人参、麻黄。

【功能主治】补肝肾，益气活血。用于乙型肝炎辨证属于肝肾两虚证者，临床表现为肝区隐痛不适、全身乏力、腰膝酸软、气短心悸、自汗、头晕、纳少，舌淡脉弱。

【规格型号】每粒装0.25g。

【用法用量】口服。一次4粒，一日3次，儿童酌减；或遵医嘱。

【注意事项】运动员慎用。

2. 强肝丸

【药物成分】当归、白芍、丹参、郁金、黄芪、党参、泽泻、黄精、生地黄、山药、山楂（去核，炒）、神曲、茵陈、板蓝根、秦艽、甘草、蜂蜜（炼）。

【功能主治】补脾养血，益气解郁，利湿清热。用于气血不足的肝郁脾虚、肾虚型慢性肝炎。

【规格型号】水蜜丸每10丸重0.6g；大蜜丸每丸重9g。

【用法用量】口服。水蜜丸一次2.5g，大蜜丸一次2丸，一日2次。

【注意事项】尚不明确。

3.利肝康片

【药物成分】青叶胆总苷。

【功能主治】疏肝健脾。用于急、慢性肝炎属肝郁脾虚证者。

【规格型号】每片重0.36g。

【用法用量】口服，宜在饭后30分钟服用。一次2片，一日3次。

【注意事项】请在医生指导下使用本品。

4.葫芦素片

【药物成分】总葫芦素。

【功能主治】用于慢性肝炎及原发性肝癌。

【规格型号】每片重0.1mg。

【用法用量】①治疗肝炎：口服，成人一次0.1~0.3mg（1~3片），一日3次，饭后服，儿童酌减，疗程一般为2个月。②治疗肝癌：口服，开始时一次0.2mg（2片），一日3次，饭后服；如无胃肠道反应，1周后增至0.3~0.4mg（3~4片），一日3次，1个疗程一般为3个月。

【注意事项】初服时可从低剂量开始，以后渐增；剂量不得随意加大；孕妇及严重消化道溃疡患者慎用。

5.乙肝宁颗粒

【药物成分】黄芪、白花蛇舌草、茵陈、金钱草、党参、蒲公英、制何首乌、牡丹皮、丹参、茯苓、白芍、白术、川楝子。

【功能主治】补气健脾，活血化瘀，清热解毒。用于慢性肝炎属脾气虚弱、血瘀阻络、温热毒蕴蒸证，症见胁痛、腹胀、乏力、尿黄；对急性肝炎属上述证候者亦有一定疗效。

【规格型号】每袋装17g。

【用法用量】口服。一日3次，一次1袋；儿童酌减。治疗慢性肝炎，以3个月为1个疗程。

【注意事项】①孕妇、糖尿病患者慎服。②服药期间忌食油腻、辛辣食物。

【药物相互作用】①如与其他药物同时使用可能会发生药物相互作用，详情请咨询医师或药师。②本药内所含白芍、丹参、党参反藜芦，忌与含藜芦的药物同用。③与西药同服请间隔一定时间。④服药期间饮食宜清淡，避免与生冷、荤腥油腻、不易消化食品同用，戒烟酒以防助湿化热，加重病情。

6.舒肝平胃丸

【药物成分】姜厚朴、陈皮、麸炒枳壳、法半夏、苍术、炙甘草、焦槟榔。

【功能主治】疏肝和胃，化湿导滞。用于肝胃不和、湿滞中阻所致的胸胁胀满、胃脘痞塞疼痛、嘈杂嗳气、呕吐酸水、大便不调。

【规格型号】每袋装4.5g。

【用法用量】口服。一次4.5g，一日2次。

【注意事项】①忌食生冷、油腻、不易消化食物。②忌情绪激动或生闷气。③不适用于脾胃阴虚，主要表现为口干、舌红少津、大便干。④孕妇忌服。

7. 精制狗皮膏（力强牌）

【药物成分】生川乌、防己、山奈、延胡索、透骨草、干姜、樟脑、辣椒、冰片、蟾酥、薄荷脑、水杨酸甲酯。

【功能主治】舒筋活血，散寒止痛。用于筋骨痛，急性挫伤、扭伤，风湿痛，关节痛，胁痛，肌肉酸痛等症。

【规格型号】每贴7cm×10cm。

【用法用量】贴患处。

【注意事项】①孕妇忌贴腰部和腹部。②高血压及心脏病患者慎用。③若出现恶心，呕吐，腹痛，腹泻，头昏眼花，口舌、四肢及全身发麻，畏寒，继之瞳孔散大，视觉模糊，呼吸困难，手足抽搐，躁动，大小便失禁即应停服，迅速去医院就诊。

参考文献

［1］马恒.柴胡疏肝丸在中医内科的临床应用研究［J］.中国民康医学，2015，27（06）：89+114.

［2］王晨晓，罗伟生，郭潇，等.安络化纤丸联合核苷（酸）类药物治疗慢性乙型肝炎肝纤维化的系统评价［J］.中国实验方剂学杂志，2015，21（07）：203-209.

［3］杨俊生，李巧茹，蒋宏伟，等.胃力片治疗急慢性胃炎110例临床观察与实验研究［J］.陕西中医，2001，22（01）：1-2.

［4］龚梦鹃，巫圣乾，岳贺，等.基于H-NMR护肝片抗大鼠急性肝损伤的代谢组学研究［J］.中国药理学通报，2017，33（12）：1766-1770.

［5］金世元.中成药的合理使用［M］.北京：人民卫生出版社，1984.

［6］时显纪.常用中成药［M］.上海：上海卫生出版社，1976.

第二节　黄疸

黄疸是常见症状与体征，其发生一般是由于胆红素代谢障碍而引起血清内胆红素浓度升高所导致，临床上表现为巩膜、黏膜、皮肤及其他组织被染成黄色。因巩膜含有较多的弹性硬蛋白，与胆红素有较强的亲和力，故黄疸患者巩膜黄染常先于黏膜、皮肤被察觉。当血清总胆红素在17.1~34.2μmol/L，而当肉眼看不出黄疸时，称为隐性黄疸或者是亚临床黄疸。当血清总胆红素浓度超过34.2μmol/L时，临床上即可发现黄疸，也称为显性黄疸。临床对黄疸可分为阳黄与阴黄两类。阳黄可分为湿热内蕴、热毒炽盛、胆道阻滞；阴黄则分寒湿内阻和瘀血停滞等证。另有急黄在临床尚无常用中成药，因此本节不列出。

一、阳黄

（一）湿热内蕴

患者主要表现如下：目黄身黄，色泽鲜明，或见发热，口渴，心中懊恼，身倦无力，脘腹胀满，食少纳呆，厌恶油腻，恶心呕吐，小便深黄或短赤，大便秘结，舌苔黄腻，脉滑数。

1.八宝丹胶囊

【药物成分】体外培育牛黄、蛇胆、羚羊角、珍珠、三七、人工麝香等。

【功能主治】清利湿热，活血解毒，祛黄止痛。适用于湿热蕴结所致的发热、黄疸、小便黄赤、恶心呕吐、纳呆、胁痛腹胀、舌苔黄腻或厚腻干白，或湿热下注所致尿道灼热刺痛、小腹胀痛，以及传染性病毒性肝炎、急性胆囊炎、急性泌尿系感染等见有上述证候者。

【规格型号】每粒装0.3g。

【用法用量】口服。1~8岁，一次0.15~0.3g；8岁以上一次0.6g，一日2~3次，温开水送服。

【注意事项】运动员慎用。孕妇忌服。

【临床研究】八宝丹胶囊联合鸦胆子油乳介入治疗湿热聚毒型原发性肝癌，较单纯使用鸦胆子油乳在改善肝功能、提高生活质量、减轻术后毒副反应等方面均有优势，值得推广应用。

2.复方益肝丸

【药物成分】茵陈、板蓝根、龙胆、野菊花、蒲公英、山豆根、垂盆草、蝉蜕、苦杏仁、人工牛黄、夏枯草、车前子、土茯苓、胡黄连、牡丹皮、丹参、红花、大黄、香附、青皮、枳壳、槟榔、鸡内金、人参、桂枝、五味子、柴胡、炙甘草。

【功能主治】清热利湿，疏肝理脾，化瘀散结。用于慢性肝炎及急性肝炎，症见胁肋胀痛、口干口苦、黄疸、苔黄脉弦等。

【规格型号】每瓶装36g。

【用法用量】口服。一次4g，一日3次。

【注意事项】勿空腹服用，孕妇禁用。

3.藏茵陈胶囊

【药物成分】藏茵陈。

【功能主治】清热解毒，疏肝利胆，退黄。用于急慢性肝炎、慢性胆囊炎。

【规格型号】每粒装0.35g。

【用法用量】口服。一次2~3粒，一日3次。

【注意事项】忌生冷、油腻食物。

4.金酸萍片

【药物成分】阴行草、酸模、萍。

【功能主治】清热解毒，利湿退黄，有恢复肝功能、降低氨基转移酶的作用。用于急性黄疸型肝炎、慢性肝炎、重症肝炎。

【规格型号】每片重0.46g。

【用法用量】口服。一次3片，一日2次，小儿酌减。

【注意事项】孕妇慎用。

5.茵栀黄颗粒

【药物成分】茵陈（绵茵陈）提取物、栀子提取物、黄芩提取物（以黄芩苷计）、金银花提取物。

【功能主治】清热解毒，利湿退黄，有降低谷丙转氨酶的作用。用于湿热毒邪内蕴所致急性、慢性肝炎和重症肝炎（Ⅰ型），也可用于其他型重症肝炎的综合治疗。

【规格型号】每袋装3g。

【用法用量】开水冲服。一次6g，一日3次。

【注意事项】妊娠及哺乳期妇女慎用，对本品过敏者禁用。

【临床研究】新生儿黄疸采用茵栀黄颗粒联合间隙蓝光照射佐以双歧杆菌三联活菌治疗能显著降低患儿胆红素水平，提高疗效，且不会增加不良反应率。

6.青叶胆胶囊

【药物成分】青叶胆。

【功能主治】清肝利胆，清热利湿。用于黄疸尿赤、热淋涩痛。

【规格型号】每粒相当于原药材1.57g。

【用法用量】口服。一次4~5粒，一日4次。

【注意事项】本品用于解热，连续使用不得超过3天，症状未缓解，请咨询医师或药师。

7.胆胃康胶囊

【药物成分】青叶胆、滇黄芩、枳壳、滇柴胡、白芍、泽泻、茯苓、茵陈、淡竹叶、灯心草。

【功能主治】彝医：色甲渴奴，嗨补且凯扎奴，达克奴，勒奴。中医：疏肝利胆，清利湿热。用于肝胆湿热所致的胁痛、黄疸，以及胆汁反流性胃炎、胆囊炎见上述症状者。

【规格型号】每粒重0.3g。

【用法用量】口服，饭后服用。一次1~2粒，一日3次。

【注意事项】哺乳期妇女慎用；孕妇禁服；在服药期间，不能同时服用藜芦及其制剂。

8.龙胆泻肝胶囊

【药物成分】龙胆、柴胡、黄芩、炒栀子、泽泻、木通、盐车前子、酒当归、生地黄、炙甘草。

【功能主治】清肝胆，利湿热。用于肝火上炎、肝胆湿热所致的头晕目痛、目赤肿痛、耳鸣耳聋、耳道流脓、耳肿疼痛、胁痛口苦、尿赤涩痛、带下阴痒，高血压、神经性头痛、急性黄疸型肝炎、急性胆囊炎、带状疱疹、急性膀胱炎、阴道炎、急性结膜炎、神经性耳聋、化脓性中耳炎、外耳道疖肿等见上述证候者。

【规格型号】每粒装0.25g。

【用法用量】口服。一次4粒，一日3次。

【注意事项】孕妇忌服。

【临床观察】龙胆泻肝胶囊可抑制SRBC和DNCB致小鼠迟发过敏反应，能提高小鼠血清溶血值，对碳廓清吞噬指数和单核巨噬细胞吞噬功能无影响，对小鼠及大鼠急性炎症均有抑制作用。因此，龙胆泻肝胶囊具有抗炎、免疫增强作用。

（二）热毒炽盛

患者主要表现：身目深黄，色泽鲜明，发病急骤，黄疸迅速加深，壮热，心烦不宁，或神昏谵语，鼻衄便血，肌肤斑疹，口渴喜冷饮，腹胀胁痛，舌质红绛苔黄燥，脉弦数或弦细数。

1.急肝退黄胶囊

【药物成分】茵陈、黄柏、板蓝根、白茅根、苍术、郁金、秦艽、蒲公英、车前草、黄芩、麦芽、大黄、栀子。

【功能主治】清肝利胆，退黄除湿。用于急性黄疸型肝炎，症见身目俱黄、发热或无热、食欲不振、胸脘痞满、小便短少而黄，舌苔黄腻。

【规格型号】每粒装0.25g。

【用法用量】口服。一次4粒，一日3次。

【注意事项】尚不明确。

2.阿拉坦五味丸

【药物成分】诃子、石榴、木鳖子（制）、五灵脂、黑冰片。

【功能主治】祛"赫依、协日"病（蒙医），健胃，助消化。用于胃肠炽热，宿食不消，肝胆热症，黄疸。

【规格型号】每10粒重2g。

【用法用量】口服。一次11~15粒，一日1~2次。

【注意事项】尚不明确。

3.复方灵芝颗粒

【药物成分】灵芝、柴胡、五味子、郁金。

【功能主治】有保护肝脏、降低丙氨酸转氨酶和退黄作用。用于急性传染性黄疸肝炎、慢性肝炎、单项氨酸转氨酶升高等症。

【规格型号】每袋装10g。

【用法用量】口服。一次5g，一日2次，小儿减半。

【注意事项】孕妇禁用；忌辛辣食物。

4.苦胆片

【药物成分】苦参、龙胆、黄柏、大黄、郁金、茵陈、胆汗膏、六神曲。

【功能主治】清热解毒，疏肝利胆。用于黄疸型肝炎，无黄疸型肝炎，急、慢性肝炎。

【规格型号】每片重0.3g。

【用法用量】口服。一次5片，一日3次

【注意事项】①当药品性状发生改变时禁止服用。②请放在儿童不能接触的地方。

5.肝康宁片（步长）

【药物成分】白花蛇舌草、虎杖、垂盆草、柴胡、人参、白术、丹参、三七、郁金、土木香、五味子、甘草。

【功能主治】清热解毒，活血疏肝，健脾祛湿。用于急慢性肝炎、湿热疫毒蕴结、肝郁脾虚所致的胁痛腹胀、口苦纳呆、恶心、厌油、黄疸日久不退或反复出现、小便发黄、大便偏干或黏滞不爽、神疲乏力等症。

【规格型号】每片重1g。

【用法用量】口服。一次3~5片，一日3次；或遵医嘱。

【注意事项】肾脏病患者、孕妇、新生儿禁用。

（三）胆道阻滞

患者主要表现：身目俱黄，出现较快，寒热往来，右胁绞痛牵引至肩背，恶心呕吐，口苦咽干，厌恶油腻，小便深黄，大便灰白，舌红苔黄腻，脉弦数。

1.乙肝健片

【药物成分】本品为花锚草、黄芪、甘草经加工制成的A、B两种片剂。

【功能主治】利胆退黄，改善肝功，调节免疫机能。用于急慢性乙型肝炎和其他肝炎。

【规格型号】每片重0.26g。

【用法用量】口服，A、B片合用。一次各2~3片，一日3次。

【注意事项】孕妇忌用。

2. 益胆片

【药物成分】郁金、金银花、白矾、甘草、硝石、滑石粉、玄参。

【功能主治】行气散结，清热通淋。用于胆结石、肾结石、膀胱结石、阻塞性黄疸、胆囊炎等病属湿热蕴结之证者。

【规格型号】每片重0.5g。

【用法用量】口服。一次3片，一日2次。

【注意事项】孕妇慎用。

益胆胶囊为益胆片的不同剂型，临床可参考益胆片的相关应用事项辨证使用。

3. 熊胆含片

【药物成分】熊胆粉（熊胆粉主要含熊去氧胆酸、鹅去氧胆酸、胆酸、胆红素、氨基酸、微量元素等）。

【功能主治】有抑菌、抗炎、抗过敏、利胆、解毒作用，对肝细胞有保护作用，并能松弛总胆管和奥迪括约肌，促进胆汁分泌。用于急慢性肝炎、黄疸型肝炎、中毒性肝障碍、肝硬化等。

【规格型号】每片重1g。

【用法用量】含服。一次1片，一日6次（约2小时1次）。

【注意事项】服用本品时不宜服用含防己、地黄的中药。

二、阴黄

（一）瘀血停滞

患者主要表现：身目色黄而晦暗，胁下癥积胀痛，拒按，或有腹水，腹壁青筋暴露，颈胸部位出现红丝血缕，大便黑，舌质隐青或舌淡有瘀斑，脉弦涩。

肝泰颗粒

【药物成分】香附（醋炒）、郁金、当归、白芍、生地黄、陈皮、桃仁、五灵脂、柏子仁、竹叶柴胡。

【功能主治】疏肝养血，化瘀理气。适用于急、慢性无黄疸型肝炎及肝炎综合征。

【规格型号】每袋装11g。

【用法用量】开水冲服。一次11g，一日3次。

【注意事项】尚不明确。

（二）脾虚血亏

患者主要表现：肌肤发黄无光泽，神疲乏力，心悸失眠，头晕，爪甲不荣，舌质淡，脉濡细。

1.肝苏颗粒

【药物成分】扯根菜。

【功能主治】降酶，保肝，退黄，健脾。用于慢性活动性肝炎、乙型肝炎，也可用于急性病毒性肝炎。

【规格型号】每袋装9g。

【用法用量】口服。一次9g，一日3次，小儿酌减。

【注意事项】尚不明确。

2.健康补脾丸

【药物成分】黄芪、龙骨（煅）、党参、牡蛎（煅）、白术（麸炒）、肉豆蔻（煨）、茯苓、黄柏、车前子（炒）、茵陈、苍术（炒）。

【功能主治】健脾利湿。用于鼓胀后期脾胃虚弱，食欲不振，湿热黄疸，小便不利。

【规格型号】36g。

【用法用量】饭前服。一次6g，一日2次，儿童酌减。

【注意事项】忌食盐。

三、其他

五味治肝片

【药物成分】虫草头孢菌粉、刺五加、板蓝根、金银花、六神曲。

【功能主治】清热解毒，益气养阴。用于证属毒热未清、气阴两虚的慢性肝炎，症见气短乏力、恶心纳呆、两胁隐痛、脘闷腹胀、自汗、盗汗、口干尿赤、黄疸等。

【规格型号】每片重0.25g。

【用法用量】口服。一次5片，一日3次，3个月为1个疗程，或遵医嘱。

【注意事项】孕妇慎用。

【现代研究】五味治肝片是治疗慢性乙型肝炎的中药制剂，其中4味有理化鉴别。用高效液相法测君药刺五加成分紫丁香苷含量。稳定性试验表明，它至少在两年内保持稳定。药效学试验证明本品有护肝作用。细胞培养证实本品抑制了DHBV–DNA复制中间产物rcDNA和ssDNA的合成。用五味治肝片治疗687例慢乙肝患者，3个月后结果显示，近期治愈率为21.7%，总有效率为82.8%；12个月随访，基本治愈率为20.4%，总有效率为75.6%。

参考文献

［1］叶书林，曾普华，邵文辉，等.八宝丹胶囊联合鸦胆子油乳介入治疗湿热聚毒型原发性肝癌的临床研究［J］.湖南中医杂志，2016，32（10）：1-4.

［2］钟晓波.茵栀黄颗粒联合间隙蓝光照射佐以双歧杆菌三联活菌治疗新生儿黄疸临床分析［J］.中药材，2015，38（03）：643-644.

［3］潘经媛，邱银生，朱式欧，等.龙胆泻肝胶囊的抗炎、免疫调节作用［J］.时珍国医国药，2006，17（08）：1471-1473.

［4］张恒弼，汤真，杜宁，等.五味治肝片的研制及临床研究［J］.中国药房，1995（04）：14-15.

第三节　鼓胀

鼓胀指肝病日久，肝脾肾功能失调，气滞、血瘀、水停于腹中所导致的以腹胀大如鼓、皮色苍黄、脉络暴露为主要临床表现的一种病症。本病在古医籍中又称单腹胀、臌、蜘蛛蛊等。鼓胀为临床上的常见病，为临床重症，治疗上较为困难。现代医学的肝硬化、腹腔内肿瘤、结核性腹膜炎等形成腹水，出现类似鼓胀的证候，可参照鼓胀治疗。若治疗及时，中医、西医均可治愈。临床常见以下证型：气滞湿阻、水湿困脾、水热蕴结、肝脾血瘀、脾肾阳虚、肝肾阴虚等。因气滞湿阻、水热蕴结、肝脾血瘀、肝肾阴虚证临床尚无常用中成药，故本节不列出。

一、水湿困脾

患者主要表现：腹大胀满，按之如囊裹水，甚者颜面及下肢浮肿，脘腹痞胀，得热稍舒，周身困重，畏寒肢肿，精神困倦，大便溏薄，小便短少，舌苔白腻水滑，脉弦迟。

臌症丸

【药物成分】皂矾（醋制）、甘遂、大枣（去核炒）、木香、小麦（炒）。

【功能主治】利水消肿，除湿健脾。用于鼓胀、胸腹胀满、四肢浮肿、大便秘结、小便短赤。

【规格型号】每10粒重1.3g。

【用法用量】饭前服。一次10粒，一日3次，儿童酌减。

【注意事项】不可与甘草同服，忌食盐及荞麦面。

【现代研究】膨症丸是一个多年来来秘不公开的民间效方，李子玉老先生应用它治疗鼓胀已有五十多年的经验，在群众中有很高的威望。

二、脾肾阳虚

患者主要表现如下：腹大胀满，形如蛙腹，撑胀不甚，早宽暮急。面色萎黄或白，脘闷纳呆，神倦怯寒，下肢浮肿，小便短少，舌淡胖边有齿痕，苔厚腻水滑，脉沉弦无力。

注：早宽暮急指早晨症状慢且轻傍晚症状急且重。

健康补脾丸

【药物成分】黄芪、龙骨（煅）、党参、牡蛎（煅）、白术（麸炒）、肉豆蔻（煨）、茯苓、黄柏、车前子（炒）、茵陈、苍术（炒）。

【功能主治】健脾利湿。用于鼓胀后期脾胃虚弱，食欲不振，湿热黄疸，小便不利。

【规格型号】36g。

【用法用量】饭前服。一次6g，一日2次，儿童酌减。

【注意事项】忌食盐。

参考文献

［1］赵恩俭.天津市立总医院中药臌症丸治疗肝硬化并发腹水观察报告［J］.江西中医药，1956（07）：40-51.

［2］金世元.中成药的合理使用［M］.北京：人民卫生出版社，1984.

［3］时显纪.常用中成药［M］.上海：上海卫生出版社，1976.

第四节　瘿病

瘿病以颈前喉结两旁结块肿大为临床特征，可随吞咽动作而上下移动。瘿病初作肿块可如樱桃或指头大小，一般生长缓慢。病早期出现眼突者，证属肝火痰气凝结，应治以化痰散结，清肝明目。后期出现眼突者，为脉络涩滞，瘀血内阻，应治以活血散瘀，益气养阴。医学的许多消瘿散结的药物，如五海瘿瘤丸中的昆布、海藻、海螵蛸、海蛤壳等药物的含碘量都较高，临证时须注意，若患者确系碘缺乏引起的单纯性甲状腺肿大，此类药物可以大量使用，若属甲状腺功能亢进之证，则使用时需慎重。临床常见以下证型：气郁痰阻、痰结血瘀、肝火旺盛、心肝阴虚等。心肝阴虚证临床尚无常用中成药，故本节不列出。

一、气郁痰阻

患者主要表现：颈前喉结两旁结块肿大，质软不痛，颈部觉胀，胸闷，喜太息，或兼胸胁窜痛，病情常随情志波动，苔薄白，脉弦。

小金丸

【药物成分】人工麝香、木鳖子（去壳去油）、制草乌、枫香脂、醋乳香、醋没药、五灵脂（醋炒）、酒当归、地龙、香墨。

【功能主治】散结消肿，化瘀止痛。用于痰气凝滞所致的瘰疬、瘿瘤、乳岩、乳癖，症见肌肤或肌肤下肿块一处或数处，推之能动，或骨及骨关节肿大，皮色不变，肿硬作痛。

【规格型号】每10丸重6g。

【用法用量】打碎后口服。一次1.2~3g，一日2次，小儿酌减。

【注意事项】孕妇禁用；过敏体质者慎用；运动员慎用。

【药物相互作用】丸内有五灵脂，不可与参剂同服。

小金胶囊为小金丸的不同剂型，临床可参考小金丸的相关应用事项辨证使用。

二、痰结血瘀

患者主要表现：颈前喉结两旁结块肿大，按之较硬或有结节，肿块经久未消，胸闷，纳差，舌质暗或紫，苔薄白或白腻，脉弦或涩。

1.五海瘿瘤丸

【药物成分】海带、海藻、海螵蛸、蛤壳、昆布、夏枯草、白芷、川芎、木香、海螺（煅）。

【功能主治】软坚消肿。用于痰核瘿瘤、瘰疬、乳核。

【规格型号】每丸重9g。

【用法用量】口服。一次1丸，一日2次。

【注意事项】孕妇忌服，忌食生冷、油腻、辛辣食物。

【现代研究】左旋甲状腺素钠片联合五海瘿瘤丸治疗甲状腺腺瘤能够显著改善患者临床症状，增强疗效，并有效调节血清甲状腺激素和免疫炎性因子水平，值得临床推荐。

2.内消瘰疬丸

【药物成分】夏枯草、玄参、大青盐、海藻、浙贝母、薄荷、天花粉、蛤壳（煅）、白蔹、连翘、大黄（熟）、甘草、生地黄、桔梗、枳壳、当归、玄明粉；辅料为淀粉、蜂蜜。

【功能主治】软坚散结。用于瘰疬痰核或肿或痛。

【规格型号】每10丸重1.85g。

【用法用量】口服。一次8丸，一日3次。

【注意事项】孕妇禁用；大便稀溏者慎用。

【现代研究】有研究表明，温灸结合内消瘰疬丸治疗甲状腺结节临床效果显著，值得临床推广。另有研究证实，溴隐亭结合内消瘰疬丸治疗乳腺增生病可有效缓解疼痛，改善激素水平，提高生活质量，降低复发风险。

3.消肿片

【药物成分】枫香脂、没药、当归、制草乌、地龙、乳香、马钱子、香墨、五灵脂。

【功能主治】消肿拔毒。用于瘰疬痰核、流注、乳房肿块、阴疽肿毒等症。

【规格型号】每片重0.325g。

【用法用量】饮前用温黄酒或温开水化服。一次2~4片，一日3次。

【注意事项】①过敏体质者慎用。②药品性状发生改变时禁止使用。③请将此药品放在儿童不能接触的地方。④孕妇禁用。

4.猫爪草胶囊

【药物成分】猫爪草。

【功能主治】散结，消肿。用于瘰疬、淋巴结核未溃者，亦可用于肺结核。

【规格型号】每粒装0.53g。

【用法用量】口服，黄酒送服。一次4~6粒，一日3次，连服6日，隔3日后再服；老人及儿童酌减。

【注意事项】①服药后，患处有红肿疼痛时可停药3日后再服，其红肿可自行消失或自破流脓，毒尽疮口愈合。②身体虚弱的可配补气养血药同服。③服药期间，严禁辛辣和发性物。

【现代研究】猫爪草胶囊近年来在治疗肺结核、淋巴结核、附睾结核以及接种卡介苗引起的腋窝淋巴结反应等方面应用广泛。近年来，由于其具有较好的抗肿瘤和抗结核活性倍受人们关注，但是其具体活性成分及活性部位研究较少。

三、肝火旺盛

患者主要表现：颈前喉结两旁轻度或中度肿大，一般柔软光滑，烦热，容易出汗，性情急躁易怒，眼球突出，手指颤抖，面部烘热，口苦，舌质红，苔薄黄，脉弦数。

1.夏枯草口服液

【药物成分】夏枯草。

【功能主治】清火，散结，消肿。用于火热内蕴所致的头痛、眩晕、瘰疬、瘿瘤、乳痈肿痛，甲状腺肿大、淋巴结核、乳腺增生病见上述证候者。

【规格型号】每支装10mL。

【用法用量】口服。一次10mL，一日2次。

【注意事项】尚不明确。

【现代研究】夏枯草口服液能有效降低Graves病患者TRAb水平，缩小甲状腺肿大，与经典治疗联用效果明显优于仅经典西药治疗。

夏枯草颗粒、夏枯草膏为夏枯草口服液的不同剂型，临床可参考夏枯草口服液的相关应用事项辨证使用。

2.西黄丸

【药物成分】牛黄、麝香、乳香（醋制）、没药（醋制）。

【功能主治】清热解毒，和营消肿。用于痈疽疔毒、瘰疬、流注、癌肿等。

【规格型号】每20丸重1g。

【用法用量】口服。一次3g，一日2次。

【注意事项】孕妇忌服；运动员慎用。

3. 嘎日迪五味丸

【药物成分】诃子、人工麝香、制草乌、水菖蒲、木香。

【功能主治】消"粘"，消肿，燥"协日乌素"（蒙医）。用于瘟热，风湿，"粘"性刺痛，偏、正头痛，白喉，炭疽，坏血病，瘰疬疮疡，疥癣等。

【规格型号】每10丸重2g。

【用法用量】口服，临睡前服。一次3~5丸，一日1次，或遵医嘱。

【注意事项】孕妇忌服；年老体弱者和幼儿慎用。

4. 炎可宁片

【药物成分】黄柏、大黄、黄芩、板蓝根、黄连。

【功能主治】清热泻火，消炎止痢。用于急性扁桃腺炎、细菌性肺炎、急性结膜炎、中耳炎、疖痈瘰疬、急性乳腺炎、肠炎、细菌性痢疾及急性尿道感染。

【规格型号】每片重0.3g。

【用法用量】口服。一次3~4片，一日3次。

【注意事项】孕妇忌服。

炎可宁胶囊为炎可宁片的不同剂型，临床可参考炎可宁片的相关应用事项辨证使用。

5. 抑亢丸

【药物成分】羚羊角、白芍、天竺黄、桑椹、延胡索、青皮、香附、玄参、石决明、黄精、黄药子、天冬、女贞子、生地黄。

【功能主治】育阴潜阳，豁痰散结，降逆和中。用于瘿病（甲状腺功能亢进）引起的突眼、多汗心烦、心悸怔忡、口渴、多食、肌体消瘦、四肢震颤等。

【规格型号】每袋装6g。

【用法用量】口服。一次6g，一日2次。

【注意事项】孕妇忌用。

参考文献

［1］柳芳，鞠海，苗颖，等.小金丸及其组成药味抗肿瘤作用的研究进展［J］.中国药房，2015，26（13）：1844-1846.

［2］周俊宇，师义.五海瘿瘤丸联合左旋甲状腺素钠片治疗甲状腺腺瘤的疗效及对血清甲状腺激素和免疫炎性因子的影响［J］.现代中西医结合杂志，2017，26（18）：2011-2014.

［3］胡树清，裘雪冬.温灸结合口服内消瘰疬丸治疗甲状腺结节的临床疗效［J］.海峡药学，2015，27（02）：163-164.

［4］魏笛，孔凡立，张震.溴隐亭结合内消瘰疬丸治疗乳腺增生病疗效观

察［J］.中国妇幼保健，2014，29（23）：3834–3835.

［5］王磊，张振凌.猫爪草胶囊的临床应用［J］.河南中医学院学报，2008（01）：46–47.

［6］辛丹.猫爪草的化学成分及药理作用［J］.河南中医，2015，35（01）：176–178.

［7］谢英才，邓碧坚，黄晓君，等.夏枯草口服液对Graves病患者甲状腺大小及促甲状受体抗体的影响［J］.广东医学，2015，36（02）：311–313.

第五节　疟疾

疟疾是由感受疟邪引起的以寒战、壮热、头痛、汗出、休作有时为临床特征的一类疾病，本病常发生于夏秋季节，但其他季节亦可发生。疟疾在我国古代也称为瘴气。本节讨论内容主要是西医学中的疟疾，是一种由疟原虫造成的，通过以按蚊为主要传播媒介的全球性急性寄生虫传染病。本病是由雌按蚊叮咬人体，将其体内寄生的疟原虫传入人体而引起的。疟疾是以周期性冷热发作为最主要特征，表现为脾肿大、贫血以及脑、肝、肾、心、肠、胃等受损的各种综合征。患者每年在3亿~5亿，患疟疾而死亡的人数在100万~300万，其中大部分为儿童。至于非感受"疟邪"而表现为寒热往来，似疟非疟的类疟疾患，如回归热、黑热病、病毒性感染以及部分血液系统疾病等，亦可参照本节辨治，但在辨病诊断上应加以鉴别。

1.鳖甲胶

【药物成分】鳖甲。

【功能主治】滋阴补血，退热消瘀。用于阴虚潮热，久疟不愈，癥瘕疟母。

【规格型号】每块约重4.7g。

【用法用量】口服，温开水或黄酒烊化兑服。一次3.1g~9.4g，一日1~2次。

【注意事项】脾胃虚寒、食减便溏者及孕妇慎服。

2.九龙化风丸

【药物成分】大黄、桔梗、细辛、常山、天麻、地龙、白附子（姜炙）、羌活、薄荷、防风、枳壳、冰片、巴豆霜、猪牙皂、僵蚕、全蝎（漂）、胆南星、麻黄、朱砂、人工麝香。

【功能主治】镇痉熄风，开窍豁痰。用于小儿急惊风，癫痫，热病抽搐，时气瘴疟。

【规格型号】每丸重2.2g。

【用法用量】口服。周岁以内小儿一次半丸，2~3岁一次1丸，4~5岁一次

1.5丸，5~10岁一次2丸；成人一次3丸。癫痫应在发病前服用。

【注意事项】小儿慢惊风及孕妇忌用，体弱者慎用。

参考文献

［1］金世元.中成药的合理使用［M］.北京：人民卫生出版社，1984.

［2］时显纪.常用中成药［M］.上海：上海卫生出版社，1976.

第六章　肾系疾病用药

第一节　水肿

水肿指因感受外邪、饮食失调或劳倦过度等，使肺失宣降通调，脾失健运，肾失开合，膀胱气化失常，导致体内水液潴留，泛滥肌肤，以头面、眼睑、四肢、腹背，甚至全身浮肿为临床特征的一类病症。水肿在西医学中是多种疾病的一个症状，包括肾性水肿、心性水肿、肝性水肿、营养不良性水肿、功能性水肿、内分泌失调引起的水肿等。本节论及的水肿主要以肾性水肿为主，包括急慢性肾小球肾炎、肾病综合征、继发性肾小球疾病等。

一、风水相搏

症状：眼睑浮肿，继则四肢及全身皆肿，来势迅速，多有恶寒、发热、肢节酸楚、小便不利等偏于风热证表现，伴咽喉红肿疼痛，舌质红，脉浮滑数。偏于风寒者，兼恶寒、咳喘，舌苔薄白，脉浮滑或浮紧。

1. 肾炎解热片

【药物成分】白茅根、连翘、荆芥、杏仁（炒）、陈皮、大腹皮、泽泻（盐制）、茯苓、桂枝、车前子（炒）、赤小豆、生石膏、蒲公英、蝉蜕。

【功能主治】疏解风热，宣肺利水。用于急性肾炎，症见发热不恶寒或热重寒轻、头面眼睑浮肿、咽喉肿痛或口干咽燥、肢体酸痛、小便短赤等，舌苔薄黄，脉浮数。

【药物规格】每片重0.32g。

【使用方法】口服。一次4~5片，一日3次。

【注意事项】孕妇禁用。外感风寒、阳气亏虚所致的水肿者慎用。低盐饮食，同时注意忌辛辣、油腻等刺激之品。

【现代研究】现代临床研究表明，该药具有解热、利尿、降低尿蛋白、提高机体免疫力等功效。

2. 肾炎四味片

【药物成分】黄芪、石韦、黄芩、细梗胡枝子。

【功能主治】活血化瘀，清热解毒，补肾益气，消肿利尿。能够消除蛋白尿，降低非蛋白氮、尿素氮，提高酚红排泄率，恢复肾功能。用于治疗肾炎。

【药物规格】每片重0.36g。

【使用方法】口服。一次8片，一日3次，3个月为1个疗程。

【注意事项】①肝肾阴虚、肾阳虚所致水肿以及风水水肿不宜用。②孕妇忌用。③为避免助热生湿，服药期间饮食宜用清淡易消化、低盐、低脂之品，忌食辛辣、油腻之品。

【现代研究】经临床应用，本品有效率达86%。肾功能不全失代偿期患者若能坚持服药3~4个疗程，一般亦可达到完全缓解及基本缓解。尿毒症期患者部分亦可改善及控制症状，对减轻及转阴尿蛋白欠佳者，仍可提高酚红排泄率。

3.肾炎灵胶囊

【药物成分】旱莲草、女贞子、生地黄、山药、当归、川芎、赤芍、狗脊（烫）、茯苓、猪苓、车前子（盐炒）、茜草、大蓟、小蓟、栀子、马齿苋、地榆。

【功能主治】清热凉血，滋阴养肾。用于慢性肾小球肾炎。

【药物规格】胶囊剂，每粒0.25g。

【使用方法】口服。一次6~7粒，一日3次。

【注意事项】孕妇禁用。脾肾阳虚所致水肿以及血失统摄所致尿血者慎用。宜低盐、低脂饮食，忌食辛辣、油腻之品。

【现代研究】现代临床研究表明，该药物具有保护肾功能、减轻肾小球病变等作用。

二、水湿浸渍

症状：全身水肿，下肢明显，按之没指，小便短少，身体困重，胸闷，纳呆，泛恶，苔白腻脉沉缓，起病缓慢，病程较长。

1.舟车丸

【药物成分】牵牛子、大戟、甘遂、芫花、青皮、陈皮、木香、轻粉、大黄、槟榔。

【功能主治】行气利水。用于水胀水肿、大小便不利的实证，兼见口渴、气粗、腹坚。

【药物规格】水丸。各味药的细粉以冷开水为湿润剂泛为小丸，每500粒约30g。

【使用方法】日服1~2次，每服1.5~3g，温开水送服，或遵医嘱服用。

【注意事项】体虚者及孕妇忌用，症重者忌食盐。

【现代研究】本品具有利尿作用，近代也用于肝硬化腹水属实证者。

2.肾炎消肿片

【药物成分】苍术、陈皮、南五加皮、茯苓、淡姜皮、大腹皮、冬瓜皮、泽泻、黄柏、椒目、益母草、桂枝。

【功能主治】健脾渗湿，通阳利水。用于脾虚气滞、水湿内停所致的水肿，症见肢体浮肿，晨起面肿甚，按之凹陷，身体重倦，尿少，脘胀食少，舌苔白腻，脉沉缓，急、慢性肾炎见于上述证候者。

【药物规格】糖衣片，每片重0.32g，每瓶装50片。

【使用方法】口服。一次5片，一日3次，20天为1个疗程，连用3个疗程。

【注意事项】尚不明确。

【现代研究】本品有增强肾小球滤过和提高免疫功能作用。对痛风性肾病而见面、肢浮肿，脘腹闷胀，纳差尿少，舌苔白腻，持续性蛋白尿，选用本品疗效甚佳。对狼疮性肾炎、湿邪尚盛正虚不甚者，结合化验检查，表现有肾功能异常、低蛋白血症、高胆固醇血症者，用之尤宜。

3.肾衰宁胶囊

【药物成分】丹参、大黄、太子参、黄连、牛膝、半夏（制）、红花、茯苓、陈皮、甘草。

【功能主治】益气健脾，活血化瘀，通腑泄浊。用于脾失运化、瘀浊阻滞、升降失调所引起的腰痛疲倦、面色萎黄、恶心呕吐、食欲不振、小便不利、大便黏滞及多种原因引起的慢性肾功能不全见上述证候者。

【药物规格】胶囊剂，每粒0.35g。

【使用方法】口服。一次4~6粒，一日3~4次，45天为1个疗程，小儿酌减。

【注意事项】服药期间，慎用植物蛋白类食物，如豆类等相关食品。

【现代研究】慢性肾功能不全见主治证候者可用此药。本药在治疗慢性肾脏病的相关指标上也具有很好的临床疗效，同时对慢性肾脏病的进展有一定的治疗意义。

三、脾肾阳虚

症状：水肿反复消长不已，面浮身肿，腰以下甚，按之凹陷不起，尿量减少或反多，腰酸冷四肢厥冷，怯寒神疲，面色㿠白，甚者心悸胸闷，喘促难卧，腹大胀满，舌质淡胖，苔白，脉沉细，或沉迟无力。

1.五苓片

【药物成分】泽泻、茯苓、猪苓、炒白术、肉桂。

【功能主治】温阳化气，利湿行水。用于阳气不化、水湿内停所致的水肿，症见小便不利、水肿腹胀、呕逆泄泻、渴不思饮。

【药物规格】每片重0.35g。

【使用方法】口服。一次4~5片，一日3次。

【注意事项】孕妇慎用，低盐饮食，不易宜进食辛辣、油腻和煎炸类食物。小便不利由阴虚所致者，不宜使用本药，服药期间忌食生冷，以防寒湿内生。

【现代研究】具有利尿、降压、降血脂等作用。现代用于慢性肾炎、尿潴留、慢性支气管炎、慢性肠炎等。

2.肾康宁片

【药物成分】黄芪、淡附片、益母草、锁阳、丹参、茯苓、泽泻、山药。

【功能主治】温肾，益气，和血，渗湿。用于肾气亏损，慢性肾炎、肾功能不全引起的腰酸、疲乏、畏寒及夜尿增多等症。

【药物规格】片剂，每片重0.33g。

【使用方法】口服。一次5片，一日3次。

【注意事项】①复感外邪水肿增剧而以标实为主者忌用。②忌食生冷食物及酒。③孕妇禁用，肝肾阴虚及湿热下注所致的水肿者慎用，血钾偏高者、老年人阳盛者慎用。低盐、低蛋白饮食，避免剧烈运动。

【现代研究】本品能对抗实验性肾炎，降低尿蛋白，利水消肿，增强机体免疫功能，增加肾脏血流量，改善肾小球微循环，改善肾功能等。

3.肾炎舒颗粒

【药物成分】生晒参（去芦）、菟丝子、黄精、枸杞子、苍术、茯苓、防己、白茅根、金银花、蒲公英。

【功能主治】益肾健脾，利水消肿。用于脾肾阳虚、水湿内停所致的水肿，症见浮肿、腰痛、乏力、怕冷、夜尿多，慢性肾炎见上述证候者。

【药物规格】颗粒剂，每袋重10g。

【使用方法】口服。一次10g，一日3次。

【注意事项】同"肾康宁片"。

【现代研究】本品有一定的抗实验性肾炎、肾盂肾炎作用。

4.肾炎温阳片

【药物成分】黄芪、人参、党参、茯苓、附子、肉桂、木香、南五加皮、葶苈子、大黄、白术。

【功能主治】温肾健脾，化气行水。用于肾炎中、末期病程中有脾肾阳虚证者，症见全身浮肿、面色苍白、脘腹胀满、纳少便清、神倦尿少。

【药物规格】糖衣片，每片重0.32g，每瓶装50片。

【使用方法】口服。一次5片，一日3次，20天为1个疗程，连用3个疗程。

【注意事项】肾炎水肿属于实证、阴虚证、风热证者勿用。

【现代研究】据国内9省13个医疗单位临床观察，用本品对360例肾病阳虚患者进行治疗，总有效率达83.40%，其中对慢性肾小球肾炎的修复作用较为突出，对肾病综合征、狼疮性肾炎也有较好的治疗价值。

5.桂附地黄丸

【药物成分】熟地黄、山茱萸（制）、山药、肉桂、附子（制）、茯苓、牡丹皮、泽泻。

【功能主治】温补肾阳。用于肾阳不足，症见腰膝酸冷、肢体浮肿、小便不利或反多、痰饮喘咳、消渴。

【药物规格】①小蜜丸：每8丸相当于原生药3g；②大蜜丸：每丸重9g。

【使用方法】口服。水蜜丸：一次6g，一日2次；小蜜丸：一次9g，一日2次；大蜜丸：一次1丸，一日2次。

【注意事项】①忌不易消化食物。②治疗期间，宜节制房事。③感冒发热患者不宜服用。④阴虚内热者不适用。⑤有高血压、心脏病、肝病、糖尿病、肾病等慢性病严重者慎用。⑥严格按用法与用量服用，本品不宜长期服用。⑦服药2周症状无缓解者，应去医院就诊。⑧对本品过敏者禁用，过敏体质者慎用。⑨本品性状发生改变时禁止使用。⑩孕妇忌服。

【现代研究】本品具有降血糖、改善脂质代谢、降血脂、抗动脉硬化、增强机体免疫、改善内分泌、清除自由基、降压、利尿等作用。临床用于慢性肾炎、前列腺肥大、老年性阴道炎、男性不育及精子减少、阳痿及糖尿病、高血压、老年性高脂血症、腰痛及神经痛、白内障、支气管喘息等。

6. 济生肾气丸

【药物成分】熟地黄、山茱萸（制）、山药、牡丹皮、茯苓、泽泻、肉桂、附子（制）、牛膝、车前子。

【功能主治】温肾化气，利水消肿。用于肾虚水肿，症见腰膝酸重、小便不利、痰饮喘咳。临床适用于慢性肾炎、肾功能不全、心源性水肿、内分泌失调、营养障碍等。

【药物规格】大蜜丸：每丸重9g；小蜜丸或水蜜丸：每瓶装60g、90g、125g、250g、500g等。

【使用方法】口服，淡盐汤或温开水送服。大蜜丸一次1丸，小蜜丸一次9g，水蜜丸一次6g。一日2~3次。

【注意事项】同"桂附地黄丸"。

【现代研究】临床常用于治疗慢性肾炎、慢性肾盂肾炎、前列腺炎、尿潴留、甲状腺功能低下、高尿酸血症、营养不良性浮肿、糖尿病、慢性气管炎、口腔溃疡、神经衰弱等均有不同程度的疗效。

四、其他

1. 尿毒清颗粒

【药物成分】大黄、黄芪、甘草、白术、茯苓、制何首乌、川芎、菊花、丹参、姜半夏、党参、桑白皮、苦参、车前草、白芍、柴胡。

【功能主治】通腑降浊，健脾利湿，活血化瘀。用于脾肾亏损、湿浊内停、瘀血阻滞所致的少气乏力、腰膝酸软、恶心呕吐、肢体浮肿、面色萎黄，及慢性肾功能衰竭（氮质血症期和尿毒症早期）见于上述证候者。

【药物规格】每袋5g，每盒15袋。

【使用方法】口服。一日4次，6时、12时、18时各服5g，22时服10g。

【注意事项】①忌与氧化淀粉等化学吸附剂合用。②忌食肥肉、动物内脏、豆类及坚果等高蛋白食物。③本品含丹参、党参、白芍，忌与含藜芦及其制剂同用。④本品含半夏，忌与含乌头的药物同用。⑤孕妇慎用。⑥过敏体质者慎用。⑦坚持长期对原发或继发性肾小球肾炎、高血压病、糖尿病肾病等的合理治疗。⑧限制蛋白饮食，摄入含高热量、维生素及微量元素的食物。⑨血钾高者要限制含钾食物，避免食用果汁。对24小时尿量＜1500mL的患者，服药时应监测血钾。⑩水肿及高血压者，应限制食盐的摄入，一般控制在一日2g以下，而且进水量也应适当限制。⑪若因服药一日大便超过2次，可酌情减量，避免营养吸收不良和脱水。⑫服药后大便仍干燥者，加服大黄苏打片，一次4片，一日4次。⑬糖尿病肾病所致肾衰竭者不宜使用本品。

【现代研究】①改善肾功能：本品能在一定程度改善肾性贫血，提高血钙，降低血磷，还可减轻大鼠急性肾小管坏死初发期的病理改变。②治疗多因久病水毒浸渍、脾肾衰败、浊瘀内阻所致的尿毒症。

2. 肾炎康复片

【药物成分】人参、西洋参、山药、生地黄、盐杜仲、土茯苓、白花蛇舌草、黑豆、泽泻、白茅根、丹参、益母草、桔梗。

【功能主治】益气养阴，健脾补肾，清解余毒。用于气阴两虚、脾肾不足、水湿内停所致的水肿，症见神疲乏力、腰膝酸软、面目四肢浮肿、头晕耳鸣，及慢性肾炎、蛋白尿、血尿见上述证候者。

【药物规格】①薄膜衣片，每片重0.48g；②糖衣片：片芯重0.3g。

【使用方法】口服。①薄膜衣片：一次5片，一日3次；②糖衣片：一次8片，一日3次；小儿酌减或遵医嘱。

【注意事项】同"尿毒清颗粒"。

【现代研究】①修复受损细胞，阻止蛋白丢失，改善肾功能；②增加肾脏血流量，促进侧支循环的建立，使微循环功能恢复80%。

参考文献

［1］左言富，孙世发. 简明中成药辞典［M］. 上海：上海科学技术出版社，2002：333.

［2］陈建祥，徐宏，张敏. 肾炎四味片对慢性肾小球肾炎血清IL-2、IL-6和T淋巴细胞亚群水平的影响［J］. 中国生化药物杂志，2016，36（01）：129-131.

［3］王启明，魏谭军，贾旭明. HPLC法测定肾炎灵胶囊中柳穿鱼叶苷、地榆皂苷-Ⅰ、女贞苷、特女贞苷、去甲蟛蜞菊内酯和蟛蜞菊内酯［J］. 现代药物与临床，2017，32（10）：1824-1827.

［4］王友富，孟昭君，时元林，等. 肾炎灵胶囊治疗气虚水肿临床研究

［J］.河南中医，2004，24（02）：36-38.

［5］万一，李恢振，罗顺堂，等.今方"含巴绛矾丸、加减胃苓汤"、古方"舟车丸"治疗晚期血吸虫病腹水型各100例的对比研究初步观察报告［J］.上海中医药杂志，1957（12）：23-25.

［6］王启明，魏谭军，贾旭明.HPLC法测定肾炎灵胶囊中柳穿鱼叶苷、地榆皂苷-Ⅰ、女贞苷、特女贞苷、去甲蟛蜞菊内酯和蟛蜞菊内酯［J］.现代药物与临床，2017，32（10）：1824-1827.

［7］储水鑫，唐娟.经方治疗肾炎血尿经验［J］.中华中医药杂志，2013，28（09）：2626-2629.

［8］孙顺辉，李波.肾衰宁胶囊治疗慢性肾衰竭早中期患者的疗效及对肾功能指标的影响［J］.世界中医药，2017，12（06）：1306-1309.

［9］崔瑞昭，谢雁鸣，廖星，等.肾衰宁胶囊辅助治疗慢性肾衰竭随机对照试验的系统评价和Meta分析［J］.中国中药杂志，2016，41（11）：2149-2161.

［10］本刊编辑部.五苓散（片）对慢性青光眼降低眼压效果的临床观察［J］.广东医学，1982（02）：40.

［11］檀琦.中成药在慢性肾脏病中的辨证应用［J］.中国实用医药，2018，13（05）：191-193.

［12］李锦开，梅全喜，董玉珍.现代中成药手册［M］.北京：中国中医药出版社，2001：601.

［13］周爱珍，陈友国，程斌，等.桂附地黄丸抗PADAM有效部位的筛选及成分归属分析［J］.中华中医药杂志，2017，32（04）：1824-1829.

［14］陈嵘，秦竹，吴施国，等.桂附地黄丸对肾阳虚抑郁症大鼠行为学改变的影响［J］.新中医，2013，45（04）：165-168.

［15］李柯.济生肾气丸治疗高尿酸血症的作用机制研究［D］.辽宁中医药大学，2017.

［16］周颂东.济生肾气丸的现代药理与临床应用［J］.中国中医药现代远程教育，2008（09）：1138-1139.

［17］刘红，孙伟，顾刘宝，等.尿毒清颗粒治疗慢性肾衰竭的Meta分析［J］.中国中西医结合肾病杂志，2015，16（04）：303-310.

［18］周颂东.济生肾气丸的现代药理与临床应用［J］.中国中医药现代远程教育，2008，6（09）：1138-1139.

［19］张守琳，常天瀛，任吉祥等.肾炎康复片联合ARB类降压药治疗糖尿病肾病的meta分析［J］.中国中西医结合肾病杂志，2013，14（10）：893-896.

第二节　淋证

凡尿频、尿急、排尿障碍或涩痛、淋沥不断的证候统称"淋证"，本病临床常见证型有"石淋""气淋""膏淋""劳淋""血淋"五种类型。淋证多属湿热积于下焦，渗入膀胱，或由于肾虚而湿浊下注，气化不利所致。西医学中的泌尿系感染、结石、结核、乳糜尿、前列腺炎等多种疾病均可参照本病治疗。

一、热淋

热淋表现：小便频急短涩，尿道灼热刺痛，尿色黄赤，少腹拘急胀痛，或有寒热，口苦，呕恶，或腰痛拒按，或有大便秘结，苔黄腻，脉滑数。

1.导赤丸

【药物成分】连翘、黄连、栀子（姜炒）、木通、玄参、天花粉、赤芍、大黄、黄芩、滑石。

【功能主治】清热泻火，利尿通便。用于口舌生疮、咽喉疼痛、心胸烦热、小便短赤、大便秘结。

【药物规格】大蜜丸，每丸重3g。

【使用方法】口服。一次3g（1丸），一日2次；周岁以内小儿酌减。

【注意事项】①大便次数多者或泄泻者忌用；②服药期间饮食宜选清淡易消化之品，忌食辛辣油腻之品，以免助湿生热；③本品苦寒，易伤正气，体弱年迈者慎服。

【现代研究】本品具有抗菌、消炎、利尿、泻下等作用。

2.八正合剂

【药物成分】瞿麦、车前子（炒）、萹蓄、大黄、滑石、川木通、栀子、甘草、灯心草。

【功能主治】湿热蕴结膀胱，热淋、砂淋，尿道灼痛或涩痛淋沥，尿急、尿频，腰部、小腹疼痛，发热口干，小便短赤，舌质红，苔黄腻，脉弦滑数。

【药物规格】每瓶100mL、120mL、200mL。

【使用方法】口服，用时摇匀。一日3次，一次15~20mL。

【注意事项】①孕妇禁用；②置于阴凉处保存，脾肾阳虚者忌用。③双肾结石或结石直径≥1.5cm或结石嵌顿时间较长者禁用。④久病体虚者、儿童及老年人慎用；⑤肝郁气滞或脾肾两虚者慎用。⑥忌油腻及烟酒等刺激之品。

【现代研究】①主要用于泌尿系感染、结石、急性肾炎、产后及手术后尿潴留等疾病；②药理研究证实，八正散主要有利尿、抗菌、止泻等作用。

3.荡涤灵颗粒

【药物成分】猪苓、石韦、车前子（炒）、虎杖、黄连、黄芪、知母、生地黄、赤芍、琥珀、地龙、当归、甘草。

【功能主治】清热利湿。用于由湿热引起的尿频、尿急、尿痛等尿路感染症。

【药物规格】每袋装20g。

【使用方法】口服。一次1袋，一日3次。

【注意事项】同"八正合剂"。

【现代研究】该药物现代研究表明具有解热、抗感染等作用。常用于尿路感染、泌尿系结石等疾病。

4. 分清五淋丸

【药物成分】木通、车前子（盐炒）、萹蓄、瞿麦、栀子、黄芩、黄柏、大黄、茯苓、泽泻、滑石、猪苓、知母、甘草。

【功能主治】清热利尿，通淋止痛。适用于膀胱湿热所致尿急、尿频、尿道涩痛、淋沥不畅、小腹停水胀满、大便秘结。

【药物规格】水丸：每50粒重3g，每袋装9g或18g。

【使用方法】口服。一次9g，一日2~3次。

【注意事项】同"八正合剂"。

【现代研究】本品具有抗感染、利尿作用，主要用于因湿热下注，蕴于膀胱所致的石淋、热淋以及膏淋等。本药临床适用于：①湿热下注膀胱所致小便癃闭、小腹胀满或小便混浊、尿频涩痛等症；②膀胱炎、尿道炎、急性前列腺炎、泌尿系结石、急性肾炎及急性肾盂肾炎等。

5. 复方石韦片

【药物成分】石韦、黄芪、苦参、萹蓄。

【功能主治】清热燥湿，利尿通淋。用于小便不利、尿频、尿急、尿痛、下肢浮肿等症，也可用于急慢性肾小球肾炎、肾盂肾炎、膀胱炎、尿道炎见有上述症状者。

【药物规格】片剂，每瓶60片。

【使用方法】口服。一次5片，一日3次，15日为1个疗程，可连服2个疗程。

【注意事项】素体虚寒者慎用，避免过度劳累，多饮水，忌食油腻，忌烟酒及辛辣、刺激之品。

【现代研究】①现代研究表明，本品对引起泌尿系感染的大肠杆菌、变形杆菌、金黄色葡萄球菌、链球菌等均有抑制作用，本品还具有提高机体免疫功能、抗炎、解痉和利尿作用。

6. 癃清片

【药物成分】泽泻、车前子、败酱草、金银花、牡丹皮、白花蛇舌草、赤芍、仙鹤草、黄连、黄柏。

【功能主治】湿热蕴结膀胱，热淋、砂淋，尿道灼痛，尿急、尿频，尿血、尿浊，小腹疼痛，发热，舌质红，苔黄腻，脉弦滑数。

【药物规格】每片重0.6g。

【使用方法】口服。一次6片，一日2次；重症一次8片，一日3次。

【注意事项】①淋证属于肝郁气滞或脾肾两虚致膀胱气化不行者不宜服用。②肝郁气滞、脾虚气陷、肾阳衰惫、肾阴亏耗所致癃闭不宜服用。③体虚胃寒者不宜服用。④服药期间饮食宜清淡，忌烟酒及辛辣、油腻食品，以免助湿生热。

【现代研究】①本品有抗炎、抗菌、利尿、增强机体免疫功能。②主要用于膀胱湿热引起的尿频、尿急、尿痛、短涩淋沥、小腹拘急、痛引腰腹等症。

7. 泌尿宁颗粒

【药物成分】柴胡、五味子、萹蓄、黄柏、白芷、续断、桑寄生、苘麻子、甘草。

【功能主治】清热通淋，利尿止痛，补肾固本。用于热淋之小便赤涩热痛及泌尿系统感染。

【药物规格】每袋装12g。

【使用方法】口服，开水冲服。一次12g，一日3次，小儿酌减。

【注意事项】肝郁气滞或脾肾两虚者慎用，避免感染、过度劳累，多饮水，忌烟酒及辛辣、油腻之品。

【现代研究】现代临床研究表明该药具有解热、镇痛、利尿、抗菌等作用，主要用于泌尿系感染。

二、石淋

临床表现：尿中时夹砂石，小便艰涩，或排尿时突然中断，尿道窘迫疼痛，少腹拘急，或腰腹绞痛难忍，痛引少腹，连及外阴，尿中带血，舌红，苔薄黄。若病久砂石不去，可伴见面色少华，精神萎顿，少气乏力，舌淡边有齿印，脉细而弱，或腰腹隐痛，手足心热，舌红少苔，脉细带数。

1. 金钱草片

【药物成分】金钱草。

【功能主治】清热利湿，通淋消肿，利尿排石。主治湿热蕴结，尿道灼痛，尿急、尿频，尿血，小便混浊黄赤、淋漓不畅，带下色黄、气味臭秽，目肤黄染，腰腹或胁肋疼痛，发热，舌质红，苔黄腻，脉滑数。

【药物规格】每片0.3g。

【使用方法】口服。一日3次，一次4片。

【注意事项】①脾胃虚弱者忌用。②双肾结石或结石直径≥1.5cm或结石嵌顿时间较长者禁用。③肝郁气滞或脾肾两虚者、膀胱气化不利所致的淋证者慎用。④忌油腻及烟酒等刺激之品。

【现代研究】①本品可用于热淋、砂淋、尿涩作痛、黄疸尿赤、痈肿疔疮、毒蛇咬伤、肝胆结石、尿路结石。②本品可用于肾炎、妇科炎症、黄疸型肝炎等出现湿热蕴结证候者。

2. 石淋通片

【药物成分】广金钱草浸膏。

【功能主治】湿热蕴结，尿道灼痛，尿频、尿急，小便混浊黄赤、淋漓不畅，或夹有砂石，或尿中带血，或目肤黄染，或四肢肿胀，或带下黄臭，发热，胁肋腰腹疼痛，舌质红，苔黄腻，脉弦滑数。

【药物规格】每片含干浸膏0.12g。

【使用方法】口服。一日3次，一次5片。

【注意事项】同"金钱草片"。

【现代研究】广金钱草及多种以广金钱草为主药的中成药有显著的防治泌尿系结石作用。广金钱草具有显著的利尿作用，能增强血流量，抗炎，镇痛，利胆。

3. 复方金钱草颗粒

【药物成分】广金钱草、车前草、光石韦、玉米须。

【功能主治】下焦湿热，尿频、尿急，尿时涩痛，淋漓不畅，甚至癃闭不通，小便短赤，或尿出砂石，或尿中带血，舌质红，苔黄腻，脉滑数。

【药物规格】无糖型每袋3g，含糖型每袋10g。

【使用方法】用开水冲服。一次1~2袋，一日3次。

【注意事项】同"金钱草片"。

【现代研究】用于尿路结石、肾绞痛、尿路感染、尿频尿急、尿赤疼痛、热淋石淋、小便淋沥涩痛。

4. 尿路通片

【药物成分】金钱草、海金沙、鸡内金（炒）。

【功能主治】理气活血，通淋散结。用于气滞血瘀、下焦湿热所致的轻、中度癃闭，症见排尿不畅、尿流变细、尿频、尿急；前列腺增生症见上述证候者。

【药物规格】每片重0.35g。

【使用方法】口服。一次4~5片，一日3次。

【注意事项】同"金钱草片"。

【现代研究】癃闭多因瘀血败精，或肿块结石内阻，郁而化热导致排尿困难，症见小便不利，或尿如细线，甚则点滴而下，尿频数短赤，小腹胀满疼痛，舌紫暗或有瘀点，脉细涩。

5. 肾石通颗粒

【药物成分】金钱草、王不留行（炒）、萹蓄、瞿麦、海金沙、丹参、鸡内金（烫）、延胡索（醋制）、牛膝、木香。

【功能主治】清热利湿，活血止痛，化石，排石。用于肾结石、肾盂结石、膀胱结石、输尿管结石。

【药物规格】每袋重15g。

【使用方法】温开水冲服。一次1袋，一日2次。

【注意事项】同"金钱草片"。

【现代研究】具有抗感染、排石等作用，临床上孙某应用本品治疗泌尿系结石取得了较好的疗效。

6. 消石片

【药物成分】威灵仙、核桃、红穿破石、水河剑、半边莲、铁线草、猪苓、郁金、琥珀、乌药。

【功能主治】清热通淋，止痛排石。用于膀胱湿热，小便频急，淋沥涩痛，尿中时夹砂石，腰部酸痛，小腹拘急，甚至腰腹绞痛难忍，小便灼热黄赤，甚至带血，舌质红，苔黄腻，脉滑数。

【药物规格】每片重0.32g，相当总药材3g。

【使用方法】口服。一次4~6片，一日3次。

【注意事项】同"金钱草片"。

【现代研究】具有利尿、排石等作用，本方可用于肾结石、输尿管结石、膀胱结石、尿道结石等出现膀胱湿热证候者。

7. 排石颗粒

【药物成分】连钱草、车前子（盐水炒）、木通、徐长卿、石韦、瞿麦、忍冬藤、滑石、苘麻子、甘草。

【功能主治】清热利水，通淋排石。用于下焦湿热所致的石淋，症见腰腹疼痛、排尿不畅或伴有血尿；泌尿系结石见上述证候者。

【药物规格】①每袋装20g；②每袋装5g（无蔗糖）。

【使用方法】开水冲服。一次1袋，一日3次，或遵医嘱。

【注意事项】同"金钱草片"。

【现代研究】本品适用于湿热结聚、流注膀胱所致的石淋、砂淋，临床应用以腰腹拘急疼痛、排尿不畅、灼热刺痛或伴有血尿为辨证要点，同时用于泌尿系结石见上述证候者。

8. 五淋化石丸

【药物成分】广金钱草、鸡内金、泽泻、沙牛、琥珀、黄芪、石韦、海金沙、车前子、甘草、延胡索（醋制）。

【功能主治】通淋利湿，化石止痛。用于淋证、癃闭、尿路感染、尿路结石、前列腺炎、膀胱炎、肾盂肾炎、乳糜尿。

【药物规格】浓缩水蜜丸，每10丸重2.5g（相当于总药材3g），密封。

【使用方法】口服。一次5丸，一日3次。

【注意事项】同"金钱草片"。

【现代研究】现代研究表明该药物主治淋症、癃闭、尿路感染、尿路结石、前列腺炎、膀胱炎、肾盂肾炎、乳糜尿。

9.复方石淋通片

【药物成分】广金钱草、石韦、海金沙、滑石粉、忍冬藤。

【功能主治】清热利湿，通淋排石。用于石淋涩痛属肝胆膀胱湿热者。

【药物规格】片剂，每片相当于原生药2.5g。

【使用方法】口服，饭后温开水送服。一次6片，一日2~3次。

【注意事项】同"八正合剂"。

【现代研究】①复方石淋通片对泌尿系统感染常见的细菌具有不同程度的抑制作用；能明显防止乙二醇、氯化铵诱发的肾结石形成，使大鼠结石形成率降低；有明显的利尿作用及抗炎作用；并有显著的镇痛作用；②主要用于泌尿系结石等疾病。

三、膏淋

症状表现：实证表现为小便混浊如米泔水，置之沉淀如絮状，上有浮油如脂，或夹有凝块，或混有血液，尿道热涩疼痛，舌红，苔黄腻，脉濡数；虚证表现为病久不已，反复发作，淋出如脂，小便涩痛反见减轻，但形体日渐消瘦，头昏无力，腰酸膝软，舌淡，苔腻，脉细弱无力。

萆薢分清丸

【药物成分】萆薢、益智仁、乌药、石菖蒲、甘草。

【功能主治】分清化浊，温肾利湿。用于肾不化气、清浊不分所致的白浊、小便频数。

【药物规格】水丸，每袋18g。

【使用方法】口服。成人一次9g，一日2次，饭前服用。7岁以上儿童服成人1/2量；3~7岁服1/3量。

【注意事项】膀胱湿热壅盛所致小便白浊及尿频、淋沥涩痛者不宜使用。对本品过敏者禁用，过敏体质者慎用。孕妇慎用。忌食油腻、茶、醋及辛辣刺激性食物。

【现代研究】本丸适用于肾不化气，清浊不分，症见小便频数、时下白浊、淋漓涩痛、混浊不清等；肾炎、乳糜尿、肾结核合并血尿、慢性前列腺炎、慢性附件炎、风湿性关节炎等属下焦虚寒、湿浊下注者，皆可用之。

四、劳淋

症状表现：小便不甚赤涩，但淋沥不已，时作时止，遇劳即发，腰酸膝软，神疲乏力，舌质淡，脉细弱。

1.前列舒丸

【药物成分】熟地黄、薏苡仁、冬瓜子、山茱萸、山药、牡丹皮、苍术、桃仁、泽泻、茯苓、桂枝、附子（制）、韭菜子、淫羊藿、甘草。

【功能主治】滋阴助阳，利尿通淋。抗感染，调节内分泌，增强机体免疫力。主治慢性前列腺炎及前列腺增生导致的尿频、尿急、尿滴沥、血尿等。

【药物规格】蜜丸，每丸重6g。

【使用方法】口服。一次6g，一日3次；或遵医嘱。

【注意事项】尿闭不通者不宜用；膀胱湿热、肝郁气滞所致淋证慎用；宜清淡饮食，忌饮酒、辛辣食物。

【现代研究】本品具有以下作用：①调节内分泌；②抗炎；③增强机体免疫功能。

2. 前列舒乐颗粒

【药物成分】淫羊藿、黄芪、川牛膝、车前草、蒲黄。

【功能主治】补肾益气，化瘀通淋。主治肾脾两虚、气滞血瘀型慢性前列腺炎、前列腺增生症。症见尿频、尿急、尿道涩痛，或小腹坠胀、小便不爽、点滴不出、神疲乏力、腰膝酸软。

【药物规格】颗粒剂，每袋装4g。

【使用方法】开水冲服。一次4g，一日3次。

【注意事项】①膀胱湿热、肝郁气滞所致的淋证不宜使用；②肝郁气滞、脾虚气陷所致的癃闭不宜使用；③服药期间，忌食辛辣、生冷、油腻食物及饮酒。

【现代研究】现代药理研究表明：①本品能明显抑制前列腺炎症反应，使白细胞减少及卵磷脂小体增加；②能明显减轻前列腺体的重量。

3. 男康片

【药物成分】白花蛇舌草、赤芍、熟地黄、肉苁蓉、甘草（蜜炙）、蒲公英、鹿衔草、败酱草、黄柏、红花、鱼腥草、淫羊藿、覆盆子、白术、黄芪、菟丝子、紫花地丁、野菊花、当归。

【功能主治】补肾益精，活血化瘀，利湿解毒。用于治疗肾精亏损、瘀血阻滞、湿热蕴结引起的慢性前列腺炎。

【药物规格】片剂，每片重0.32g，每片相当于原生药12g。

【使用方法】口服。一次4~5片，一日3次。

【注意事项】孕妇慎用，脾胃虚寒者、年老体弱者慎用，肝郁气滞之淋证者慎用，禁食辛辣、生冷食物及饮酒。

4. 前列回春胶囊

【药物成分】虎杖、地龙、关木通、车前子、黄柏、茯苓、萹蓄、炮穿山甲（猪蹄甲代）、白花蛇舌草、鹿茸、黄芪、莱菔子、王不留行、五味子、枸杞子、菟丝子、淫羊藿、甘草24g。

【功能主治】益肾回春，活血通淋，清热解毒。主要用于慢性前列腺炎症见尿频、尿急、尿道涩痛、淋浊、性欲减退、阳痿早泄等症。

【药物规格】胶囊剂，每粒0.3g，密封。

【使用方法】口服。一次5粒，一日2~3次。

【注意事项】年岁过高，严重高血压者慎用。

【现代研究】现代研究表明本品具有抗菌消炎、活血化瘀、补肾阳、益精血、利尿及增强机体免疫力的作用。主要用于慢性前列腺炎引起的腰膝酸软、会阴胀痛、排尿不尽、阳痿、早泄及性功能减退等。

五、血淋

症状表现：实证表现为小便热涩刺痛，尿色深红，或夹有血块，疼痛满急加剧，或见心烦，舌苔黄，脉滑数；虚证表现为尿色淡红，尿痛涩滞不明显，腰酸膝软，神疲乏力，舌淡红，脉细数。

血尿胶囊

【药物成分】棕榈子、菝葜、薏苡仁。

【功能主治】清热利湿，凉血止血。用于急、慢性肾盂肾炎血尿，肾小球肾炎血尿，泌尿结石及肾挫伤引起的血尿及不明原因引起的血尿，常作为治疗泌尿系统肿瘤（肾癌、膀胱癌、前列腺癌等）的辅助药物。

【药物规格】胶囊剂，每粒装0.42g。

【使用方法】口服。一次5粒，一日3次，饭后开水服用或遵医嘱，20天为一个疗程。

【注意事项】孕妇慎用；清淡饮食，忌辛辣、厚味之品。

【现代研究】药理研究显示本品可修复破损的组织，激活细胞再生，杀死致病菌。

参考文献

［1］吴捷，安青芝，刘传镐，等.八正合剂体外抗菌及对动物的解热抗炎作用［J］.中国药学杂志，2002，37（11）：26-29.

［2］刘云，孙安鹏，刘灵中.分清五淋丸治疗泌尿系感染多种病证的临床报道［J］.求医问药（下半月），2012，10（08）：441.

［3］张丽洲，尹浣姝，宋新波.分清五淋丸研究进展［J］.辽宁中医药大学学报，2011，13（10）：180-182.

［4］吴敏，吴正启，程业刚，等.复方石韦片治疗泌尿系感染132例［J］.中国中医基础医学杂志，2006，12（05）：357-358.

［5］黄淑娟.复方石韦片联合左氧氟沙星治疗2型糖尿病合并尿路感染患者的疗效观察［J］.当代医学，2016，22（19）：118-119.

［6］张晓静，邓雁如，刘德福，等.癃清片抗炎镇痛作用研究［J］.中药

药理与临床，2015，31（01）：213-217.

［7］杨洪涛，邢海涛，赵菁莉.癃清片治疗慢性前列腺炎、前列腺增生临床疗效观察［J］.天津医药，2006，34（12）：853.

［8］周宇，胡连栋，杨更亮.泌尿宁颗粒的药效学研究［J］.中国药房，2009，20（15）：1140-1141.

［9］曾凡波，崔小瑞，余志敏，等.泌尿宁颗粒药效学实验研究［J］.中国中医药科技，2002，9（01）：15-16.

［10］彭波，刘琦，侯静，等.金钱草片治疗尿路感染的多中心随机对照临床观察［J］.现代医药卫生，2011，27（11）：1615-1617.

［11］彭波，刘琦，邹升产.金钱草片治疗尿路结石的多中心随机对照临床研究［J］.实用临床医药杂志，2011，15（11）：71-73.

［12］黄黎，刘菊福，王志超，等.石淋通片的药理学研究［J］.中成药，1988（12）：28-30.

［13］周军，韦桂宁，吴超伟，等.复方金钱草颗粒对肾结石的影响及其利尿、解痉、抗炎作用［J］.中国实验方剂学杂志，2011，17（18）：206-209.

［14］吴敦锋.复方金钱草颗粒对肾结石患者利尿、解痉、抗炎作用效果探究［J］.北方药学，2016，13（10）：77-78.

［15］孙良梅，王玉，邓悦，等.尿路通片治疗尿路结石317例临床观察［J］.中药新药与临床药理，1995，6（04）：23-25+62.

［16］杨瑞瑞，郭耀武，赵春荣.消石片质量标准的研究［J］.西北药学杂志，1993，8（04）：162-164+184.

［17］郭灿.五淋化石丸联合泌石通胶囊治疗肾结石的临床观察［J］.中国现代药物应用，2009，3（24）：55-56.

［18］刘得华.五淋化石丸合排石汤治疗泌尿系结石103例［J］.四川中医，2001（04）：31.

［19］刘元，李星宇，宋志钊，等.复方石淋通片治疗泌尿系结石的药效学研究［J］.中成药，2010，32（06）：1052-1054.

［20］陈浩，张瑞，黄兴儒，等.中西药联合治疗良性前列腺增生症的优化方案研究［J］.世界中西医结合杂志，2016，11（04）：510-513.

［21］郝丽亚，张俊峰，刘强.前列舒丸对慢性非细菌性前列腺炎大鼠血清中TNF-α、IL-1β、IL-2和IL-10的影响［A］.《中国组织化学与细胞化学杂志》社有限公司.2016《中国组织化学与细胞化学》杂志临床研究研讨会论文汇编［C］.2016：2.

［22］张彤，黄顺旺.HPLC-ELSD测定前列舒乐颗粒中的黄芪甲苷［J］.中国实验方剂学杂志，2011，17（07）：82-83.

［23］段登志，欧阳虹，王寅，等.前列回春胶囊的药理作用和临床应用浅析［J］.云南中医中药杂志，1995，16（01）：5-7.

［24］姚静.血尿胶囊治疗急性肾盂肾炎活性部位筛选及作用机制研究［D］.山西省中医药研究院，2017.

［25］姜廷新，刘艳.血尿胶囊治疗急性肾盂肾炎活性部位作用临床探讨［J］.黑龙江科学，2018，9（09）：24-25.

第三节　癃闭

癃闭指以小便量少，点滴而出，甚则闭塞不通为主症的疾患。其中小便不利，点滴而短少，病势缓者称为"癃"；小便闭塞，点滴不通，病势急者称为"闭"，合称癃闭。本病多因湿热、气结、瘀血阻碍气化，或中气不足，或肾阴、肾阳亏虚而致气化不利所致。中老年妇女易得此病。

本病的临床表现类似于西医学中的各种原因引起的尿潴留及无尿症，如神经性尿闭、膀胱括约肌痉挛、尿道结石、尿路肿瘤，尿道损伤，尿道狭窄、前列腺增生症、脊髓炎等病所出现的尿潴留以及肾功能不全引起的少尿、无尿症。对上述疾病，可参照癃闭相关内容辨证选用中成药。

一、膀胱湿热

症状表现：小便点滴不通，或量极少而短赤灼热，小腹胀满，口苦口黏，或口渴不欲饮，或大便不畅，舌质红，苔黄腻，脉数。

1.清淋颗粒

【药物成分】瞿麦、木通、萹蓄、车前子（盐炒）、滑石、大黄、栀子、炙甘草。

【功能主治】清热泻火，利水通淋。用于湿热下注膀胱，气化不利所致的癃闭，表现为尿频涩痛，淋漓不畅，口干咽燥，大便干结，苔黄腻，脉滑数；及下尿路感染见上述证候者。

【药物规格】每袋装10g。

【使用方法】开水冲服。一次1袋，一日2次，小儿酌减。

【注意事项】①淋证属于肝郁气滞或脾肾两虚，膀胱气化不行者不宜使用。②肝郁气滞、脾虚气陷、肾阳衰惫、肾阴亏耗所致癃闭不宜使用。③方中含苦寒通利之品，有碍胎气，故孕妇忌用。④本品为苦寒之剂，易伤正气，体质虚弱者及老年人慎用。⑤服药期间饮食宜清淡，忌烟酒及辛辣、油腻食品，以免助湿生热。

【现代研究】具有利尿、镇痛等作用。主要用于下尿路感染、前列腺增生症等。

2. 尿感宁颗粒

【药物成分】海金沙藤、连钱草、凤尾草、紫花地丁、萹草。

【功能主治】清热解毒，利尿通淋。用于膀胱湿热所致癃闭，症见尿频、尿急、尿道涩痛、尿色偏黄、小便淋漓不尽；急慢性尿路感染见上述证候者。

【药物规格】颗粒剂，每袋装15g。

【使用方法】开水冲服。一次1袋，一日3~4次。

【注意事项】同"清淋颗粒"。

【现代研究】本品有抑菌、利尿、抗炎、解痉等作用。

3. 泌淋清胶囊

【药物成分】黄柏、白茅根、车前草、四季红、败酱草、仙鹤草。

【功能主治】清热解毒，利尿通淋。用于湿热蕴结所致的小便不利、淋漓涩痛、尿血，以及急性非特异性尿路感染、前列腺炎见上述症状者。

【药物规格】胶囊剂，每粒装0.4g。

【使用方法】口服。一次3粒，一日3次，或遵医嘱。

【注意事项】尚不明确。

【现代研究】现代临床研究表明，该药具有抑菌、抗炎、镇痛作用。

4. 宁泌泰胶囊

【药物成分】四季红、芙蓉叶、仙鹤草、大风藤、白茅根、连翘、三颗针。

【功能主治】清热解毒，利湿通淋。用于湿热蕴结所致的淋证，症见小便不利、淋漓涩痛、尿血以及下尿路感染见上述证候者。

【药物规格】每粒0.38g，每盒54粒。

【使用方法】口服。一次3~4粒，一日3次。

【注意事项】孕妇慎服。

【现代研究】现代临床研究表明，该药具有利尿、抗感染等作用，主要用于慢性前列腺炎。

5. 八正合剂

【药物成分】瞿麦、车前子（炒）、萹蓄、大黄、滑石、川木通、栀子、甘草、灯心草。

【功能主治】清热，通淋，利尿。用于湿热下注，小便短赤，淋沥涩痛，口燥咽干，泌尿生殖系统等引起的急慢性肾盂肾炎、膀胱炎、尿道炎、阴道炎、前列腺炎、各种性病及泌尿系统结石、急慢性肾炎等。

【药物规格】合剂，每瓶200mL。

【使用方法】口服，一次15~20mL，一日3次，用时摇匀。

【注意事项】久病体虚者及孕妇慎用，忌食油腻生冷之物。

【现代研究】药理研究证实，八正散主要有利尿、抗菌、止泻等作用。

6. 癃清片

【药物成分】泽泻、车前子、败酱草、金银花、牡丹皮、白花蛇舌草、赤芍、仙鹤草、黄连、黄柏。

【功能主治】清热解毒，凉血通淋。用于热淋所致的尿频、尿急、尿痛、尿短、腰痛、小腹坠胀等症。

【药物规格】片剂，每片重0.6g。

【使用方法】口服。一次6片，一日2次；重症一次8片，一日3次。

【注意事项】①淋证属于肝郁气滞或脾肾两虚、膀胱气化不行者不宜使用。②肝郁气滞、脾虚气陷、肾阳衰惫、肾阴亏耗所致癃闭者不宜服用。③体虚胃寒者不宜服用。④服药期间饮食宜清淡，忌烟酒及辛辣、油腻食品，以免助湿生热。

【现代研究】现代临床研究表明，金银花有较广的抗菌谱，对痢疾杆菌、伤寒杆菌、大肠杆菌、百日咳杆菌、白喉杆菌、绿脓杆菌、结核杆菌、葡萄球菌、链球菌、肺炎双球菌有抑制作用。

二、肾阳衰惫

症状表现：小便不通或点滴不爽，排出无力，面色㿠白，神气怯弱，畏寒怕冷，腰膝冷而酸软无力，舌淡，苔薄白，脉沉细而弱。

1. 癃闭舒胶囊

【药物成分】补骨脂、益母草、金钱草、琥珀、海金沙、山慈菇。

【功能主治】温肾化气，清热通淋，活血化瘀，散结止痛。用于肾气不足、湿热瘀阻所致的癃闭，症见尿频、尿急、尿赤、尿痛、尿细如线、小腹拘急疼痛、腰膝酸软等症；前列腺增生见上述证候者。

【药物规格】每粒装0.3g。

【使用方法】口服。一次3粒，一日2次。

【注意事项】①忌酒及生冷、辛辣、油腻类食物。②肺热壅盛、肝郁气滞、脾虚气陷所致的癃闭不宜使用。③个别患者服药后有轻微的口渴感、胃部不适、轻度腹泻等，不影响继续服药。

2. 前列康片（胶囊）

【药物成分】系由植物花粉经加工提取制成，含有多种维生素、微量元素、氨基酸、酶等营养物质。

【功能主治】具有抑制前列腺增生和一定的抗雄激素作用。对前列腺增生症和前列腺炎引起的尿急、尿频、尿痛、尿后痛、尿滴沥、尿潴留、性功能障碍等有良好的改善和消除作用。

【药物规格】片剂，每片重0.5g；胶囊剂，每粒重0.35g。

【使用方法】口服。一次3~4片，一日3次，1个月为1个疗程。片剂嚼碎后服用，胶囊宜吞服。

【注意事项】同"癃闭舒胶囊"，少数人用药后大便稀薄，不影响继续治疗。

【现代研究】现代临床研究表明，该药为花粉制剂，含多种维生素、微量元素、氨基酸、酶等物质，主要用于前列腺增生症。

3.复方玄驹胶囊

【药物成分】玄驹、淫羊藿、枸杞子、蛇床子。

【功能主治】温肾，壮阳，益精。用于肾阳虚，症见神疲乏力、精神不振、腰膝酸软、少腹阴器发凉、精冷滑泄、肢冷尿频、性欲低下、功能性阳痿。

【药物规格】每粒重0.42g。

【使用方法】口服。一次2~3粒，一日3次。

【注意事项】①阴虚火旺者用淡盐水送服。②出现恶心、呕吐、头晕等不适症状者，宜饭后减量服用，或遵医嘱。③个别患者可出现轻度头晕、咽痛、大便干结等症状，一般不影响治疗。

三、其他

翁沥通胶囊

【药物成分】薏苡仁、浙贝母、川木通、栀子（炒）、金银花、旋覆花、泽兰、大黄、铜绿、甘草、黄芪（蜜炙）。

【功能主治】清热利湿，散结祛瘀。用于湿热蕴结、痰瘀交阻之前列腺增生症，症见尿频、尿急，或尿细、排尿困难等。

【药物规格】100粒装，每粒重0.4g。

【使用方法】饭后口服，一次3粒，一日2次。

【注意事项】偶见恶心、呃逆、腹痛、腹泻、胃脘胀闷、嘈杂、便秘、头晕、烦躁、皮疹、瘙痒。

【现代研究】现代临床研究表明，该药具有利尿、清热解毒功效，主要用于湿热蕴结、痰瘀交阻之前列腺增生症。

参考文献

［1］杨海帆.尿感宁颗粒联合左氧氟沙星治疗尿路感染的疗效观察［J］.现代药物与临床，2015，30（11）：1370–1373.

［2］唐登峰，李萌，张鹏.尿感宁颗粒的质量标准研究［J］.中国实验方剂学杂志，2010，16（14）：61–63.

［3］胡珍真，段燕康，杨素娜，等.宁泌泰胶囊临床应用新进展［J］.中国中西医结合外科杂志，2014，20（06）：672–674.

第四节　阳痿

阳痿指成年男子性交时，由于阴茎痿软不举，或举而不坚，或坚而不久，无法进行正常性生活的病症。但对因发热、过度劳累、情绪反常等因素造成的一时性阴茎勃起障碍，不能视为病态。

一、命门火衰

症状表现：阳事不举，或举而不坚，精薄清冷，神疲倦怠，畏寒肢冷，面色㿠白，头晕耳鸣，腰膝酸软，夜尿清长，舌淡胖，苔薄白，脉沉细。

1.右归丸

【药物成分】熟地黄、制附片、肉桂、山药、鹿角胶、枸杞子、当归、山茱萸、盐杜仲、菟丝子。

【功能主治】温补肾阳，填精止遗。主治肾阳不足、命门火衰、腰膝酸冷、精神不振、怯寒畏冷、阳痿遗精、大便溏薄、尿频而清。

【药物规格】蜜丸，每丸重9g。

【使用方法】口服，淡盐水送下。一次1丸，一日3次。

【注意事项】忌食生冷。孕妇忌服。凡属肾阴不足、虚火上炎引起的咽干口燥之症者不宜使用。除治肾阳不足之前述疾病外，属命门火衰、脾胃虚寒引起的呕恶膨胀、脐腹急痛、周身浮肿、肢节痹痛、大便自遗、虚淋寒疝、大便溏泄，以及西医之神经衰弱的神疲乏力、腰膝酸痛、遗精阳痿，慢性肾炎导致的腰痛、尿频、尿急、夜多小便，糖尿病等，也可辨证应用。

【现代研究】现代临床研究表明，该药具有以下作用：①增强机体免疫功能；②保护和调节脏器功能；③延缓衰老；④调节激素水平。

2.五子衍宗丸

【药物成分】菟丝子（炒）、枸杞子、覆盆子、五味子（蒸）、盐车前子。

【功能主治】补肾益精。主治先天不足或久病伤肾所致神疲乏力、腰膝酸软及月经不调等，亦可用于男子遗精、阳痿、精液清冷不育等，久服可提高性功能，强壮身体，延年益寿。

【药物规格】①大蜜丸，每丸重9g；②水蜜丸，每100丸重10g。

【使用方法】口服。大蜜丸，一次1丸；水蜜丸，一次6g。均一日2次。

【注意事项】本方滋而不腻，温而不燥，补中有泻，以泻助补，故不论下焦虚实寒热，服之自平补。本品男女皆宜，对久无生育者效果明显。

【现代研究】现代临床研究表明，该药具有抗疲劳、增强性功能作用，主治阳痿、遗精、不育等。

3.复方玄驹胶囊

【药物成分】玄驹、淫羊藿、枸杞子、蛇床子。

【功能主治】温肾，壮阳，益精。用于肾阳虚，症见神疲乏力、精神不振、腰膝酸软、少腹阴器发凉、精冷滑泄、肢冷尿频、性欲低下、功能性阳痿。

【药物规格】每粒重0.42g。

【使用方法】口服。一次2~3粒，一日3次。

【注意事项】①阴虚火旺者用淡盐水送服。②出现恶心、呕吐、头晕等不适症状者，宜饭后减量服用，或遵医嘱。③个别患者可出现轻度头晕、咽痛、大便干结等症状，一般不影响治疗。

4.强肾片

【药物成分】鹿茸、山药、山茱萸、熟地黄、茯苓、泽泻、牡丹皮、枸杞子、桑椹、补骨脂、盐杜仲、人参茎叶总皂苷、丹参、益母草。

【功能主治】补肾填精，益气壮阳，扶正固本。用于肾虚水肿、腰痛、遗精、阳痿、早泄等症，亦可用于属肾虚证的慢性肾炎和久治不愈的肾盂肾炎。

【药物规格】片剂，每片重0.63g。

【使用方法】口服，用淡盐水或温开水送下。一次4~6片，一日3次，小儿酌减，30天为1疗程。

【注意事项】同"右归丸"。

【现代研究】现代临床研究表明，该药能治疗肾小球肾炎；另有研究本品对实验性慢性肾衰竭的影响，结果显示强肾片灌胃可降低慢性肾衰竭大鼠的血清肌酐、尿素氮。

5.苁蓉益肾颗粒

【药物成分】五味子（酒制）、肉苁蓉（酒制）、菟丝子（酒炒）、茯苓、车前子（盐制）、巴戟天（制）。

【功能主治】滋阴补气，填精益髓。用于肾气不足，症见腰膝疼痛、记忆衰退、头晕耳鸣、四肢无力。

【药物规格】颗粒剂，每袋重2g。

【使用方法】口服。一次1袋，一日2次。

【注意事项】同"右归丸"。

【现代研究】现代临床研究表明，该药能明显降低小鼠氧耗量，保护缺氧心肌；临床前动物试验结果提示：本品可延长氢化可的松致肾阳虚小鼠的游泳时间，提高自主活动能力和抑制体重的降低。

6.益肾灵颗粒

【药物成分】枸杞子、女贞子、附子（制）、芡实（炒）、车前子（炒）、五味子、淫羊藿、韭菜子（炒）、补骨脂（炒）、覆盆子、沙苑子、桑椹、金樱子。

【功能主治】益肾壮阳。用于肾亏导致的阳痿、早泄、遗精、少精、死精。

【药物规格】每袋装20g。

【使用方法】开水冲服。一次1袋，一日3次。

【注意事项】凡肝郁不舒、外感热病或湿热体质者均忌用。

【现代研究】现代临床研究表明，该药具有以下作用：①性激素样作用。②提高大脑调节功能。③促进物质代谢。④对自主神经功能有一定的影响。

7.金水宝胶囊

【药物成分】发酵虫草菌粉（Cs-4）。

【功能主治】补肾保肺，秘精益气。用于治疗慢性支气管炎，症见久咳、盗汗、痰少或痰白而黏；亦可用于高脂血症，症见身重乏力、头晕目眩、肢麻肢胀、胸脘气闷或体胖痰多；还可用于老年虚证，症见腰膝酸软、畏寒肢冷、耳鸣失眠、记忆减退、牙齿松动；以及阳痿、遗精、早泄、性欲减退、肝硬化，妇女月经不调、腰酸腹痛、白带清稀等。

【药物规格】胶囊剂，每粒内含虫草菌粉0.33g。

【使用方法】口服。一次3粒，一日3次，饭后服用，或遵医嘱。

【注意事项】同"复方玄驹胶囊"。

【现代研究】现代临床研究表明，经药理实验证实，本品具有抗炎、止咳、祛痰、镇静、促性腺作用；能降低血清胆固醇、甘油三酯和脂质过氧化物，增加心肌与脑的供血，具有轻度降血压、抑制血小板聚集、延长缺氧时动物生存时间等作用，对心脑组织有保护作用。其主要药理作用与青海天然虫草相似。

二、心脾亏虚

症状表现如下：阳痿不举，心悸，失眠多梦，神疲乏力，面色萎黄，食少纳呆，腹胀便溏，舌淡，苔薄白，脉细弱。

1.归脾丸（合剂）

【药物成分】党参、白术（炒）、黄芪（蜜炙）、甘草（蜜炙）、茯苓、远志（制）、酸枣仁（炒）、龙眼肉、当归、木香、大枣（去核）。

【功能主治】本品功主益气健脾，养血安神。主要适用于心脾两虚，气短心悸，失眠多梦，头昏头晕，肢倦乏力，食欲不振，崩漏便血。

【药物规格】大蜜丸，每丸重9g。

【使用方法】口服，用温开水或生姜汤送服。大蜜丸一次1丸，一日3次。

【注意事项】①忌油腻食物；②外感或实热内盛者不宜服用；③本品宜饭前服用；④按照用法用量服用，小儿、孕妇、高血压、糖尿病患者应在医师指导下服用；⑤服药2周症状未明显改善或症状加重者，应立即停药并到医院就诊；⑥药品性状发生改变时禁止服用；⑦儿童必须在成人监护下使用；

⑧请将此药品放在儿童不能接触的地方；⑨如正在服用其他药品，使用本品前请咨询医师或药师。

【现代研究】现代临床研究表明，该药用于神经衰弱，脑外伤综合征，椎管内麻醉后并发头晕、头痛，贫血及再生障碍性贫血，原发性血小板减少性紫癜，功能性子宫出血及崩漏，胃及十二指肠溃疡出血，癌肿放疗、化疗所致的白细胞及全血细胞减少症等。

2. 人参归脾丸

【药物成分】人参、酸枣仁、远志、甘草、白术（麸炒）、炙黄芪、当归、木香、茯苓、龙眼肉等。

【功能主治】益气补血，健脾养心。用于心脾两虚之心悸气短、贫血失眠、头昏头晕、肢倦乏力、食欲不振、崩漏便血等症。

【药物规格】大蜜丸，每丸重9g；水蜜丸，每丸重6g。

【使用方法】口服。大蜜丸，一次服1丸，一日2次；水蜜丸，一次服1丸。

【注意事项】同"归脾丸"。

【现代研究】现代临床研究表明，该药能抗休克，激活胆碱能神经功能低下，提高记忆力，增强免疫力，调节中枢神经功能，增强造血功能，强壮体质，改善脂质代谢，镇静，降压。

三、肝郁不舒

症状表现：每因情绪波动而发病，阳事不起，或起而不坚，心情抑郁，胸胁胀痛，脘闷不适，舌质红，脉弦。

1. 柴胡疏肝丸

【药物成分】柴胡、当归、白芍（酒炒）、木香、香附（醋炙）、枳壳（炒）、青皮（炒）、陈皮、厚朴（姜制）、紫苏梗、乌药、豆蔻、防风、三棱（醋制）、莪术（制）、山楂（炒）、六神曲（炒）、槟榔（炒）、大黄（酒炒）、桔梗、姜半夏、黄芩、茯苓、薄荷、甘草。

【功能主治】疏肝理气，消胀止痛。用于肝气不舒，胸胁痞闷，食滞不下，呕吐酸水。用于慢性肝炎、胸胁部外伤后遗疼痛、术后粘连、经前期综合征、慢性胆囊炎、班替氏综合征、闪腰岔气等所致的精神抑郁、情绪不宁、胸胁胀痛以及脘腹痛见上述证候者。

【药物规格】大蜜丸，每丸重10g。

【使用方法】温水送服一次1丸，一日2次。

【注意事项】①本品不适用于肝胆湿热、食滞胃肠、脾胃虚弱诸证；②本品含有行气、破血之品，有碍胎气，孕妇忌用；③饮食宜用清淡易消化之品，忌食辛辣、油腻食物，以免助湿伤脾，有碍气机；④切忌郁闷、恼怒，应保持心情舒畅。

【现代研究】现代临床研究表明，本品具有保护肝脏、镇静、镇痛、镇咳、抗炎、抗菌、抗病毒等作用。

2. 逍遥丸

【药物成分】柴胡、当归、白芍、白术（炒）、茯苓、薄荷、生姜、甘草（蜜炙）。

【功能主治】疏肝健脾，养血调经。用于肝气不舒所致月经不调、胸胁胀痛、头晕目眩、食欲减退。

【药物规格】①浓缩丸，每瓶装200丸；②大蜜丸，每丸重9g；③水丸，每袋重6g。

【使用方法】①浓缩丸：口服，一次8丸，一日3次。②大蜜丸：口服，一次1丸，一日2次。③水丸：口服，一次6~9g，一日1~2次。

【注意事项】①凡肝肾阴虚所致的胁肋胀痛、咽干口燥、舌红少津者慎用；②孕妇忌服；③忌辛辣、生冷食物。

【现代研究】现代临床研究表明，该药具有调节内分泌、调节中枢神经、保肝、增强肠蠕动等作用。临床用于情感性精神病、乳腺增生症、男性乳房发育症、妇科炎症、肝炎、胆囊炎、胆石症、糖尿病等属肝郁脾虚者。

3. 丹栀逍遥丸

【药物成分】牡丹皮、白芍（酒炒）、白术（土炒）、栀子（炒焦）、当归、薄荷、柴胡（酒制）、茯苓、甘草（蜜炙）。

【功能主治】疏肝解郁，清热调经。用于肝郁化火，症见胸胁胀痛、烦闷急躁、颊赤口干、食欲不振或有潮热，以及妇女月经先期、经行不畅、乳房与少腹胀痛。

【药物规格】每12丸重约1g。

【使用方法】口服。一次6~9g，一日2次。

【注意事项】同"逍遥丸"。

【现代研究】现代临床研究表明该药具有解热、抗炎、抗菌、保肝作用。

4. 加味逍遥丸（口服液）

【药物成分】当归、白芍、茯苓、炒白术、柴胡、牡丹皮、山栀（姜炙）、炙甘草、薄荷、甘草。

【功能主治】疏肝解郁，健脾养血，清热调经。用于肝瘀血虚，化火生热之胸闷胁胀、烦躁易怒、日晡潮热、头痛目赤、食欲不振、口干口苦、脘腹作痛、少腹重坠、月经不调、乳房胀痛等。

【药物规格】丸剂，每瓶装200丸；口服液，每瓶装150mL。

【使用方法】口服。水丸：每20粒3g，一次6~9g，一日2次；口服液：一次10mL，一日2次。

【注意事项】同"逍遥丸"，同时虚寒体弱者忌服。

四、惊恐伤肾

症状表现：阳痿不振，心悸易惊，食少便溏，苔薄白，脉弦。

1.宁心补肾丸

【药物成分】党参（米汁制）、续断（酒炒）、沙苑子（盐蒸）、金樱子（去毛、核）、芡实（盐制）、酸枣仁（炒）、莲须（盐炒）、龙骨（水飞）、何首乌（豆制）、核桃仁（去油、盐水制）、枸杞子320g、续断（盐炒）、茯苓（炒）、补骨脂（盐制）、覆盆子（炒）、山药（炒）、韭菜子（炒）、菟丝子（盐水制）、牛鞭（炙，蛤粉炒）、莲子（炒）、砂仁（炒）。

【功能主治】宁心补肾，益精止痿。用于肾虚耳鸣，头晕眼花，惊悸不宁，盗汗体倦，遗精，滑精，阳痿不育，腰膝酸软。

【药物规格】大蜜丸，每丸重11.3g，密封。

【使用方法】口服。一次1丸，一日2次。

【注意事项】感冒发热者忌服。

2.壮肾安神片

【药物成分】牛鞭、牛睾丸、淫羊藿、熟地黄、楮实子、山药、龙骨、茯苓、泽泻。

【功能主治】滋阴壮阳，生精泻浊。主治肾阳不足、精血亏虚所致的阳痿、遗精、不育、头晕目眩、心悸耳鸣、神志不宁、腰膝酸软、小便不利。

【药物规格】每片重0.3g。

【使用方法】口服。一次5片，一日3次。

【注意事项】①孕妇忌用。②服药期间忌酒和生冷食物。

【现代研究】现代临床研究表明，该药物中含有大量的淫羊藿成分，对治疗阳痿作用显著。同时西医的神经衰弱、性功能障碍等见有上述症状者，可用本品治疗。

3.脑灵素片

【药物成分】红参、鹿茸、鹿角胶、鹿角霜、龟板、五味子、远志、酸枣仁、茯苓、淫羊藿、熟地黄、黄精、苍耳子、枸杞子、麦冬、大枣。

【功能主治】补气血，养心肾，健脑安神。心血不足、脾肾虚弱所致的惊悸失眠、头晕目眩、耳鸣、健忘、身倦无力、体虚自汗、阳痿遗精等。

【药物规格】每片重0.31g。

【使用方法】口服。一次4~6片，每日早饭前、晚饭后各服1次。

【注意事项】高血压患者忌服。

【现代研究】现代临床研究表明，该药可治疗神经衰弱、阳痿、遗精及白带增多；本品有滋补强壮之功效，久病身体衰弱患者服用本品有助于康复。

五、湿热下注

症状：阴茎痿软，阴囊潮湿，瘙痒腥臭，睾丸坠胀作痛，小便赤涩灼痛，胁胀腹闷，肢体困倦，泛恶口苦，舌红苔黄腻，脉滑数。

龙胆泻肝丸

【药物成分】龙胆、柴胡、栀子、泽泻、当归、黄芩、车前子、木通、生地黄、甘草。

【功能主治】清利肝胆湿热。本品有抗感染、抗过敏、抑菌、增强免疫功能等作用，主治肝炎、肝脓肿等。

【药物规格】丸剂，每丸重6g。

【使用方法】口服。一次1~2丸，一日2次。

【注意事项】忌食辛辣食物，孕妇慎服；胃寒者慎用，脾胃虚弱者不宜久服。

【现代研究】现代临床研究表明，该药具有抗炎、抗过敏、保肝利胆、利尿、增强免疫功能等作用。

参考文献

[1]孙自学，赵帅鹏，张珈铭，等.右归丸治疗男科疾病探析[J].中医药临床杂志，2017，29（08）：1255-1257.

[2]陈杰，李晶，封玉玲，等.右归丸补肾填精的药理作用[J].中国实验方剂学杂志，2015，21（03）：134-137.

[3]王桐生，黄金玲，吴德玲，等.五子衍宗丸对少弱精子症模型大鼠精子线粒体膜电位及超微结构影响[J].中华男科学杂志，2013，19（05）：446-450.

[4]安琪，邹练.五子衍宗丸治疗男性不育症的Meta分析[J].中国性科学，2015，24（01）：84-89.

[5]葛争艳，金龙，刘建勋.五子衍宗丸补肾壮阳作用的实验研究[J].中国实验方剂学杂志，2010，16（07）：173-176.

[6]金龙，葛争艳，刘建勋.五子衍宗丸对大鼠交配功能和肾阳虚模型小鼠的影响[J].中国实验方剂学杂志，2012，18（16）：228-231.

[7]郑宝林，余俊文，张小娟，等.强肾片联合缬沙坦治疗慢性肾小球肾炎的临床研究[J].中药药理与临床，2010，26（03）：57-59.

[8]李福宏.益肾灵颗粒联合复方玄驹胶囊治疗少弱精子症的临床观察[J].实用药物与临床，2012，15（02）：118-119.

[9]刘建和，贺福元，周德生，等.益肾灵颗粒对维持性血液透析患者的免疫功能及脂质过氧化作用的影响及疗效观察[J].中国中西医结合肾病杂志，2002，3（04）：212-214.

［10］王刚，吴中秋，郭晓玲.金水宝胶囊治疗早期糖尿病肾病的疗效观察［J］.河北中医药学报，2006，21（02）：9-10.

［11］张志钧，罗厚良，李金生，等.金水宝胶囊清除老年虚证者氧自由基及DNA损伤后修复作用的临床和实验研究［J］.中国中西医结合杂志，1997（01）：35-38.

［12］刘艳杰，刘立，王晶.浓缩归脾丸对苯中毒小鼠T细胞亚群、血清溶血素、粒-巨噬细胞集落刺激因子的影响［J］.中华中医药杂志，2016，31（12）：5256-5259.

［13］夏小玉，邵辉，沈红薇，等.逍遥丸的临床应用进展［J］.陕西中医，2012，33（10）：1436-1437.

［14］楼步青，黄琳，周玖瑶，等.逍遥丸的药理作用研究［J］.时珍国医国药，2008（10）：2431-2432.

［15］韩静，周利章，韩虹，等.脑灵素片质量标准研究［J］.中成药，2002，24（07）：28-30.

［16］董伟，梁爱华，李春英.龙胆泻肝丸对胆汁淤积大鼠肝脏多药耐药蛋白及中性粒细胞CD18表达影响的研究［J］.中国实验方剂学杂志，2011，17（21）：214-217.

第五节　遗精

遗精指不因性交而精液自行泄出的病症，其中有梦而遗的名为"梦遗"；无梦而遗，甚至清醒时精液自出者，名为"滑精"，是遗精病两种轻重不同的病症。若未婚成年男子或婚后两地分居，久不房事者，每月遗精三五次，遗后并无不适，此为肾精充盈，因满而溢，并非病态。如二三天一次或每夜发生，甚至白昼精液自泄，兼见精神萎靡、头昏心悸、心烦不寐、腰膝酸软等现象者，是为病理表现，应及时治疗。本病发生的原因多由肾虚不固，君相火盛，或湿热下注，扰动精室，肾失封藏所致。对遗精的辨证，一般来说，遗精以阴虚火旺者多见，滑精以肾气不固者居多。另外，虚而无热象者，多为肾气不固；虚而兼热象者，多为阴虚火旺；热而无虚象者，多属心火妄动；热而兼湿者，多属湿热下注。在治疗上常用清心安神、滋阴清火、温补固摄、清化湿热等法，可随证选用。

一、阴虚火旺

症状表现：梦遗，头晕目眩，耳鸣腰酸，神疲乏力，形体瘦弱，失眠健忘，舌红少津，脉弦细而数。

知柏地黄丸

【药物成分】知母、黄柏、熟地黄、山茱萸、牡丹皮、山药、泽泻、茯苓。

【功能主治】滋阴降火。用于阴虚火旺之潮热盗汗、口干咽痛、耳鸣遗精、小便短赤。

【药物规格】大蜜丸，每丸重9g；水蜜丸或小蜜丸，每瓶装54g、60g、120g、250g。

【使用方法】口服。一次9g，一日2次。

【注意事项】脾虚便溏、消化不良者不宜使用。

【现代研究】现代临床研究表明，该药具有提高甲状腺功能亢进阴虚型小鼠的耐缺氧能力，并能显著提高大鼠巨噬细胞和中性粒细胞的吞噬率而呈现抗炎抗菌作用。

二、肾气不固

症状表现：滑精频作，面色㿠白，精神萎靡，畏寒怯冷，四肢不温，食少便溏，阳痿早泄，舌质淡，舌苔白，脉沉细。

肾气不固证遗精的辨证用药与阳痿命门火衰证基本相同，临床中可根据具体情况辨证论治，在此不一一列举。

三、劳伤心脾

症状表现：心悸怔忡，失眠健忘，面色萎黄，四肢困倦，食少便溏，过劳则遗精，舌质淡苔白，脉象细弱。

劳伤心脾证早泄的辨证用药与阳痿心脾亏虚证基本相同，临床中可根据具体情况辨证论治，在此不一一列举。

四、湿热下注

症状表现：遗精频作，或小便时有精液外流，伴口苦口渴，小便热赤，大便臭秽，苔黄腻，脉濡数。

湿热下注型早泄的辨证用药与阳痿湿热下注证基本相同，临床中可根据具体情况辨证论治，在此不一一列举。

第六节　尿浊

尿浊是以小便混浊、白如泔浆、尿时无涩痛不利感为主症的疾患。西医学中的乳糜尿多属本病范围。

尿浊的中成药运用参见"淋证"之"膏淋"。

第七节　早泄

早泄指房事时过早射精而影响正常性交，是男子性功能障碍的常见病症，多与遗精、阳痿相伴出现。

一、肝经湿热

症状表现：泄精过早，阴茎易举，阴囊潮湿，瘙痒坠胀，口苦咽干，胸胁胀痛，小便赤涩，苔黄腻，脉弦滑。

龙胆泻肝丸

【药物成分】龙胆草、黄芩、栀子、泽泻、木通、车前子、当归、生地黄、柴胡、生甘草。

【功能主治】清利湿热。用于盆腔炎、阴道炎、前列腺炎等属于湿热下注者，症见带下量多色黄臭秽、下腹及腰骶部坠胀疼痛，或阴部疼痛、排尿困难、尿频、尿急、尿痛，舌红苔黄腻，脉弦数。

【药物规格】水丸剂，每100粒重约6g，每袋重12g；蜜丸剂，每丸重6g；片剂，每片重0.3g。

【使用方法】口服。丸剂，一次6~12g，一日3次；片剂，一次3~4片，一日3次。

【注意事项】①忌食辛辣等刺激性食物。②久服本品易伤脾胃，应中病即止。③脾胃虚弱者不宜服用。

【现代研究】现代临床研究表明，该药具有抗炎、抗过敏、保肝利胆、利尿、增强免疫功能等作用。临床用于肝炎、高血压、胆囊炎、急性白血病、急性膀胱炎、带状疱疹、湿疹、急性盆腔炎等。

二、阴虚火旺

症状表现：过早泄精，性欲亢进，头晕目眩，五心烦热，腰膝酸软，时有遗精，舌红，少苔，脉细。

早泄阴虚火旺证的辨证用药与遗精阴虚火旺证基本相同，临床中可根据具体情况辨证论治，在此不一一列举。

三、心脾亏损

症状表现：早泄，神疲乏力，形体消瘦，面色少华，心悸怔忡，食少便溏，舌淡脉细。

归脾丸

【药物成分】党参、白术（炒）、炙黄芪、炙甘草、茯苓、远志（制）、酸枣仁（炒）、龙眼肉、当归、木香、大枣（去核）；辅料为蜂蜜。

【功能主治】益气健脾，养血安神。用于心脾两虚，气短心悸，失眠多梦，头昏头晕，肢倦乏力，食欲不振。

【药物规格】每丸重9g。

【使用方法】用温开水或生姜汤送服。一次1丸，一日3次。

【注意事项】①忌油腻食物。②外感或实热内盛者不宜服用。③本品宜饭前服用。④按照用法用量服用，小儿、孕妇、高血压、糖尿病患者应在医师指导下服用。⑤服药2周症状未明显改善，或症状加重者，应立即停药并到医院应诊。⑥药品性状发生改变时禁止服用。⑦儿童必须在成人监护下使用。⑧请将此药品放在儿童不能接触的地方。⑨如正在服用其他药品，使用本品前请咨询医师或药师。

【现代研究】现代临床研究表明，该药可用于神经衰弱、脑外伤综合征、贫血及再生障碍性贫血、血小板减少性紫癜、功能性子宫出血及崩漏、更年期综合征、冠心病、心律失常、高血压、甲状腺功能亢进、胃溃疡等。

四、肾气不固

症状表现：早泄遗精，性欲减退，面色㿠白，腰膝酸软，夜尿清长，舌淡苔薄，脉沉弱。

早泄肾气不固证的辨证用药与阳痿命门火衰证基本相同，临床中可根据具体情况辨证论治，在此不一一列举。

参考文献

［1］韩磊，宋艳丽.知柏地黄丸的药理作用和临床应用研究进展［J］.中国药房，2012，23（15）：1430-1432.

［2］杨彦，许晓芬.龙胆泻肝丸治疗细菌性阴道病的临床观察［J］.湖北中医杂志，2011，33（12）：35.

［3］董伟，梁爱华，李春英，等.龙胆泻肝丸对胆汁淤积大鼠肝脏多药耐药蛋白及中性粒细胞CD18表达影响的研究［J］.中国实验方剂学杂志，2011，17（21）：214-217.

［4］宋海锋，杨亚锋，乔西民，等.归脾丸联合复方玄驹胶囊治疗抗抑郁药所致阴茎勃起功能障碍的临床观察［J］.国际精神病学杂志，2016，43（03）：437-439.

［5］赵勤，卢杰，韩艳红.归脾丸治疗功能性子宫出血的实验研究［J］.中药药理与临床，2010，26（05）：24-25.

第七章 气血津液疾病用药

第一节 郁证

郁证是由于情志不舒、气机郁滞所致，以心情抑郁、情绪不宁、胸部满闷、胸胁胀痛，或易怒易哭，或咽中如有异物梗塞等为主要临床表现的一类病症。郁证有广义和狭义之分，广义上的郁证包括由于外感病邪或情志失调等因素引起的气机郁滞。狭义上的郁证仅指由于情志不畅所导致的郁证。中医将郁证分为肝气郁结、气郁化火、痰气郁结、心神失养、心脾两虚、心肾阴虚六种类型。

一、肝气郁结

主要临床表现：精神抑郁，情绪不宁，善太息，胸部满闷，少腹或胁肋部胀痛，痛无定处，脘闷嗳气，不思饮食，呕吐，大便不调，女性可能出现月经规律紊乱，苔薄腻，脉弦。善太息指患者时常不由自主地唉声叹气、叹息的一种症状。嗳气指胃中气体上至咽喉所发出的声响，其声长而缓，俗称"打饱嗝"。

1.柴胡疏肝丸

【药物成分】茯苓、白芍（酒炒）、陈皮、枳壳（炒）、甘草、桔梗、豆蔻、香附（醋制）、厚朴（姜制）、山楂（炒）、柴胡、紫苏梗、三棱（醋制）、醋莪术、当归、防风、黄芩、木香、大黄（酒炒）、半夏、六神曲（炒）、薄荷、槟榔（炒）、青皮（炒）、乌药。

【功能主治】清热解表，疏肝理气，消胀止痛。主治肝气不舒，胸胁痞闷，食滞不消，呕吐酸水。

【药物规格】大蜜丸，每丸重10g。

【使用方法】口服。一次1丸，一日2次。

【注意事项】①忌生冷及油腻难消化的食物。②服药期间要保持情绪乐观，切忌生气恼怒。③儿童、年老体弱、孕妇、哺乳期妇女及月经量多者应在医师指导下服用。④高血压、心脏病、肝病、糖尿病、肾病等慢性病严重者应在医师指导下服用。⑤严格按用法用量服用，本品不宜长期服用。⑥服药3天症状无缓解者，应去医院就诊。⑦对本品过敏者禁用，过敏体质者慎用。⑧本品性状发生改变时禁止使用。⑨儿童必须在成人监护下使用。⑩请将本品放在儿童不能接触的地方。⑪如正在使用其他药品，使用本品前请咨询医师或药师。

【现代研究】孙国祥等建立了柴胡疏肝丸的毛细管区带电泳指纹图谱，并采用内标法测定了黄芩苷的含量，该法具有较好的精密度和重现性，为柴胡疏肝丸的质量控制提供了一种新的参考。

2.逍遥丸

【药物成分】柴胡、当归、白芍、白术（炒）、茯苓、薄荷、生姜、甘草（炙）等。

【功能主治】疏肝健脾，养血调经。用于膨闷胀饱，食滞不消，呕逆吞酸。

【药物规格】每袋装6g。

【使用方法】口服。一次6~9g，一日1~2次。

【注意事项】同"柴胡疏肝丸"。

3.舒泰丸

【药物成分】紫苏、藿香、桔梗、白芍（酒炒）、白豆蔻、厚朴、陈皮、青皮（炒）、苍术（炒）、槟榔、木香、鸡内金（炒）、六神曲（炒）、山楂（炒）、麦芽（炒）、柴胡、川芎、甘草。

【功能主治】开郁顺气，化滞消胀。用于肝郁脾虚所致的郁闷不舒、胸胁胀痛、头晕目眩、食欲减退、月经不调。

【药物规格】每丸重10g。

【使用方法】口服。一次1丸，一日2次。

【注意事项】同"柴胡疏肝丸"。

4.九气心痛丸

【药物成分】五灵脂（醋炒）、石菖蒲、延胡索（醋炒）、高良姜、青皮、木香、丁香。

【功能主治】理气，散寒，止痛。用于胃脘疼痛、两胁胀痛。

【药物规格】每40粒重约3g。

【使用方法】口服。一次3~6g，一日1~2次。

【注意事项】同"柴胡疏肝丸"。

5.舒肝丸

【药物成分】川楝子、延胡索（醋制）、白芍（酒炒）、片姜黄、木香、沉香、豆蔻仁、砂仁、厚朴（姜制）、陈皮、枳壳（炒）、茯苓、朱砂。

【功能主治】疏肝和胃，理气止痛。主治肝郁气滞，胸胁胀满，胃脘疼痛，嘈杂呕吐，嗳气泛酸。

【药物规格】每袋装8g。

【使用方法】口服。一次8g，一日2~3次。

【注意事项】①孕妇慎用。②本品处方中含朱砂，不宜过量久服，肝肾功能不全者慎用。③服用前除去蜡皮、塑料球壳；本品可嚼服，也可分份吞服。

④如与其他药物同时使用可能发生相互作用，使用前请咨询医师或药师。

[鉴别应用]

以上药物都能治疗肝气郁滞导致的郁证，但是通过药物分析可以看出临床应用各有侧重，柴胡疏肝丸除能疏肝理气解郁外，方中黄芩具有清热解表作用，可治疗情志抑郁伴有发热表象症状。逍遥丸主要针对肝郁脾虚引起的情志不畅，其中的当归、白芍养血柔肝止痛，还常应用于情志抑郁伴随脾弱血虚引起的胀痛。舒泰丸中的槟榔、鸡内金、六神曲、山楂、麦芽等消食除胀化滞药物，用于饮食不调引起的情志不舒。舒肝丸中用川楝子、延胡索，偏重由于气机郁滞导致疼痛为主的郁证患者。九气心痛丸中有高良姜理气散寒止痛，针对于气机郁滞伴寒证表现者。

二、气郁化火

患者主要表现如下：急躁易怒，胸胁胀满，口苦咽干，或头痛，目赤，耳鸣，或嘈杂吞酸，大便秘结，舌质红，苔黄，脉弦数。嘈杂指患者胃中空虚，似饿非饿，似辣非辣，似痛非痛，时作时止的一种症状。吞酸指患者胃中有酸水上激于咽喉之间的一种症状。

1.丹栀逍遥丸（加味逍遥丸）

【药物成分】牡丹皮、栀子（炒焦）、柴胡、白芍（酒炒）、当归、白术（土炒）、茯苓、薄荷、炙甘草。

【功能主治】疏肝解郁，清热调经。用于肝郁化火，胸胁胀痛，烦闷急躁，颊赤口干，食欲不振或有潮热，以及妇女月经先期，经行不畅，乳房与少腹胀痛。

【药物规格】每袋装6g。

【使用方法】口服。一次6~9g，一日2次。

【注意事项】①少吃生冷及油腻、难消化的食品。②服药期间要保持情绪乐观，切忌生气恼怒。③服药1周后，症状未见缓解，或症状加重者，应及时到医院就诊。④孕妇慎用。⑤对本品过敏者禁用，过敏体质者慎用。⑥本品性状发生改变时禁止使用。⑦儿童必须在成人监护下使用。⑧请将本品放在儿童不能接触的地方。⑨如正在使用其他药品，使用本品前请咨询医师或药师。

【现代研究】刘芸等观察丹栀逍遥丸对肝郁化火型多囊卵巢综合征合并胰岛素抵抗的无排卵不孕症患者促排卵的疗效，结果显示治疗后中西医组和西医组胰岛素水平、促黄体生成素水平、睾酮值均较治疗前明显降低，中西医组在改善烦躁易怒、胸胁胀满、经期乳房胀痛、口苦口干、月经稀发、月经色量异常、舌脉方面效果显著，中西医组排卵率明显高于西医组，临床妊娠率明显高于西医组。这说明丹栀逍遥丸可提高多囊卵巢综合征合并胰岛素抵抗无排卵型不孕患者排卵率及妊娠率，并可显著改善中医证候，较单用西药具有明显优势。

2. 龙胆泻肝丸

【药物成分】龙胆、柴胡、黄芩、栀子（炒）、泽泻、木通、车前子（盐炒）、当归（酒炒）、生地黄、炙甘草。

【功能主治】清肝胆，利湿热。用于肝胆湿热，头晕目赤，耳鸣耳聋，胁痛口苦，尿赤，湿热带下。

【药物规格】每100粒重6g。

【使用方法】口服。一次3~6g，一日2次。

【注意事项】①忌烟、酒及辛辣食物。②不宜在服药期间同时服用滋补性中药。③有高血压、心脏病、肝病、糖尿病、肾病等慢性病严重者应在医师指导下服用。④服药后大便次数增多且不成形者，应酌情减量。⑤孕妇慎用，儿童、哺乳期妇女、年老体弱及脾虚便溏者应在医师指导下服用。⑥服药3天症状无缓解者应去医院就诊。⑦对本品过敏者禁用，过敏体质者慎用。⑧本品性状发生改变时禁止使用。⑨儿童必须在成人监护下使用。⑩请将本品放在儿童不能接触的地方。⑪如正在使用其他药品，使用本品前请咨询医师或药师。

[鉴别应用]

以上药物都能治疗气郁化火导致的郁证，但是通过药物分析可以看出临床应用各有侧重，丹栀逍遥丸中当归、白芍养血补血，滋养肝体，牡丹皮凉血散瘀，全药在疏肝解郁之时健脾养血，应用于肝脾血虚、两胁胀痛、头晕目眩的气郁化火的郁证患者。龙胆泻肝丸中用泽泻、木通、黄芩、车前子，疏肝利胆，清利湿热，主治肝胆湿热、胁痛口苦等具有湿热征象的气郁化火证患者。

三、痰气郁结

主要表现：精神抑郁，胸部闷塞，胁肋胀满，咽中不适，如有异物梗塞，吞之不下，咯之不出，但吞咽食物自如，喉中异物感常随情志变化而轻重不一，苔白腻，脉弦滑。此证亦称为"梅核气"。由肝气郁结导致的梅核气，临床上中药常用柴胡疏肝散合用逍遥散治疗，此外，列举一些局部对症的治疗中成药。

1. 健胃宽胸丸

【药物成分】白术（麸炒）、厚朴（姜制）、黄芩、苍术、陈皮、香附（醋制）、清半夏、茯苓、六神曲（麸炒）、枳实（麸炒）、生姜、莱菔子（炒）、山楂、连翘。

【功能主治】健胃宽胸，除湿化痰。用于胸腹胀满、气滞不舒、脾胃不和的痰饮湿盛证。

【药物规格】每袋装6g。

【使用方法】口服。一次6g，一日1~2次。

【注意事项】①忌食生冷、油腻、不易消化食物。②不适用于脾胃阴虚者，主要表现为口干、舌红少津、大便干。③不适用于脾胃虚寒者，主要表现为遇凉胃脘胀痛、肢凉怕冷、大便溏。④小儿及年老体弱者应在医师指导下服用。⑤服药3天症状无改善者或出现其他症状时，应立即停用并到医院诊治。⑥对本品过敏者禁用，过敏体质者慎用。⑦本品性状发生改变时禁止使用。⑧儿童必须在成人监护下使用。⑨将本品放在儿童不能接触的地方。⑩如正在使用其他药品使用本品前请咨询医师或药师。

2.良园枇杷叶膏

【药物成分】枇杷叶（去毛）、干芦根、桔梗、甘草浸膏、紫菀、盐酸麻黄碱、陈皮、杏仁水；辅料为饴糖、蔗糖、防腐剂（苯甲酸）。

【功能主治】清宣肺气，化痰镇咳。用于风热感冒、咳嗽、气喘。

【药物规格】每瓶装120g。

【使用方法】口服。一次15~20g，一日3~5次。

【注意事项】①忌食辛辣、油腻食物。②本品适用于风热咳嗽，其表现为咳嗽、咯痰不爽、痰黏稠，常伴有鼻流黄涕。③支气管扩张、肺脓肿、肺心病、肺结核患者应在医师指导下服用。④本品含盐酸麻黄碱，运动员慎用；青光眼、前列腺肥大及老年患者应在医师指导下使用；服用后如有头晕、头痛、心动过速、多汗等症状应咨询医师或药师。⑤心脏病、糖尿病患者慎用。⑥服药期间，若患者出现高热，体温超过38℃，或出现喘促气急者，或咳嗽加重，痰量明显增多者应到医院就诊。⑦服用3天病症无改善者应停止服用，去医院就诊。⑧对本品过敏者禁用，过敏体质者慎用。⑨本品性状发生改变时禁止使用。⑩儿童必须在成人监护下使用。⑪请将本品放在儿童不能接触的地方。⑫如正在使用其他药品，使用本品前请咨询医师或药师。

3.利咽灵片

【药物成分】僵蚕、玄参、制穿山甲（猪蹄甲代）、土鳖虫、牡蛎（煅）。

【功能主治】活血通络，益阴散结，利咽止痛。主治咽喉干痛、异物感，发痒灼热，以及慢性咽炎，尤以干燥型疗效最佳。

【药物规格】每片重0.31g。

【使用方法】口服。一次3~4片，一日3次。

【注意事项】①忌烟酒、辛辣、鱼腥食物。②不宜在服药期间同时服用温补性中药。③儿童应在医师指导下服用。④属风寒感冒咽痛者，症见恶寒发热、无汗、鼻流清涕者慎用。⑤气血虚、妇女经期、易出血的患者慎用。⑥异物感重者，应去医院耳鼻喉科检查，排除外器质性病变。⑦服药3天症状无缓解者应去医院就诊。⑧对本品过敏者禁用，过敏体质者慎用。⑨本品性状发生改变时禁止使用。⑩儿童必须在成人监护下使用。⑪请将本品放在儿童不能接触的地方。⑫如正在使用其他药品，使用本品前请咨询医师或药师。

【现代研究】杨铭等建立大鼠慢性咽炎模型研究利咽灵颗粒对慢性咽炎的治疗作用，这说明利咽灵颗粒对大鼠慢性咽炎具有较好的治疗和修复作用，其可能通过抑制炎症阻止细胞释放 PGE_2、$IL-1\beta$ 和 $TNF-\alpha$，改善局部血液流变起到治疗作用。

[鉴别应用]

以上药物都针对痰气郁结引起的郁证，但是通过药物分析可以看出临床应用各有侧重，健胃宽胸丸中的陈皮、厚朴健胃理气，白术、神曲健脾消胀，帮助改善因脾胃不和导致的气郁痰阻患者。良园枇杷叶膏中枇杷叶、芦根、桔梗偏重清热宣肺，主要改善痰气郁结引起的梅核气患者肺气郁闭、咳嗽气喘的症状。利咽灵片中僵蚕、土鳖虫散结通络，主要治疗梅核气患者咽部异物不适感。

四、心神失养

症状主要表现：精神恍惚，心神不宁，多疑易惊，喜悲善哭，时时欠伸，或手舞足蹈，骂詈喊叫，舌质淡，脉弦。骂詈指患者因心神失养导致精神紧张，再遇情志刺激容易斥骂他人。此即《金匮要略》所谓之"脏躁"证，证因情志过极，忧思不解，肝气郁结，心气之气血耗伤，心神失养，神不守舍，故见上述症状。

1.养心宁神丸

【药物成分】党参、酸枣仁（炒）、茯苓（炒）、远志（制）、白术（炒）、莲子（炒）、山药（炒）、丹参、大枣、龙眼肉、石菖蒲、陈皮；辅料为炼蜜。

【功能主治】养心益脾，镇静安神。用于神经衰弱、心悸失眠、耳鸣目眩。

【药物规格】大蜜丸，每丸重9g。

【使用方法】口服。大蜜丸一次1丸，一日2次。

【注意事项】①本品宜餐后服。②服用本品1周后症状未见改善或加重者，应到医院就诊。③对本品过敏者禁用，过敏体质者慎用。④本品性状发生改变时禁止使用。⑤儿童必须在成人监护下使用。⑥请将本品放在儿童不能接触的地方。⑦如正在使用其他药品，使用本品前请咨询医师或药师。

2.安神补心丸

【药物成分】丹参、五味子（蒸）、石菖蒲、合欢皮、菟丝子、墨旱莲、首乌藤、生地黄、珍珠母、女贞子（蒸）；辅料为滑石粉。

【功能主治】养心，平肝，安神。用于心血不足、虚火内扰所致的心悸失眠、头晕耳鸣。

【药物规格】每15丸重2g。

【使用方法】口服。一次15丸，一日3次。

【注意事项】①忌烟、酒及辛辣、油腻食物。②服药期间要保持情绪乐观，切忌生气恼怒。③感冒发热患者不宜服用。④有高血压、心脏病、肝病、糖尿病、肾病等慢性病严重者应在医师指导下服用。⑤儿童、孕妇、哺乳期妇女、年老体弱者应在医师指导下服用。⑥服药7天症状无缓解者应去医院就诊。⑦对本品过敏者禁用，过敏体质者慎用。⑧本品性状发生改变时禁止使用。⑨儿童必须在成人监护下使用。⑩请将本品放在儿童不能接触的地方。⑪如正在使用其他药品，使用本品前请咨询医师或药师。

3. 百乐眠胶囊

【药物成分】百合、刺五加、夜交藤、合欢花、珍珠母、石膏、酸枣仁、茯苓、远志、玄参、生地黄、麦冬、五味子、灯心草、丹参；辅料为淀粉。

【功能主治】滋阴清热，养心安神。用于肝郁阴虚型失眠症，症见入睡困难、多梦易醒、醒后不眠、头晕乏力、烦躁易怒、心悸不安等。

【药物规格】每粒装0.27g。

【使用方法】口服。一次4粒，一日2次，14天为1个疗程。

【注意事项】同"养心安神丸"。

4. 解郁安神颗粒

【药物成分】柴胡、大枣、石菖蒲、姜半夏、炒白术、浮小麦、制远志、炙甘草、炒栀子、百合、胆南星、郁金、龙齿、炒酸枣仁、茯苓、当归；辅料为蔗糖粉。

【功能主治】疏肝解郁，定神定志。用于情志不舒、肝郁气滞等所致的心烦、焦虑、失眠、健忘，以及更年期综合征、神经官能症等。

【药物规格】镀铝膜，每袋重5g。

【使用方法】开水冲服。一次5g，一日2次。

【注意事项】①少吃生冷及油腻、难消化的食品。②服药期间要保持情绪乐观，切忌生气恼怒。③火郁证者不适用，主要表现为口苦咽干、面色红赤、心中烦热、胁胀不眠、大便秘结。④有高血压、心脏病、糖尿病、肝病、肾病等慢性病严重者应在医师指导下服用。⑤本品不能长期或反复服用，服药3天症状无缓解者应去医院就诊。⑥严格按用法用量服用，儿童、年老体弱者应在医师指导下服用。⑦对本品过敏者禁用，过敏体质者慎用。⑧药品性状发生改变时禁止服用。⑨儿童必须在成人的监护下使用。⑩请将此药品放在儿童不能接触的地方。⑪如正在服用其他药品，使用本品前请咨询医师或药师。

【现代研究】张东等观察百乐眠胶囊对失眠症及合并情绪障碍的治疗作用，这说明百乐眠胶囊可明显改善失眠症状，减轻日间嗜睡，并缓解焦虑、抑制情绪；百乐眠胶囊单药治疗效果与结合艾司唑仑片的疗效相似，但优于单纯艾司唑仑片治疗。

5. 血府逐瘀丸

【药物成分】桃仁（炒）、红花、赤芍、川芎、枳壳（麸炒）、柴胡、桔梗、当归、生地黄、牛膝、甘草。

【功能主治】活血祛瘀，行气止痛。主治瘀血内阻之头痛或胸痛、内热瞀闷、失眠多梦、心悸怔忡、急躁善怒。

【药物规格】每丸重9g。

【使用方法】空腹用红糖水送服。一次1~2丸，一日2次。

【注意事项】忌食生冷。

[鉴别应用]

以上药物都可以治疗心神失养引起的郁证，但是通过药物分析可以看出各药物临床应用各有侧重。养心宁神丸丸针对心脾两虚、心神失养型，伴随其他兼证不多的患者疗效最佳。安神补心丸中丹参养血补心，女贞子、墨旱莲（二至丸）滋阴降火，主要用于因心血不足，阴虚心生内热，烦躁不安症状的患者。解郁安神颗粒适用于肝郁气滞、心神失养导致的郁证患者。百乐眠胶囊从肝郁阴虚入手，珍珠母、刺五加均有滋阴降火功效，用于肝郁阴虚、情志不畅患者。血府逐瘀丸来源自中医名方"血府逐瘀汤"，诸药用于改善体内瘀血（实证）日积化热，引发的失眠、心悸等症状。

五、心脾两虚

临床主要表现：心悸胆怯，多思善疑，失眠健忘，面色无华，头晕神疲，食欲不振，舌质淡，苔薄白，脉细弱。

1.归脾丸

【药物成分】党参、白术（炒）、黄芪（炙）、茯苓、远志（制）、酸枣仁（炒）、龙眼肉、当归、木香、大枣（去核）、甘草（炙）。

【功能主治】益气健脾，养血安神。用于心脾两虚，气短心悸，失眠多梦，头昏头晕，肢倦乏力，食欲不振。

【药物规格】大蜜丸每丸重9g，每瓶装200丸。

【使用方法】口服。一次8~10丸，一日3次。

【注意事项】①忌油腻食物。②外感或实热内盛者不宜服用。③本品宜饭前服用。④按照用法用量服用，小儿、孕妇、高血压、糖尿病患者应在医师指导下服用。⑤服药后2周症状未明显改善或症状加重者，应立即停药并到医院应诊。⑥对本品过敏者禁用，过敏体质者慎用。⑦本品性状发生改变时禁止使用。⑧儿童必须在成人的监护下使用。⑨请将本品放在儿童不能接触的地方。⑩如正在使用其他药品，使用本品前请咨询医师或药师。

2.人参归脾丸

【药物成分】人参、白术（麸炒）、茯苓、甘草（蜜炙）、黄芪（蜜炙）、当归、木香、远志（去心甘草炙）、龙眼肉、酸枣仁（炒）；辅料为赋形剂蜂蜜。

【功能主治】益气补血，健脾养心。用于气血不足，症见心悸，失眠，食少乏力，面色萎黄，月经量少、色淡。

【药物规格】大蜜丸，每丸重9g。

【使用方法】口服。一次1丸，一日2次。

【注意事项】①本品不宜和感冒类药同时服用。②不宜喝茶和吃萝卜，以免影响药效。③服本药时不宜同时服用藜芦、五灵脂、皂荚或其制剂。④高血压患者或正在接受其他药物治疗者应在医师指导下服用。⑤本品宜饭前服用或进食时服用。⑥服药2周后症状未改善者或服药期间出现食欲不振、胃脘不适等症应去医院就诊。⑦按照用法用量服用，小儿及年老者应在医师指导下服用。⑧对本品过敏者禁用，过敏体质者慎用。⑨本品性状发生改变时禁止使用。⑩儿童必须在成人监护下使用。⑪请将本品放在儿童不能接触的地方。⑫如正在使用其他药品，使用本品前请咨询医师或药师。⑬服用前应除去蜡皮、塑料球壳；本品可嚼服，也可分份吞服。

【现代研究】崔健等观察人参归脾汤和人参归脾丸治疗心脾两虚失眠的疗效，将60例患者随机分为两组，治疗组30例用人参归脾汤治疗，对照组30例用人参归脾丸治疗，比较两组疗效，结果显示总有效率治疗组为93.3%，对照组为86.7%，两组比较差异有统计学意义（$P < 0.05$），这说明人参归脾汤和人参归脾丸治疗心脾两虚失眠均有良好效果。

[鉴别应用]

归脾丸是治疗心脾两虚引起情志抑郁的良方，方中党参、黄芪、白术、甘草益气补脾以统血摄血；龙眼肉、酸枣仁、茯苓养血补心以安神定志；更用木香行气助运，以防补药腻滞碍胃。诸药配伍，共成健脾养心，气血双补之剂。再加人参增强补气作用，针对气少乏力、体虚体弱患者疗效更好。

六、心肾阴虚

临床主要表现：虚烦少寐，惊悸多梦，情绪不宁，头晕耳鸣，心悸健忘，失眠多梦，腰膝酸软，五心烦热，盗汗，口咽干燥，男子遗精，女子月经不调。舌红少津，少苔或无苔，脉细数。

1.天王补心丸

【药物成分】丹参、当归、石菖蒲、党参、茯苓、五味子、麦冬、天冬、生地黄、玄参、远志（制）、酸枣仁（炒）、柏子仁、桔梗、甘草、朱砂。

【功能主治】滋阴养血，补心安神。主治心阴不足，症见心悸健忘、失眠多梦、大便干燥。

【药物规格】大蜜丸，每丸重9g。

【使用方法】口服。一次1丸，一日2次。

【注意事项】①本品处方中含朱砂，不宜过量久服，肝肾功能不全者慎用。②服用前应除去蜡皮、塑料球壳；本品可嚼服，也可分份吞服。

【现代研究】阮一帆等研究观察天王补心丹治疗中风后焦虑症的效果与安

全性，这说明天王补心丹治疗中风后焦虑症能明显提高治疗效果，改善神经功能缺损状况，且无明显不良反应，值得推广应用。

2.六味地黄丸

【药物成分】熟地黄、山茱萸（制）、牡丹皮、山药、茯苓、泽泻；辅料为黄酒。

【功能主治】滋阴补肾。用于肾阴亏损，症见头晕耳鸣、腰膝酸软、骨蒸潮热、盗汗遗精。

【药物规格】塑料球壳装，每丸重9g。

【使用方法】口服。大蜜丸一次1丸，一日2次。

【注意事项】①任何药物、食物都存在过敏人群，六味地黄丸也有相关报道。②很多食物、药物都不可以无限量服用。比如过量服用食盐会引起中毒；山楂过量服用会引起胃肠反应。药典或经典著作中亦说明无毒的药物，在超量服用的时候也可能出现副作用。再比如，六味地黄丸如果超大剂量服用也应被禁止。③有药理研究者把六味地黄丸相关成分提纯后进行动物实验，结果也引起动物中毒。但这不代表六味地黄丸有这样的副作用。六味地黄丸的毒性很低，远远低于我们生活中很多常见的调料。

[鉴别应用]

以上药物都可以治疗心肾阴虚引起的郁证，但是通过药物分析，我们可以看出临床应用各有侧重，天王补心丸重用生地黄滋阴清热，生津除烦；天冬、麦冬、玄参养阴清热；当归、人参益气养血；酸枣仁、柏子仁养心安神；茯苓、远志交通心肾；结合其他诸药共用以滋阴养血，补心安神，临床适用于心悸、多梦等心阴虚症状较明显郁证患者。六味地黄丸方中重用熟地黄，滋阴补肾，填精益髓，山茱萸补养肝肾，本品以补肾阴为主，适用于头晕耳鸣、腰膝酸软、骨蒸潮热等肾阴虚明显的患者。

七、其他

1.越鞠丸

本药由香附（醋制）、川芎、栀子（炒）、苍术（炒）、六神曲（炒）组成，理气解郁，宽中除满。主治胸脘痞闷，腹中胀满，饮食停滞，嗳气吞酸。方中香附行气，开气郁；苍术燥湿，解湿郁；川芎活血，调血郁；栀子清热，除火郁；神曲消食，祛食郁。五药多能行气，气畅则诸郁自解。

2.安乐片

本药由柴胡、当归、川芎、茯苓、钩藤、夜交藤、白术（炒）、甘草，用于精神抑郁、失眠、胸闷不适、纳少神疲，本药中包含药物对郁证的分型不典型，均可酌情应用，对更年期综合征者亦可使用。

参考文献

［1］孙国祥，闫娜娜，丁国瑜，等.柴胡疏肝丸的毛细管电泳指纹图谱极其黄芩苷含量的测定［J］.色谱，2010，28（11）：1077-1083.

［2］刘芸，毛丽华.丹栀逍遥丸对肝郁化火型多囊卵巢综合征促排卵疗效的影响［J］.中国中西医结合杂志，2013，33（09），1191-1195.

［3］杨铭，赫慧，于德伟，等.利咽灵对慢性咽炎大鼠治疗作用的实验研究［J］.中国药师，2017，20（03）：442-446.

［4］张东，于逢春，罗斌，等.百乐眠胶囊治疗失眠症85例［J］.南京中医药大学学报，2015，31（05）：488-490.

［5］崔健，王瑶.人参归脾汤与人参归脾丸治疗心脾两虚失眠疗效比较［J］.实用中医药杂志，2017，33（11）：1249-1250.

［6］阮一帆，阮文锋.天王补心丹治疗中风后焦虑症30例疗效观察［J］.齐齐哈尔医学院学报，2011，32（13）：2113-2114.

第二节　血证

血证指由多种原因引起火热熏灼或气虚不摄，致使血不循经，血液不循常道，或上溢于口鼻诸窍，或下泄于前后二阴，自九窍排出体外，或渗出于肌肤所形成的一类出血性疾患，统称为血证。这也就是说，非生理性的出血性疾患称为血证。在古代医籍中，血证亦称为血病或失血。根据出血部位的不同有齿衄、鼻衄、肌衄、咳血、吐血或呕血、便血、尿血之称，如口、鼻、眼、耳、皮肤出血和咳血、呕血、便血、尿血并现者为大衄。血证是涉及多个脏腑组织，而临床又极为常见的一类病症。它既可以单独出现，又常伴见于其他病症的过程中。中医学对血证具有系统且特色的理论认识，积累了丰富的临床经验，形成了许多有效的治疗方药，对多种血证尤其是轻中度的出血，大多具有良好的疗效。

一、鼻衄

鼻衄多因火热偏生，迫血妄行而成，以肺热、肝火、胃火最为常见，也可因正气不足，气不摄血而致。

（一）热邪犯肺

临床主要表现：鼻燥流血，血色鲜红，身热，口干咽燥，咳嗽痰黄，或恶风发热，舌质红，苔薄黄，脉数。

1.桑菊饮浓缩颗粒

【药物成分】苦桔梗、菊花、薄荷、杏仁、芦根、甘草、桑叶、连翘。

【功能主治】清肝明目，疏风散热，解疮毒。用于风热感冒，症见目赤头痛、头晕耳鸣、咽喉肿痛。

【药物规格】每袋装10g。

【使用方法】口服。一次10~20g，一日3次。

【注意事项】①忌烟、酒及辛辣、生冷、油腻食物。②风寒感冒者不适用，其表现为恶寒重、发热轻、无汗、头痛、鼻塞、流清涕、喉痒咳嗽，舌苔薄白，脉浮或紧。③有高血压、心脏病、肝病、糖尿病、肾病等慢性病严重者，孕妇或正在接受其他治疗的患者，均应在医师指导下服用。④服药3天后症状无改善者，或出现发热咳嗽加重，或合并有其他严重症状如胸闷、心悸等时应去医院就诊。⑤应严格按照剂量服用，小儿、年老体弱者应在医师指导下服用，脾胃虚寒者禁用。⑥对本品过敏者禁用，过敏体质者慎用。⑦药品性状发生改变时禁止服用。⑧儿童必须在成人监护下使用。⑨请将此药品放在儿童不能接触的地方。⑩如正在服用其他药品，使用本品前请咨询医师或药师。

【现代应用】徐艳丽观察桑菊饮加味联合维生素A治疗慢性鼻炎临床效果，治疗组以桑菊饮为基本方加减治疗，同时口服维生素A，对照组服辛芷颗粒，结论表明，桑菊饮加味联合维生素A治疗慢性鼻炎效果显著。

2.羚羊清肺丸

【药物成分】浙贝母、桑白皮（蜜炙）、前胡、麦冬、天冬、天花粉、生地黄、玄参、石斛、桔梗、枇杷叶（蜜炙）、苦杏仁（炒）、金果榄、金银花、大青叶、栀子、黄芩、板蓝根、牡丹皮、薄荷、甘草、熟大黄、陈皮、羚羊角粉。

【功能主治】清肺利咽，清瘟止咳。主治肺胃热盛，感受时邪，症见身热头晕、四肢酸懒、咳嗽痰盛、咽喉肿痛、鼻衄咳血、口干舌燥。

【药物规格】丸剂，每丸重6g。

【使用方法】开水冲服。一次1丸，一日3次。

【注意事项】服用前应除去蜡皮、塑料球壳；本品可嚼服，也可分份吞服。

3.清肺抑火丸

【药物成分】黄芩、栀子、知母、浙贝母、黄柏、苦参、桔梗、前胡、天花粉、大黄。

【功能主治】清肺止咳，化痰通便。用于痰热阻肺所致的咳嗽、痰黄黏稠、口干咽痛、大便干燥。

【药物规格】每袋装6g。

【使用方法】口服。一次6g，一日2~3次。

【注意事项】①本品以苦寒药为主，用于痰热阻肺所致的咳嗽，故风寒咳嗽或脾胃虚弱者忌服。②本品含有大黄，有活血祛瘀作用，孕妇慎用。③服药期间饮食宜清淡，忌食生冷、辛辣、燥热之品，忌烟酒。

[鉴别应用]

以上药物都治疗热邪犯肺导致的鼻衄出血，但是通过药物分析可以看出各药物临床应用各有侧重。桑菊饮颗粒中桑叶、连翘等解表药物疏风清热，常用于风热感冒引起的以目赤头痛、头晕耳鸣、咽喉肿痛为主要症状的鼻衄患者。羚羊清肺丸中大青叶、板蓝根、金银花清热解毒，生地黄、玄参、石斛、天冬、麦冬、天花粉养阴润肺，适用于肺热阴伤，口干咽燥咳嗽的鼻衄出血患者。清肺抑火丸中浙贝母、苦参、桔梗、大黄等泻热化痰，适用于肺热痰阻，痰积日久体内生热的以痰黄口干、大便干燥等为主症的鼻衄出血患者。

（二）肝火上炎

临床主要表现：鼻衄，血色鲜红，目赤，烦躁易怒，头疼眩晕，口苦耳鸣，或胸胁胀痛，或寐少多梦，或便秘。舌质红，苔黄，脉弦数。

1. 龙胆泻肝丸

【药物成分】龙胆、柴胡、黄芩、栀子（炒）、泽泻、木通、车前子（盐炒）、当归（酒炒）、生地黄、炙甘草。

【功能主治】清肝胆，利湿热。用于肝胆湿热，症见头晕目赤、耳鸣耳聋、胁痛口苦、尿赤、湿热带下。

【药物规格】每100粒重6g。

【使用方法】口服。一次3~6g，一日2次。

【注意事项】①忌烟、酒及辛辣食物。②不宜在服药期间同时服用滋补性中药。③有高血压、心脏病、肝病、糖尿病、肾病等慢性病严重者应在医师指导下服用。④服药后大便次数增多且不成形者，应酌情减量。⑤孕妇慎用，儿童、哺乳期妇女、年老体弱及脾虚便溏者应在医师指导下服用。⑥服药3天症状无缓解者应去医院就诊。⑦对本品过敏者禁用，过敏体质者慎用。⑧本品性状发生改变时禁止使用。⑨儿童必须在成人监护下使用。⑩请将本品放在儿童不能接触的地方。⑪如正在使用其他药品，使用本品前请咨询医师或药师。

2. 左金丸

【药物成分】黄连、吴茱萸。

【功能主治】泻火，疏肝，和胃，止痛之功效。用于肝火犯胃，症见脘胁疼痛、口苦嘈杂、呕吐酸水、不喜热饮。

【药物规格】每瓶装18g。

【使用方法】口服。一次3~6g，一日2次。

【注意事项】①饮食宜清淡，忌酒及辛辣、生冷、油腻食物。②忌愤怒、忧郁，保持心情舒畅。③脾胃虚寒者不适用。④有高血压、心脏病、肝病、糖尿病、肾病等慢性病严重者应在医师指导下服用。⑤儿童、孕妇、哺乳期妇女、年老体弱者应在医师指导下服用。⑥胃痛严重者应及时去医院就诊。⑦服药3天症状无缓解者应去医院就诊。⑧对该药品过敏者禁用，过敏体质者慎用。⑨该药品性状发生改变时禁止使用。⑩儿童必须在成人监护下使用。⑪请将该药品放在儿童不能接触的地方。⑫如正在使用其他药品，使用该药品前请咨询医师或药师。

[鉴别应用]

以上药物都治疗肝火上炎导致的鼻衄出血，但是通过药物分析可以看出各药物临床应用各有侧重。龙胆泻肝丸中用龙胆，泻肝能力较强，并用泽泻、木通等泻湿热药物，主要用于肝经湿热偏盛，鼻衄出血并见尿赤等症状患者。左金丸中用黄连、吴茱萸，清肝作用较为平和，有和胃降逆作用，用于鼻衄出血并见呕吐、吞酸等症状患者。

（三）胃热炽盛

临床主要表现：鼻血鲜红，胃痛口臭，鼻燥口渴，烦躁便秘，或兼齿衄，舌质红，苔黄，脉数。

1.大黄清胃丸

【药物成分】大黄、木通、槟榔、黄芩、胆南星、羌活、滑石粉、白芷、牵牛子（炒）、芒硝。

【功能主治】清热解毒，通便。主治胃火炽盛所致的口燥舌干、头痛目眩、大便燥结。

【药物规格】每丸重9g。

【使用方法】口服。一次1丸，一日2次。

【注意事项】①忌烟、酒及辛辣、油腻食物。②有心脏病、肝病、糖尿病、肾病等慢性病患者应在医师指导下服用。③服药后大便一日2~3次者应减量，一日3次以上者应停用并向医师咨询。④服药3天后症状无改善或加重者，应立即停药并去医院就诊。⑤小儿、孕妇、年老体弱及脾胃虚寒者慎用，若需使用，必须在医师指导下使用。⑥对本品过敏者禁用，过敏体质者慎用。⑦药品性状发生改变时禁止服用。⑧儿童必须在成人监护下使用。⑨请将此药品放在儿童不能接触的地方。⑩如正在服用其他药品，使用本品前请咨询医师或药师。

2.清胃黄连丸

【药物成分】黄连、石膏、桔梗、甘草、知母、玄参、生地黄、牡丹皮、天花粉，连翘、栀子、黄柏、黄芩、赤芍。

【功能主治】清胃泻火，解毒消肿之功效。主治肺胃之火所致的口舌生疮，齿龈、咽喉肿痛。

【药物规格】水丸，每袋9g。

【使用方法】口服。一次9g，一天2次。

【注意事项】同"大黄清胃丸"。

【现代研究】李宝红等观察清胃黄连丸的抗炎作用，采用醋酸所致的小鼠腹腔毛细血管通透性增高，大鼠蛋清性足肿胀及二甲苯所致小鼠耳郭肿胀的方法来评价清胃黄连丸的抗炎效果。结果显示清胃黄连丸可以显著抑制醋酸所致小鼠毛细血管通透性增高，抑制蛋清所引起的大鼠足肿胀，抑制二甲苯引起的小鼠的耳郭肿胀。这说明清胃黄连丸具有抗炎作用。

3.牛黄清胃丸

【药物成分】人工牛黄、大黄、菊花、麦冬、薄荷、石膏、栀子、玄参、番泻叶、黄芩、甘草、桔梗、黄柏、连翘、牵牛子（炒）、枳实（砂烫）、冰片。

【功能主治】清胃泻火，润燥通便。用于心胃火盛，症见头晕目眩、口舌生疮、牙龈肿痛、乳蛾咽痛、便秘尿赤。

【药物规格】每丸重6g。

【使用方法】口服。一次2丸，一日2次。

【注意事项】①服用前应去蜡皮、塑料球壳；②本品可嚼服，也可分份吞服；③余同"大黄清胃丸"。

［鉴别应用］

以上药物都治疗胃热炽盛导致的鼻衄出血，但是通过药物分析可以看出各药物临床应用各有侧重。清胃丸来源于中医方剂清胃散，具有清脏腑热、清胃凉血之功效。大黄清胃丸加入大黄，除治疗胃热炽盛鼻衄出血外，还兼具解毒通便之功效。清胃黄连丸泻热能力较强，对鼻衄出血兼热象较盛者疗效较好。牛黄清胃丸加入人工牛黄，对于鼻衄出血外加心火旺盛、口舌生疮症状患者具有较好疗效。

（四）气血亏虚

临床主要表现：鼻衄，血色淡红，心悸气短，神疲乏力，面白头晕，不寐，或兼肌衄、齿衄，舌质淡，苔白，脉细或弱。

1.归脾丸

【药物成分】党参、白术（炒）、黄芪（炙）、茯苓、远志（制）、酸枣仁（炒）、龙眼肉、当归、木香、大枣（去核）、甘草（炙）。

【功能主治】益气健脾，养血安神。用于心脾两虚，症见气短心悸、失眠多梦、头昏头晕、肢倦乏力、食欲不振。

【药物规格】大蜜丸，每丸重9g。

【使用方法】口服。一次1丸，一日3次。

【注意事项】①忌油腻食物。②外感或实热内盛者不宜服用。③本品宜饭前服用。④按照用法用量服用，小儿、孕妇、高血压、糖尿病患者应在医师指导下服用。⑤服药2周症状未明显改善或症状加重者，应立即停药并到医院应诊。⑥对本品过敏者禁用，过敏体质者慎用。⑦本品性状发生改变时禁止使用。⑧儿童必须在成人的监护下使用。⑨请将本品放在儿童不能接触的地方。⑩如正在使用其他药品，使用本品前请咨询医师或药师。

2.八珍丸

【药物成分】党参、白术（炒）、茯苓、熟地黄、当归、白芍、川芎、甘草。

【功能主治】补气益血。用于气血两虚，症见面色萎黄、食欲不振、四肢乏力、月经过多。

【药物规格】大蜜丸，每丸重9g。

【使用方法】口服，分次温水送服。一次1丸，一日2次。

【注意事项】①过敏体质者慎用。②孕妇慎用。③感冒者慎用，以免表邪不解。④按照用法用量服用，高血压患者及年老体虚者应在医师指导下服用。⑤服药期间出现食欲不振、恶心呕吐、腹胀便溏者应去医院就诊。⑥儿童、年老体弱者应在医师指导下服用。⑦儿童必须在成人监护下使用。⑧服药期间，改变不良饮食习惯，忌饮烈酒、浓茶、咖啡，忌食油腻、辛辣、刺激食物，并戒烟。⑨服药期间，要舒畅情志，忌忧思恼怒，防忧郁，以免加重病情。

3.十全大补丸

【药物成分】党参、白术（炒）、茯苓、炙甘草、当归、川芎、白芍（酒炒）、熟地黄、炙黄芪、肉桂；辅料为蜂蜜。

【功能主治】温补气血。用于气血两虚，症见面色苍白、气短心悸、头晕自汗、体倦乏力、四肢不温、月经量多。

【药物规格】大蜜丸，每丸重9g；水蜜丸，每100丸重20g。

【使用方法】口服。水蜜丸一次30粒（约6g），大蜜丸一次1丸，一日2次。

【注意事项】①忌不易消化食物。②感冒发热患者不宜服用。③有高血压、心脏病、肝病、糖尿病、肾病等慢性病严重者应在医师指导下服用。④儿童、孕妇、哺乳期妇女应在医师指导下服用。⑤服药4周症状无缓解者应去医院就诊。⑥对本品过敏者禁用，过敏体质者慎用。⑦本品性状发生改变时禁止使用。⑧儿童必须在成人监护下使用。⑨请将本品放在儿童不能接触的地方。⑩如正在使用其他药品，使用本品前请咨询医师或药师。

[鉴别应用]

以上药物都能治疗气血亏虚导致的鼻衄出血，但是通过药物分析可以看出各药物临床应用各有侧重。归脾丸是治疗由于气血亏虚导致出血症状的基本方，补气养血及益气摄血功效较好。八珍丸由四君子汤和四物汤组方而成，其中党参、白术、茯苓、甘草补气，当归、熟地黄、川芎、白芍四物补血，重在气血双补，气虚及血虚征象明显患者宜用。十全大补丸是在八珍丸加上黄芪和肉桂而成，主治除上述症状外，有四肢怕冷的阳虚现象和气虚气短症状的患者较适用。

二、齿衄

手足阳明经分别入于上、下齿龈，而肾主骨，齿为骨余，即所谓"齿为肾之余，龈为胃之络"，所以牙龈出血一般与胃、肾二经有关。肾精能够生髓，而髓能养骨，故肾精充盛则骨髓生化有源，骨髓充足则骨骼得养，从而坚劲有力，耐久立而强劳作，牙齿也就坚固不易脱落，牙龈亦不容易出血。

（一）胃火内炽

临床主要表现：齿衄血色鲜红，齿龈红肿疼痛，口渴欲饮，口臭便秘，头痛，舌质红，苔黄或黄燥，脉红数或滑数。

1.清胃丸

【药物成分】大黄、芒硝、黄芩、滑石、牵牛子（炒）、羌活、胆南星、槟榔、白芷、关木通。

【功能主治】清胃肠实热，通利二便。用于头痛目昏、牙痛龈肿、鼻中衄血、牙宣齿衄、暴发火眼、便秘溺赤、喉干咽痛、口唇焦裂。

【药物规格】大蜜丸，每丸重9g。

【使用方法】口服。一次1丸，5~10岁一次半丸，5岁以下酌减，一日2次。

【注意事项】①忌烟、酒及辛辣、油腻食物。②有心脏病、肝病、糖尿病、肾病等慢性病患者应在医师指导下服用。③服药后大便次数一日2~3次者，应减量；一日3次以上者，应停用并向医师咨询。④服药3天后症状无改善或加重者，应立即停药并去医院就诊。⑤小儿、孕妇、年老体弱及脾胃虚寒者慎用，若需使用，必须在医师指导下使用。⑥对本品过敏者禁用，过敏体质者慎用。⑦药品性状发生改变时禁止服用。⑧儿童必须在成人监护下使用。⑨请将此药品放在儿童不能接触的地方。⑩如正在服用其他药品，使用本品前请咨询医师或药。

2.牛黄上清丸

【药物成分】人工牛黄、薄荷、菊花、荆芥穗、白芷、川芎、栀子、黄连、黄柏、黄芩、大黄、连翘、赤芍、当归、生地黄、桔梗、甘草、石膏、冰片。

【功能主治】清热泻火，散风止痛。用于热毒内盛、风火上攻所致的头痛眩晕、目赤耳鸣、咽喉肿痛、口舌生疮、牙龈肿痛、大便燥结。

【药物规格】水丸，每16粒重3g；大蜜丸，每丸重6g。

【使用方法】口服。一次1丸，一日2次

【注意事项】①忌烟、酒及辛辣食物。②不宜在服药期间同时服用滋补性中药。③有高血压、心脏病、肝病、糖尿病、肾病等慢性病严重者应在医师指导下服用。④服药后大便次数增多且不成形者，应酌情减量。⑤孕妇慎用，儿童、哺乳期妇女、年老体弱及脾虚便溏者应在医师指导下服用。⑥严格按用法用量服用，本品不宜长期服用。⑦服药3天症状无缓解者应去医院就诊。⑧对本品过敏者禁用，过敏体质者慎用。⑨本品性状发生改变时禁止使用。⑩儿童必须在成人监护下使用。⑪请将本品放在儿童不能接触的地方。⑫如正在使用其他药品，使用本品前请咨询医师或药师。⑬服用前应除去蜡皮、塑料球壳；本品可嚼服，也可分份吞服。

3.黄连上清丸

【药物成分】黄连、栀子（姜制）、连翘、蔓荆子（炒）、防风、荆芥穗、白芷、黄芩、菊花、薄荷、酒大黄、黄柏（酒炒）、桔梗、川芎、石膏、旋覆花、甘草。

【功能主治】清热通便，散风止痛。主治上焦内热，症见头晕脑涨、牙龈肿痛、口舌生疮、咽喉红肿、耳痛耳鸣、暴发火眼、大便干燥、小便黄赤。

【药物规格】水丸，每袋装6g；水蜜丸，每40丸重3g；大蜜丸，每丸重6g

【使用方法】口服。水丸或水蜜丸一次3~6g，小蜜丸一次6~12g（30~60丸），大蜜丸一次1~2丸，一日2次。

【注意事项】①禁食辛辣物。②孕妇忌服。③不宜在服药期间同时服用温补性中成药。④有心脏病、肝病、糖尿病、肾病等慢性病严重者，或正在接受其他治疗的患者，应在医师指导下服用。⑤服药3天后症状未改善者应去医院就诊。⑥按照用法用量服用，小儿，年老体虚患者，大便溏软者应在医师指导下服用。⑦对本品过敏者禁用，过敏体质者慎用。⑧本品性状发生改变时禁止使用。⑨儿童必须在成人监护下使用。⑩请将本品放在儿童不能接触的地方。⑪如正在使用其他药品，使用本品前请咨询医师或药师。

[鉴别应用]

以上药物都能治疗胃火内炽导致的齿衄出血，但是通过药物分析可以看出各药物临床应用各有侧重。清胃丸是治疗胃火内炽的代表方药，主治胃火炽盛，循经上熏，血溢脉外而致的齿龈出血，疗效较好。牛黄上清丸和黄连上清丸中荆芥、蔓荆子、白芷、川芎等药物上清头面之火，对于齿衄发作较急、出血症状明显者较为适用。此外，牛黄上清丸对于外感火邪，风火上攻导致的具有表热证患者作用明显，黄连上清丸对于上焦内热，伴见下焦大便干结，有阳明腑实里热证患者作用明显，临床应用应加以鉴别，对症用药。

（二）阴虚火旺

临床主要表现：齿衄血色淡红，齿摇龈浮微痛，常因烦劳而发，头晕目眩，腰膝酸软，耳鸣，盗汗，潮热，手足心热，舌质红，苔少，脉细数。

1.知柏地黄丸

【药物成分】知母、熟地黄、黄柏、山茱萸（制）、山药、牡丹皮、茯苓、泽泻。

【功能主治】滋阴清热。用于阴虚火旺，症见潮热盗汗、口干咽痛、耳鸣遗精、小便短赤。

【药物规格】每8丸相当于原生药3g。

【使用方法】口服。一次8丸，一日3次。

【注意事项】①孕妇慎服。②虚寒性病症患者不适用，其表现为怕冷、手足凉、喜热饮。③本品不宜和感冒类药同时服用。④本品宜空腹或饭前服用，用凉白开或淡盐水送服。⑤服药1周症状无改善者应去医院就诊。⑥按照用法用量服用，小儿应在医师指导下服用。⑦对本品过敏者禁用，过敏体质者慎用。⑧本品性状发生改变时禁止使用。⑨儿童必须在成人监护下使用。⑩请将本品放在儿童不能接触的地方。⑪如正在使用其他药品，使用本品前请咨询医师或药师。

2.补肾固齿丸

【药物成分】熟地黄、生地黄、鸡血藤、紫河车、盐骨碎补、漏芦、酒丹参、酒五味子、山药、醋郁金、炙黄芪、牛膝、野菊花、茯苓、枸杞子、牡丹皮、盐泽泻、肉桂；辅料为食盐、薄膜包衣剂。

【功能主治】补肾固齿，活血解毒。用于肾虚火旺所致的牙齿酸软、咀嚼无力、松动移位、龈肿齿衄；慢性牙周炎见上述证候者。

【药物规格】每袋4g。

【使用方法】口服。一次4g，一日2次。

【注意事项】①忌烟、酒及辛辣、油腻食物，不要吃过硬食品。②有高血压、心脏病、肝病、糖尿病、肾病等慢性病严重者应在医师指导下服用。③孕妇、年老体弱者应在医师指导下服用。④服药时最好配合口腔科治疗。⑤服药7天症状无缓解者应去医院就诊。⑥对本品过敏者禁用，过敏体质者慎用。⑦本品性状发生改变时禁止使用。⑧请将本品放在儿童不能接触的地方。⑨如正在使用其他药品，使用本品前请咨询医师或药师。

【现代研究】顾明等研究补肾固齿丸水提液对LPS影响人牙周膜成纤维细胞生长及分泌IL-1β作用的调节能力，探讨补肾固齿丸的治病作用机理，以期为更好地利用中药治疗牙周病提供理论依据。这说明补肾固齿丸能有效治疗牙周病，其作用机理可能与降低细菌对宿主细胞生长抑制的毒性作用以及调节宿主免疫反应作用有关。

[鉴别应用]

以上药物都治疗阴虚火旺导致的齿衄出血，但是通过药物分析可以看出各药物临床应用各有侧重。知柏地黄丸是六味地黄丸增加知母、黄柏两味中药得来，在补肾阴的基础上增加滋阴降火的功效，对于阴虚火旺导致的齿衄出血作用较好。补肾固齿丸中用紫河车、骨碎补等药物补养肾脏，再加鸡血藤、五味子等药物收敛止血，在治疗上采用和知柏地黄丸不同的对症思路，从补肾和敛血上缓解改善阴虚火旺导致的齿衄出血症状。

三、咳血

咳血主要由燥热、阴虚、肝火导致肺络损伤而成。

（一）燥热犯肺

临床主要表现：喉痒咳痰带血，发热，鼻燥口干，或身热恶风，头痛，咽痛，舌质红，少津，苔薄白，脉数。

1. 清燥救肺合剂

【药物成分】枇杷叶、石膏、甘草、阿胶、麦冬、杏仁、人参、桑叶、黑芝麻。

【功能主治】清燥润肺，养阴益气。用于温燥伤肺，气阴两伤证，表现为身热头痛，干咳无痰，气逆而喘，咽喉干燥，鼻燥，心烦口渴，胸满胁痛，舌干少苔，脉虚大而数。

【药物规格】每支10mL。

【使用方法】口服。一次10~15mL，一日3次。

【注意事项】无。

2. 秋梨润肺膏

【药物成分】梨、百合、麦冬、川贝母、款冬花；辅料为蜂蜜、冰糖。

【功能主治】润肺止咳，生津利咽。用于久咳，痰少质黏，口燥咽干。

【药物规格】每瓶装50g。

【使用方法】口服。一次10~20g，一日2次。

【注意事项】①忌烟、酒及辛辣食物。②外感咳嗽，伴恶寒发热、头痛者不宜服用。③痰湿壅盛患者不宜服用，其表现为痰多黏稠或稠厚成块。④有支气管扩张、肺脓肿、肺结核、肺心病的患者，应在医师指导下服用。⑤服用3天后症状无改善者应去医院就诊。⑥按照用法用量服用，小儿、年老体虚者应在医师指导下服用，糖尿病患者服用前应向医师咨询。⑦对本品过敏者禁用，过敏体质者慎用。⑧本品性状发生改变时禁止使用。⑨儿童必须在成人监护下使用。⑩请将本品放在儿童不能接触的地方。⑪如正在使用其他药品，使用本品前请咨询医师或药师。

3. 清热地黄丸

【药物成分】生地黄、白芍、牡丹皮、侧柏叶、荷叶（炭）、白茅根、栀子（姜炙）、大黄（炭）、水牛角浓缩粉。

【功能主治】清肝肺热，凉血止咳。用于肺胃积热、肺经火旺引起的咳嗽吐血、鼻孔衄血、咽干口渴、烦躁心跳、肠热便血、大便秘结。

【药物规格】每丸重6g。

【使用方法】口服。一次2丸，一日2次。

【注意事项】①忌辛辣食物。②服用前应除去蜡皮、塑料球壳；本品可嚼服，也可分份吞服。

［鉴别应用］

以上药物都治疗燥热犯肺导致的咳血出血，但是通过药物分析可以看出各药物临床应用各有侧重。肺为娇脏，喜润恶燥，清燥救肺汤中用桑叶，缓解燥邪伤肺引起的咽喉干燥、鼻燥等为主症的咳血。秋梨润肺膏中，梨具有润肺止咳的功效，再加麦冬、百合，润肺生津，对于咳血引起的口干、口燥症状较为有效。清热地黄丸中用栀子、牡丹皮，可以清解肝经肺热，对于咳血伴有烦躁、心跳加快、易怒难忍或大便秘结症状的患者具有较好疗效。

（二）肝火犯肺

临床主要表现：咳嗽阵作，痰中带血，胸胁牵痛，烦躁易怒，目赤口苦，便秘溲赤，或寐少梦多，舌质红，苔薄黄，脉弦数。溲赤指小便短赤，小便频，尿量少，颜色黄。

1.泻青丸

【药物成分】龙胆、大黄（酒炒）、防风、羌活、栀子、川芎、当归、青黛。

【功能主治】清肝泻火。用于耳鸣耳聋、口苦头晕、两胁疼痛、小便赤涩。

【药物规格】水蜜丸，每100丸重10g。

【使用方法】口服。一次7g，一日2次。

【注意事项】①忌食辛辣、鱼腥、刺激性食物。②年老体弱、大便溏软及脾肾两虚寒证者慎用。③不宜在服药期间同时服用温补性中成药。④服药3天后症状无改善或出现其他症状者，应去医院就诊。⑤长期服用本品应向医师咨询。⑥按照用法用量服用，儿童应在医师指导下服用。⑦对本品过敏者禁用，过敏体质者慎用。⑧本品性状发生改变时禁止使用。⑨儿童必须在成人的监护下使用。⑩请将本品放在儿童不能接触的地方。⑪如正在使用其他药品，使用本品前请咨询医师或药师。

2.黛蛤散

【药物成分】青黛、蛤壳。

【功能主治】清肝利肺，降逆除烦。主治肝肺实热证，症见头晕耳鸣、咳嗽吐衄、肺痿肺痈、咽膈不利、口渴心烦。临床常用于治疗慢性肺源性心脏病急性发作期、顽固性咳嗽。

【药物规格】散剂，每袋装12g。

【使用方法】口服。一次6g，一日1次，随处方入煎剂。

【注意事项】同"泻青丸"。

3.犀角地黄丸

【药物成分】生地黄、白芍、牡丹皮、侧柏叶、荷叶（炭）、白茅根、栀子（姜炙）、大黄（炭）、水牛角浓缩粉。

【功能主治】清肝肺热，凉血止咳。用于肺胃积热、肺经火旺引起咳嗽吐血鼻孔衄血、咽干口渴、烦躁心跳、肠热便血、大便秘结。

【药物规格】每丸重6g。

【使用方法】口服。一次2丸，一日2次。

【注意事项】同"泻青丸"。

4.龙胆泻肝丸

【药物成分】龙胆、柴胡、黄芩、栀子（炒）、泽泻、木通、车前子（盐炒）、当归（酒炒）、生地黄、炙甘草。

【功能主治】清肝胆，利湿热。用于肝胆湿热，症见头晕目赤、耳鸣耳聋、胁痛口苦、尿赤、湿热带下。

【药物规格】每100粒重6g。

【使用方法】口服。一次3~6g，一日2次。

【注意事项】①忌烟、酒及辛辣食物。②不宜在服药期间同时服用滋补性中药。③有高血压、心脏病、肝病、糖尿病、肾病等慢性病严重者应在医师指导下服用。④服药后大便次数增多且不成形者应酌情减量。⑤孕妇慎用。儿童、哺乳期妇女、年老体弱及脾虚便溏者应在医师指导下服用。⑥服药3天症状无缓解者应去医院就诊。⑦对本品过敏者禁用，过敏体质者慎用。⑧本品性状发生改变时禁止使用。⑨儿童必须在成人监护下使用。⑩请将本品放在儿童不能接触的地方。⑪如正在使用其他药品，使用本品前请咨询医师或药师。

［鉴别应用］

以上药物都能治疗肝火犯肺导致的咳血出血，但是通过药物分析可以看出临床应用各有侧重。泻青丸主要清肝泻火，组成中羌活对于肝火犯肺引起咳血同时出现胁肋部疼痛的患者具有疗效。黛蛤散中青黛具有降逆平肝作用，对于咳血并见咽膈不利、口渴心烦患者具有疗效。龙胆泻肝丸中用黄芩、龙胆清泻肝火，对于肝火较甚导致的烦躁易怒、目赤口苦者适用。犀角地黄丸中水牛角、生地黄、牡丹皮等药物清热凉血，滋阴降火，对于咳血较多且血色鲜红者适用。

（三）阴虚肺热

临床主要表现：咳嗽少痰，痰中带血，经久不愈，血色鲜红，口干咽燥，两颧红赤，潮热盗汗，舌质红，苔少，脉细数。

1.百合固金丸

【药物成分】白芍、百合、川贝母、当归、生地黄、甘草、桔梗、麦冬、熟地黄、玄参。

【功能主治】养阴润肺，化痰止咳。用于肺肾阴虚，症见燥咳少痰、痰中带血、咽干喉痛。

【药物规格】大蜜丸，每丸重9g。

【使用方法】口服。水蜜丸一次6g，大蜜丸一次1丸，一日2次。

【注意事项】①忌烟、酒及辛辣、生冷、油腻食物。②支气管扩张、肺脓肿、肺心病、肺结核患者出现咳嗽时应去医院就诊。③有高血压、心脏病、肝病、糖尿病、肾病等慢性病严重者应在医师指导下服用。④儿童、孕妇、哺乳期妇女、年老体弱者应在医师指导下服用。⑤服药期间，若患者发热体温超过38.5℃，或出现喘促气急者，或咳嗽加重，痰量明显增多者应去医院就诊。⑥服药7天症状无缓解者，应去医院就诊。⑦对本品过敏者禁用，过敏体质者慎用。⑧本品性状发生改变时禁止使用。⑨儿童必须在成人监护下使用。⑩请将本品放在儿童不能接触的地方。⑪如正在使用其他药品，使用本品前请咨询医师或药师。

2.川贝雪梨膏

【药物成分】梨清膏、川贝母、麦冬、百合、款冬花。

【功能主治】润肺止咳，生津利咽。主治阴虚肺热，症见咳嗽、喘促、口燥咽干。

【药物规格】每瓶装250g。

【使用方法】口服。一次15g，一日2次。

【注意事项】①忌烟、酒及辛辣、生冷、油腻食物。②支气管扩张、肺脓肿、肺心病、肺结核患者出现咳嗽时应去医院就诊。③糖尿病患者及有高血压、心脏病、肝病、肾病等慢性病严重者应在医师指导下服用。④儿童、孕妇、哺乳期妇女、年老体弱者应在医师指导下服用。⑤服药期间，若患者发热体温超过38.5℃，或出现喘促气急者，或咳嗽加重、痰量明显增多者应去医院就诊。⑥服药7天症状无缓解者，应去医院就诊。⑦对本品过敏者禁用，过敏体质者慎用。⑧本品性状发生改变时禁止使用。⑨儿童必须在成人监护下使用。⑩请将本品放在儿童不能接触的地方。⑪如正在使用其他药品，使用本品前请咨询医师或药师。

【现代研究】陈奇有等研究川贝雪梨膏的抗炎解热及免疫调节作用，结果表明川贝雪梨膏可显著抑制二甲苯致小鼠耳郭肿胀度和角叉菜胶致大鼠足跖肿胀度，可显著降低角叉菜胶致热大鼠体温升高，对碳粒廓清、免疫器官重量及免疫功能低下的小鼠DTH无明显影响，但显著抑制正常小鼠的DTH。以上结果提示川贝雪梨膏具有抗炎解热作用，但对细胞免疫有抑制作用，其药理机制有待进一步研究。

3.洋参保肺丸

【药物成分】罂粟壳、五味子（醋炙）、川贝母、陈皮、砂仁、枳实、麻黄、苦杏仁、石膏、甘草、玄参、西洋参。

【功能主治】滋阴补肺，止嗽定喘。主治阴虚肺热，症见咳嗽痰喘、胸闷气短、口燥咽干、睡卧不安。

【药物规格】大蜜丸，每丸重6g。

【使用方法】口服。一次2丸，一日2~3次。

【注意事项】①忌烟、酒及辛辣、生冷、油腻食物。②支气管扩张、肺脓肿、肺心病、肺结核患者出现咳嗽时应去医院就诊。③高血压、心脏病患者慎用。有肝病、糖尿病、肾病等慢性病严重者应在医师指导下服用。④儿童、孕妇、哺乳期妇女、年老体弱及脾虚便溏者应在医师指导下服用。⑤服药期间，若患者发热体温超过38.5℃，或出现喘促气急者，或咳嗽加重、痰量明显增多者应去医院就诊。⑥严格按用法用量服用，本品不宜长期服用。⑦服药3天症状无缓解者应去医院就诊。⑧对本品过敏者禁用，过敏体质者慎用。⑨本品性状发生改变时禁止使用。⑩儿童必须在成人监护下使用。⑪请将本品放在儿童不能接触的地方。

[鉴别应用]

以上药物都可治疗阴虚肺热导致的咳血出血，但是通过药物分析可以看出各药物临床应用各有侧重。百合固金丸中百合重在养阴，对于虚火灼伤肺络，肺脏失清润导致的咳嗽少痰、痰中带血患者疗效较好。川贝雪梨膏中用川贝母、雪梨，对于阴虚肺热导致的以口燥咽干、咳嗽夹血为主症的患者疗效较好。洋参保肺丸中用药西洋参补气滋阴，罂粟壳、五味子等收敛药止咳敛血，对于阴虚肺热导致咳血并见胸闷气短、睡卧不安的患者疗效较好。

四、吐血

吐血的主要病因是胃自身病变及他脏病变影响胃，使胃络受伤，血自口中涌吐而出。

（一）胃热壅盛

主要症状：胃脘灼热作痛，吐血色红或紫暗，夹食物残渣，恶心呕吐，口臭口干，便秘，或大便色黑，舌质红，苔黄干，脉数。

1.十灰丸

【药物成分】大蓟（炒炭）、小蓟（炒炭）、茜草（炒炭）、栀子（炒炭）、牡丹皮（炒炭）、棕榈（煅炭）、侧柏叶（炒炭）、白茅根（炒炭）、大黄（炒炭）、荷叶（煅炭）、白及。

【功能主治】凉血止血。用于吐血、衄血、血崩及一切出血不止诸证。

【药物规格】水丸，每30丸重1g。

【使用方法】口服。一次3~9g，一日1~2次。

【注意事项】无。

【现代研究】程法森研究以中成药十灰丸为主，配合加用中药煎汁送服治疗咯血33例，总有效率为87.88%，对肺胃热盛型疗效最好，对比西药治疗，中成药配合中药组疗效明显占优，且无毒副作用，服用方便，值得推广。

2.清胃黄连丸

【药物成分】黄连、石膏、桔梗、甘草、知母、玄参、生地黄、牡丹皮、天花粉、连翘、栀子、黄柏、黄芩、赤芍。

【功能主治】清胃泻火，解毒消肿之功效。主治肺胃之火所致的口舌生疮，齿龈、咽喉肿痛。

【药物规格】水丸，每袋9g。

【使用方法】口服。一次9g，一天2次。

【注意事项】①忌烟、酒及辛辣、油腻食物。②有心脏病、肝病、糖尿病、肾病等慢性病患者应在医师指导下服用。③服药后大便次数一日2~3次者，应减量；一日3次以上者应停用并向医师咨询。④服药3天后症状无改善或加重者，应立即停药并去医院就诊。⑤小儿、孕妇、年老体弱及脾胃虚寒者慎用，若需使用，必须在医师指导下使用。⑥对本品过敏者禁用，过敏体质者慎用。⑦药品性状发生改变时禁止服用。⑧儿童必须在成人监护下使用。⑨请将此药品放在儿童不能接触的地方。⑩如正在服用其他药品，使用本品前请咨询医师或药。

[鉴别应用]

以上药物都治疗胃热壅盛导致的吐血，但是通过药物分析可以看出各药物临床应用各有侧重。十灰丸中用大蓟、小蓟、茜草等止血药物，凉性较强，凉血止血，对于血热导致的以吐血血色鲜红，伴焦虑心慌、头晕脑热为主要症状的吐血具有疗效。清胃黄连丸中用黄连、石膏等清热泻火药物，对于胃热壅盛，火热上炎以咽喉肿痛、齿龈出血、胃部热盛不适为主要症状的吐血具有疗效。

（二）肝火犯胃

临床主要症状：吐血色红或紫暗，脘胀胁痛，烦躁易怒，目赤口干，或寐少梦多，或恶心呕吐，舌质红，苔黄，脉弦数。

1.龙胆泻肝丸

【药物成分】龙胆、柴胡、黄芩、栀子（炒）、泽泻、木通、车前子（盐炒）、当归（酒炒）、生地黄、炙甘草。

【功能主治】清肝胆，利湿热。用于肝胆湿热，症见头晕目赤、耳鸣耳聋、胁痛口苦、尿赤、湿热带下。

【药物规格】每袋装6g。

【使用方法】口服。一次3~6g，一日2次。

【注意事项】①忌烟、酒及辛辣食物。②不宜在服药期间同时服用滋补性中药。③有高血压、心脏病、肝病、糖尿病、肾病等慢性病严重者应在医师指导下服用。④服药后大便次数增多且不成形者，应酌情减量。⑤孕妇慎用，儿童、哺乳期妇女、年老体弱及脾虚便溏者应在医师指导下服用。⑥服药3天症状无缓解者应去医院就诊。⑦对本品过敏者禁用，过敏体质者慎用。⑧本品性状发生改变时禁止使用。⑨儿童必须在成人监护下使用。⑩请将本品放在儿童不能接触的地方。⑪如正在使用其他药品，使用本品前请咨询医师或药师。

2. 左金丸

【药物成分】黄连、吴茱萸。

【功能主治】泻火疏肝，和胃止痛。用于肝火犯胃，症见脘胁疼痛、口苦嘈杂、呕吐酸水、不喜热饮。

【药物规格】每瓶装18g。

【使用方法】口服。一次3~6g，一日2次。

【注意事项】①饮食宜清淡，忌酒及辛辣、生冷、油腻食物。②忌愤怒、忧郁，保持心情舒畅。③脾胃虚寒者不适用。④有高血压、心脏病、肝病、糖尿病、肾病等慢性病严重者应在医师指导下服用。⑤儿童、孕妇、哺乳期妇女、年老体弱者应在医师指导下服用。⑥胃痛严重者应及时去医院就诊。⑦服药3天症状无缓解者应去医院就诊。⑧对该药品过敏者禁用，过敏体质者慎用。⑨该药品性状发生改变时禁止使用。⑩儿童必须在成人监护下使用。⑪请将该药品放在儿童不能接触的地方。⑫如正在使用其他药品，使用该药品前请咨询医师或药师。

3. 丹栀逍遥丸

【药物成分】牡丹皮、栀子（炒焦）、柴胡（酒制）、白芍（酒炒）、当归、白术（土炒）、茯苓、薄荷、炙甘草。

【功能主治】疏肝解郁，清热调经。用于肝郁化火，症见胸胁胀痛、烦闷急躁、颊赤口干、食欲不振或有潮热，以及妇女月经先期、经行不畅、乳房与少腹胀痛。

【药物规格】每袋6g。

【使用方法】口服。一次1~1.5袋（6~9g），一日2次。

【注意事项】①少吃生冷及油腻难消化的食品；②服药期间要保持情绪乐观，切忌生气恼怒；③服药1周后症状未见缓解或症状加重者，应及时到医院就诊；④孕妇慎用；⑤对本品过敏者禁用，过敏体质者慎用；⑥本品性状发生改变时禁止使用；⑦儿童必须在成人监护下使用；⑧请将本品放在儿童不能接触的地方；⑨如正在使用其他药品，使用本品前请咨询医师或药师。

[鉴别应用]

以上药物都能治疗肝火犯胃导致的吐血，但是通过药物分析可以看出各药物临床应用各有侧重。龙胆泻肝丸和左金丸均可清泻肝脏邪热，不同之处在于龙胆泻肝丸主治病机为肝胆经实火或湿热循经下注，除治疗上焦吐血及目赤肿痛、耳鸣耳聋等症状外，对于伴随下焦湿热症状如尿赤的患者亦适用。左金丸主治病机为肝火犯胃，因成药中使用黄连、吴茱萸，均可针对胃经病变，降逆止呕，对于吐血同时伴随胁肋胀痛、嘈杂吞酸等症状患者亦可施治。丹栀逍遥丸中用牡丹皮、栀子，循肝经疏肝解郁，可治疗肝气郁结，化火伤脏的烦闷急躁、颊赤口干等症状，逍遥散为妇科理血良方，因此丹栀逍遥丸还具有很好的调经理血作用。

（三）气虚血溢

临床主要症状：吐血缠绵不止，血色暗淡，吐血时轻时重，神疲乏力，心悸气短，语声低微面色苍白，或畏寒肢冷，自汗便溏，舌质淡，苔薄白，脉弱或沉迟。

1.归脾丸

【药物成分】党参、白术（炒）、黄芪（炙）、茯苓、远志（制）、酸枣仁（炒）、龙眼肉、当归、木香、大枣（去核）、甘草（炙）。

【功能主治】益气健脾，养血安神。用于心脾两虚，症见气短心悸、失眠多梦、头昏头晕、肢倦乏力、食欲不振。

【药物规格】大蜜丸，每丸重9g。

【使用方法】口服。一次1丸，一日3次。

【注意事项】①忌油腻食物。②外感或实热内盛者不宜服用。③本品宜饭前服用。④按照用法用量服用，小儿、孕妇、高血压、糖尿病患者应在医师指导下服用。⑤服药2周症状未明显改善或症状加重者，应立即停药并到医院应诊。⑥对本品过敏者禁用，过敏体质者慎用。⑦本品性状发生改变时禁止使用。⑧儿童必须在成人的监护下使用。⑨请将本品放在儿童不能接触的地方。⑩如正在使用其他药品，使用本品前请咨询医师或药师。

2.茜草丸

【药物成分】渣驯膏、茜草、紫草茸、安息香、藏菖蒲、山矾叶、草乌、麝香、圆柏膏。

【功能主治】清肾热，消炎止痛，主治吐血后虚热燥渴。

【药物规格】水丸，每10丸重2.5g。

【使用方法】口服。一次2~4丸，一日1~2次。

【注意事项】脾胃虚寒及无瘀滞者慎服。

3.人参养荣丸

【药物成分】人参、白术（土炒）、茯苓、炙甘草、当归、熟地黄、白芍（麸炒）、炙黄芪、陈皮、远志（制）、肉桂、五味子（酒蒸）；辅料为赋形剂蜂蜜、生姜及大枣。

【功能主治】温补气血。用于心脾不足，气血两亏，形瘦神疲，食少便溏，病后虚弱。

【药物规格】大蜜丸，每丸重9g。

【使用方法】口服。一次1丸，一日2次。

【注意事项】①忌不易消化食物。②感冒发热病人不宜服用。③有高血压、心脏病、肝病、糖尿病、肾病等慢性病严重者应在医师指导下服用。④儿童、孕妇、哺乳期妇女应在医师指导下服用。⑤服药4周症状无缓解者应去医院就诊。⑥对本品过敏者禁用，过敏体质者慎用。⑦本品性状发生改变时禁止使用。⑧儿童必须在成人监护下使用。⑨请将本品放在儿童不能接触的地方。⑩如正在使用其他药品，使用本品前请咨询医师或药师。⑪服用前应除去蜡皮、塑料球壳；本品可嚼服，也可分份吞服。

[鉴别应用]

以上药物都能治疗气虚血溢导致的吐血，但是通过药物分析可以看出各药物临床应用各有侧重。归脾丸益气养血，对于一般气虚引起的气不摄血，血自口中吐出症状具有较好疗效。茜草丸中用茜草，具有清热作用，对于气虚吐血后产生的虚热烦躁，或有其他西医炎症反应的患者疗效较好。人参养荣丸中用人参、白术、茯苓等药物，重在补气，对于气虚日久、正气不足且长期伴有吐血症状的慢性病患者效果较好。

五、便血

血液从肛门排出，粪便颜色呈鲜红、暗红或柏油样（黑便）均称为便血，中医病因为胃肠脉络受伤。

（一）肠道湿热

主要症状：便血鲜红，腹痛不适，大便不畅或便溏，口黏而苦，纳谷不香。舌质红，苔黄腻，脉滑数。这里的便溏指患者大便不成形，类似溏泥状，有时也会泄泻，迁延反复。

1.地榆槐角丸

【药物成分】地榆（炭）、槐角（蜜炙）、槐花（炒）、大黄、黄芩、生地黄、当归、赤芍、红花、防风、荆芥穗、枳壳（麸炒）。

【功能主治】疏风，凉血，泻热润燥。用于脏腑实热、大肠火盛所致的肠风便血、痔疮肛瘘、湿热便秘，肛门肿痛。

【药物规格】大蜜丸每丸重9g，水蜜丸每100丸重10g。

【使用方法】口服。大蜜丸一次1丸，一日2次；水蜜丸一次5g。

【注意事项】①忌食烟、酒及辛辣食物。②3岁以下儿童慎用。③失血过多，身体虚弱者禁用。④痔疮便血、发炎肿痛严重和便血呈喷射状者，应去医院就诊。⑤未明确诊断的便血者必须去医院就诊。⑥对本品过敏者禁用，过敏体质者慎用。⑦本品性状发生改变时禁止使用。⑧儿童必须在成人监护下使用。⑨请将本品放在儿童不能接触的地方。⑩如正在使用其他药品，使用本品前请咨询医师或药师。⑪服用前应除去蜡皮、塑料球壳；本品可嚼服，也可分份吞服。

【现代研究】毛万宝研究地榆槐角丸加减配合马应龙麝香痔疮栓治疗混合痔98例，采用地榆槐角丸加减应用，清热除湿，利气活血，润肠通便，消肿止痛，紧密地结合痔的病因、病机、症状，临床加减往往取得良好的疗效。

2. 加味香连丸

【药物成分】木香、黄连（姜炙）、黄芩、黄柏（酒炙）、白芍、当归、厚朴（姜炙）、枳壳（去瓤麸炒）、槟榔、延胡索（醋炙）、吴茱萸（甘草炙）、甘草（蜜炙）。

【功能主治】清热祛湿，化滞止痛。用于大肠湿热所致的痢疾，症见大便脓血、腹痛下坠、里急后重。

【药物规格】每100丸重6g。

【使用方法】口服。一次6g，一日3次。

【注意事项】①慢性虚寒性泻痢者慎用。②服药期间饮食宜清淡，忌食辛辣、油腻、生冷之品。③本药苦寒，易伤胃气，中病即止，不可过服、久服。④严重脱水者则应采取相应的治疗措施。

3. 葛根芩连片

【药物成分】葛根、黄芩、黄连、炙甘草。

【功能主治】解肌清热，止泻止痢。主治泄泻痢疾，症见身热烦渴、下痢臭秽；以及细菌性痢疾、肠炎。

【药物规格】片剂：①素片，每片重0.3g；②素片，每片重0.5g；③糖衣片，片芯重0.3g。

【使用方法】口服。一次3~4g，一日3次。

【注意事项】①高血压、心脏病、肾脏病、浮肿的患者，孕妇、哺乳期妇女或正在接受其他治疗的患者，应在医师指导下服用。②按照用法用量服用，小儿及年老体虚者应在医师指导下服用。③本品治疗因滥用抗生素造成的菌群紊乱病人疗效欠佳。④服药3天后症状未改善，或出现其他严重症状时，应去医院就诊。⑤对本品过敏者禁用，过敏体质者慎用。⑥本品性状发生改变时禁止服用。⑦儿童必须在成人的监护下使用。⑧请将本品放在儿童不能接触的地方。⑨如正在使用其他药品，使用本品前请咨询医师或药师。

4. 牛黄解毒丸

【药物成分】人工牛黄、雄黄、石膏、大黄、黄芩、桔梗、冰片、甘草。

【功能主治】清热解毒。用于火热内盛，症见咽喉肿痛、牙龈肿痛、口舌生疮、目赤肿痛。

【药物规格】大蜜丸，每丸重3g。

【使用方法】口服。一次1丸，一日2~3次。

【注意事项】①本品不宜久服。②服用前应除去蜡皮。塑料球壳。③本品不可整丸吞服。

[鉴别应用]

以上药物都可治疗肠道湿热导致的便血，但是通过药物分析可以看出各药物临床应用各有侧重。地榆槐角丸中用地榆、槐花，清热凉血同时收敛止血，主要针对便血血色鲜红、出血量较多、下焦热盛明显患者。加味香连丸中黄连、黄芩、黄柏清热燥湿，主要用于大肠湿热引起的痢疾，即出现大便夹带脓血、腹痛下坠、里急后重等症状患者。葛根芩连片中用葛根发表解肌、黄芩、黄连同样清胃肠热，诸药合用，针对大肠湿热引起便血同时兼有表证，如身热烦渴等症状患者。牛黄解毒丸中牛黄凉心解毒，石膏清热泻火、除烦止渴，还有桔梗宣肺利咽，对于便血同时火热内盛引起咽喉红肿、牙龈肿痛、口舌生疮、目赤的患者具有较好疗效。

（二）脾胃虚寒

主要表现：便血色暗或黑色，胃脘腹隐隐作痛，喜温喜按，怯寒肢冷，纳差便溏，神疲懒言，舌质淡，苔薄白，脉弱。

1.附子理中丸

【药物成分】附子（制）、党参、白术（炒）、干姜、甘草；辅料为蜂蜜。

【功能主治】温中健脾。用于脾胃虚寒，症见脘腹冷痛、呕吐泄泻、手足不温。

【药物规格】大蜜丸，每丸重9g。

【使用方法】口服。大蜜丸一次1丸，一日2~3次。

【注意事项】①忌不易消化食物。②感冒发热病人不宜服用。③有高血压、心脏病、肝病、糖尿病、肾病等慢性病严重者应在医师指导下服用。④孕妇慎用，哺乳期妇女、儿童应在医师指导下服用。⑤吐泻严重者应及时去医院就诊。⑥严格按用法用量服用，本品不宜长期服用。⑦服药2周症状无缓解者应去医院就诊。⑧对本品过敏者禁用，过敏体质者慎用。⑨本品性状发生改变时禁止使用。⑩儿童必须在成人监护下使用。⑪请将本品放在儿童不能接触的地方。⑫如正在使用其他药品，使用本品前请咨询医师或药师。

2.良附丸

【药物成分】高良姜（酒洗七次，焙干）、香附子（醋洗七次，焙干）。

【功能主治】温胃理气。用于寒凝气滞，症见脘痛吐酸、胸腹胀满。

【药物规格】水蜜丸，一袋3~6g。

【使用方法】口服。一次3~6g，一日2次。

【注意事项】①饮食宜清淡，忌酒及辛辣、生冷、油腻食物。②忌愤怒、忧郁，保持心情舒畅。③胃部灼痛，口苦便秘之胃热者不适用。④有高血压、心脏病、肝病、糖尿病、肾病等慢性病严重者应在医师指导下服用。⑤儿童、孕妇、哺乳期妇女、年老体弱者应在医师指导下服用。⑥胃痛严重者，应及时去医院就诊。⑦服药3天症状无缓解者应去医院就诊。⑧对本品过敏者禁用，过敏体质者慎用。⑨本品性状发生改变时禁止使用。⑩儿童必须在成人监护下使用。⑪请将本品放在儿童不能接触的地方。⑫如正在使用其他药品，使用本品前请咨询医师或药师。

3.香砂养胃丸

【药物成分】木香、砂仁、白术、陈皮、茯苓、半夏（制）、醋香附、枳实（炒）、豆蔻（去壳）、姜厚朴、广藿香、甘草、生姜、大枣。

【功能主治】温中和胃。主治胃阳不足、湿阻气滞所致的胃痛、痞满，症见胃痛隐隐、脘闷不舒、呕吐酸水、嘈杂不适、不思饮食、四肢倦怠。

【药物规格】水丸，每袋装9g。

【使用方法】口服。一次9g，一日2次。

【注意事项】①忌生冷、油腻食物。②胃痛症见胃部灼热、隐隐作痛、口干舌燥者不宜服用本药。③服药3天后症状无改善或服药期间症状加重，应去医院就诊。④按照用法用量服用，小儿及年老体虚患者应在医师指导下服用。⑤长期连续服用，应向医师咨询。⑥本品宜用温开水送服。⑦对本品过敏者禁用，过敏体质者慎用。⑧本品性状发生改变时禁止使用。⑨儿童必须在成人监护下使用。⑩请将本品放在儿童不能接触的地方。⑪如正在使用其他药品，使用本品前请咨询医师或药师。

[鉴别应用]

以上药物都可治疗脾胃虚寒导致的便血，但是通过药物分析可以看出各药物临床应用各有侧重。附子理中丸是温中健脾良药，用附子、干姜温补阳气，党参、白术健脾助运化，对于脾胃虚寒引起的便血作用明显。良附丸同样是温胃药，其中高良姜具有理气功效，对于脾胃虚弱，寒邪内生出现寒凝气滞、脘腹吞酸等气滞寒象明显患者具有较好疗效。香砂养胃丸中有陈皮、砂仁、茯苓、藿香等化湿药物，对于脾胃虚寒、阳虚同时夹杂湿邪导致出现胃部隐痛、呕吐酸水、四肢倦怠等症状的患者疗效较好。

六、尿血

尿血指小便中夹有血丝或呈现血色，严重者有血尿症状出现，中医认为尿血多因热邪蓄于下焦或阴虚火旺损伤脉络，致使血液妄行引起，也有因脾虚失摄、肾虚失固而致者。

（一）下焦热盛

主要表现：患者尿血鲜红，小便黄赤灼热，心烦口渴，面赤口疮，夜寐不安，舌质红，苔黄，脉数。

1.十灰散

【药物成分】大蓟（炒炭）、小蓟（炒炭）、茜草（炒炭）、栀子（炒炭）、牡丹皮（炒炭）、棕榈（煅炭）、侧柏叶（炒炭）、白茅根（炒炭）、大黄（炒炭）、荷叶（煅炭）。

【功能主治】凉血止血。用于吐血、衄血、血崩及一切出血不止诸证。

【药物规格】水丸，每30丸重1g。

【使用方法】口服。一次3~9g，一日1~2次。

【注意事项】忌食辛辣物。

2.金砂五淋丸

【药物成分】海金砂、猪苓、瞿麦、大黄、赤芍、萹蓄、茯苓、川木通、黄柏、生地黄、车前子、黄芩、当归。

【功能主治】清热通淋。用于膀胱湿热，症见小便浑浊、淋沥作痛。

【药物规格】每20丸重1g。

【使用方法】灯心草汤或温开水送服。一次6g，一日2~3次。

【注意事项】忌食辛辣物。

【现代研究】王国录等研究观察金砂五淋丸治疗慢性前列腺炎的临床疗效，将183例慢性前列腺炎患者分为2组，治疗组口服金砂五淋丸，对照组口服前列康片，治疗组服药后症状改善程度优于对照组，对少腹拘急、会阴胀痛、下腰胀痛及小便淋漓改善更为显著。这说明金砂五淋丸治疗慢性前列腺炎具有显著疗效。

[鉴别应用]

以上药物都治疗下焦热盛导致的尿血，但是通过药物分析可以看出各药物临床应用各有侧重。十灰丸有凉血止血功效，对于血热妄行导致的出血症状均具有疗效。金砂五淋丸有清热通淋作用，对于因下焦膀胱湿热引起的小便浑浊带血，甚至小便时出现淋漓不尽或是作痛的症状具有较好疗效。

（二）阴虚火旺

主要表现：小便短赤带血，头晕目眩，颧红潮热，腰酸耳鸣，舌质红，少苔，脉细数。

1.知柏地黄丸

【药物成分】知母、熟地黄、黄柏、山茱萸（制）、山药、牡丹皮、茯苓、泽泻。

【功能主治】滋阴清热。用于阴虚火旺，症见潮热盗汗、口干咽痛、耳鸣遗精、小便短赤。

【药物规格】每8丸相当于原生药3g。

【使用方法】口服。一次8丸，一日3次。

【注意事项】①孕妇慎服。②虚寒证患者不适用，其表现为怕冷、手足凉、喜热饮。③本品不宜和感冒类药同时服用。④本品宜空腹或饭前用开水或淡盐水送服。⑤服药1周症状无改善者应去医院就诊。⑥按照用法用量服用，小儿应在医师指导下服用。⑦对本品过敏者禁用，过敏体质者慎用。⑧本品性状发生改变时禁止使用。⑨儿童必须在成人监护下使用。⑩请将本品放在儿童不能接触的地方。⑪如正在使用其他药品，使用本品前请咨询医师或药师。

2.左归丸

【药物成分】熟地黄、菟丝子、牛膝、龟甲胶、鹿角胶、山药、山茱萸、枸杞子；辅料为蜂蜜。

【功能主治】滋阴补肾，填精益髓。用于真阴不足证，表现为自汗盗汗、头晕眼花，耳聋失眠，口燥舌干，腰酸腿软，遗精滑泄，舌红少苔，脉细。

【药物规格】水蜜丸，一盒54g。

【使用方法】口服。一次9g，一日2次。

【注意事项】①忌油腻食物。②感冒病人不宜服用。③服药2周或服药期间症状无改善，或症状加重，或出现新的严重症状者，应立即停药并去医院就诊。④对本品过敏者禁用，过敏体质者慎用。⑤本品性状发生改变时禁止使用。⑥请将本品放在儿童不能接触的地方。⑦如正在使用其他药品，使用本品前请咨询医师或药师。

3.大补阴丸

【药物成分】熟地黄、盐知母、盐黄柏、醋龟甲、猪脊髓。

【功能主治】滋阴降火之功效。主治阴虚火旺，症见潮热盗汗、咳嗽、耳鸣。

【药物规格】大蜜丸，每丸重9g。

【使用方法】口服。大蜜丸一次1丸，一日2次。

【注意事项】①忌辛辣、生冷、油腻食物。②孕妇慎用。③感冒病人不宜服用；虚寒性患者不适用，其表现为怕冷，手足凉，喜热饮。④本品宜饭前用开水或淡盐水送服。⑤高血压、心脏病、肝病、肾病等慢性病患者应在医师指导下服用。⑥服药2周症状无缓解者应去医院就诊。⑦对本品过敏者禁用，过敏体质者慎用。⑧本品性状发生改变时禁止使用。⑨儿童必须在成人监护下使用。⑩请将本品放在儿童不能接触的地方。⑪如正在使用其他药品，使用本品前请咨询医师或药师。

[鉴别应用]

以上药物都治疗阴虚火旺导致的尿血，但是通过药物分析可以看出各药物临床应用各有侧重。知柏地黄丸是在六味地黄丸的组方基础上增加知母、黄柏两味中药而成，增强了滋阴降火的作用，适用于阴虚火旺引起尿血、小便短赤并见潮热盗汗、口干咽痛、耳鸣遗精等症状患者。左归丸更加针对体内真阴不足的患者，尿血并见平素头晕目眩、腰酸腿软等症状患者可选用。大补阴丸中用熟地黄、盐知母、盐黄柏，相较六味地黄丸增强清热及降火作用，对于尿血阴虚火旺更甚者，选用大补阴丸为宜。

（三）脾不统血

主要表现：患者久病尿血，色淡红，气短声低，面色苍白，食少乏力，或兼见皮肤紫斑，齿衄，舌质淡，苔薄白，脉细弱。

1.归脾丸

【药物成分】党参、白术（炒）、黄芪（炙）、茯苓、远志（制）、酸枣仁（炒）、龙眼肉、当归、木香、大枣（去核）、甘草（炙）。

【功能主治】益气健脾，养血安神。用于心脾两虚，症见气短心悸、失眠多梦、头昏头晕、肢倦乏力、食欲不振。

【药物规格】大蜜丸每丸重9g。

【使用方法】口服。一次1丸，一日3次。

【注意事项】①忌油腻食物。②外感或实热内盛者不宜服用。③本品宜饭前服用。④按照用法用量服用，小儿、孕妇、高血压、糖尿病患者应在医师指导下服用。⑤服药2周症状未明显改善或症状加重者，应立即停药并到医院应诊。⑥对本品过敏者禁用，过敏体质者慎用。⑦本品性状发生改变时禁止使用。⑧儿童必须在成人的监护下使用。⑨请将本品放在儿童不能接触的地方。⑩如正在使用其他药品，使用本品前请咨询医师或药师。

2.补中益气丸

【药物成分】黄芪（蜜炙）、党参、甘草（蜜炙）、白术（炒）、当归、升麻、柴胡、陈皮、生姜、大枣。

【功能主治】补中益气。用于体倦乏力、内脏下垂。

【药物规格】每8丸相当于原生药3g。

【使用方法】口服。一次8~10丸，一日3次。

【注意事项】①本品不适用于恶寒发热表证者、暴饮暴食脘腹胀满实证者。②本品不宜和感冒类药同时服用。③高血压患者慎服。④服本药时不宜同时服用藜芦或其制剂。⑤本品宜空腹或饭前服为佳，亦可在进食同时服。⑥按照用法用量服用，小儿应在医师指导下服用。⑦服药期间出现头痛、头晕、复视等症，或皮疹、面红者，以及血压有上升趋势者，应立即停药。⑧对本品过敏者禁用，过敏体质者慎用。⑨本品性状发生改变时禁止使用。⑩儿童必须在成人监护下使用。⑪请将本品放在儿童不能接触的地方。⑫如正在使用其他药品，使用本品前请咨询医师或药师。

［鉴别应用］

以上药物都治疗脾不统血导致的尿血，但是通过药物分析可以看出各药物临床应用各有侧重。归脾丸有益气健脾、养血安神的功效，脾主统血，脾脏生理功能减退，导致体内血行失统，自小便排出体外，因此对于脾血虚，症见出血颜色淡红、气短声低、面色苍白、食少乏力的患者较为适用。补中益气丸重在补气，因为脾虚则气虚，气不摄血导致血自下焦尿道排出，脾主运化，脾虚运化失常，气机不畅，同样导致血运不畅，故临床症气虚下陷，见小腹坠胀或中气不足的尿血患者，可用补中益气丸治疗。

（四）肾气不固

主要表现：患者尿血日久不愈，血色淡红，神疲乏力，头晕目眩，腰酸耳鸣。舌质淡，苔薄白，脉弱。

1.无比山药丸

【药物成分】熟地黄、山茱萸（蒸）、山药、菟丝子、肉苁蓉、杜仲（姜汁炒）、巴戟天、五味子（蒸）、牛膝、茯苓、泽泻、赤石脂（煅）。

【功能主治】健脾补肾。用于脾肾两虚，症见食少肌瘦、腰膝酸软、目眩耳鸣。

【药物规格】水蜜丸，每40丸重3g。

【使用方法】口服。一次9g，一日2次。

【注意事项】①忌油腻食物。②外感或实热内盛者不宜服用。③孕妇慎用。④本品宜饭前服用。⑤按照用法用量服用，小儿应在医师指导下服用。⑥服药2周或服药期间症状未明显改善或症状加重者，应立即停药并到医院就诊。⑦对本品过敏者禁用，过敏体质者慎用。⑧本品性状发生改变时禁止使用。⑨儿童必须在成人监护下使用。⑩请将本品放在儿童不能接触的地方。⑪如正在使用其他药品，使用本品前请咨询医师或药师。

2.大补元煎丸

【药物成分】熟地黄、当归、枸杞子、党参、山药（麸炒）、杜仲（盐炒）、山茱萸、炙甘草。

【功能主治】益气养血，滋补肝肾，用于肝肾不足，气血两亏，症见精神疲惫、心悸健忘、头晕目眩、四肢酸软。

【药物规格】水蜜丸。

【使用方法】口服。一次9g，一日2次。

【注意事项】①忌辛辣、生冷、油腻食物；②凡阴虚阳亢、血分有热、胃火炽盛、肺有痰热、外感风寒或风热者慎服；③按照用法用量服用，孕妇、高血压、糖尿病患者应在医师指导下服用。

[鉴别应用]

以上药物都治疗肾气不固导致的尿血，但是通过药物分析可以看出各药物临床应用各有侧重。无比山药丸中用熟地黄、山茱萸、山药，健脾补肾作用较强，对于因为肾虚、肾气不固导致的尿血并见腰膝酸软、头晕耳鸣患者具有较好疗效。大补元煎丸中当归、枸杞、党参、杜仲等药物益气补血，熟地黄、山茱萸等滋补肝肾，对于肾气不固、气血亏虚的尿血患者，伴随出现精神疲惫、心悸健忘等症状者较为适用。

七、紫斑

中医也称紫斑为肌衄，多数指血液溢出肌肤之间，皮肤表现青紫斑点或斑块的病症，常因热盛迫血、阴虚火旺和气不摄血而血溢肌肤所致。

（一）热盛迫血

主要表现：肌肤出现紫红或青紫斑点或斑块，发热口渴，烦躁不安，溲赤便秘，常伴有鼻衄、齿衄，尿血或者便血症状，舌质红，苔薄黄，脉数有力。

1.紫地宁血散

【药物成分】大叶紫珠、地菍。

【功能主治】清热凉血，收敛止血。用于治疗胃及十二指肠溃疡或胃炎引起的吐血、便血属胃中积热。

【药物规格】散剂，每瓶装4g。

【使用方法】口服。一次8g，一日3~4次。

【注意事项】尚不明确。

【现代研究】黄庆伟研究探讨紫地宁血散治疗内痔出血的临床疗效，将197例内痔出血患者分为研究组98例和对照组99例，研究组98例患者采用中药紫地宁血散进行治疗，对照组99例采用消痔灵进行治疗，1周后评定两组患者的临床疗效。结果显示研究组内痔出血患者中显效68例，占69.4%；有效26例，占26.5%；未治愈共4例，占4.1%，此4例患者后通过手术治疗后全部治愈，总有效率95.9%。而对照组患者中显效50.0%，总有效率为55.1%。这表明采用中药紫地宁血散治疗内痔出血具有较好的临床疗效，总有效率高，且方法操作简单，副作用少，值得临床推广应用。

2.升血小板胶囊

【药物成分】青黛、连翘、仙鹤草、牡丹皮、甘草。

【功能主治】清热解毒，凉血止血，散瘀消斑。用于原发性血小板减少性紫癜，症见全身瘀点或瘀斑、发热烦渴、小便短赤、大便秘结，或见鼻衄、齿衄，舌红苔黄，脉滑数或弦数。

【药物规格】每粒装0.45g。

【使用方法】口服。一次4粒，一日3次。

【注意事项】①骨髓巨核细胞减少型的血小板减少症及白细胞减少者慎用。②定期复查血常规。

3.血康胶囊（天施康）

【药物成分】肿节风

【功能主治】活血化瘀，消肿散结，凉血止血。用于血热妄行，皮肤紫斑；原发性及继发性血小板减少性紫癜。

【药物规格】每粒装0.35g。

【使用方法】口服。一次1~2粒，一日3~4次，小儿酌减，可连服1个月。

【注意事项】服药后个别患者如有轻度恶心、嗜睡现象，无须治疗，继续服药后症状可自行消失。

（二）阴虚火旺

主要表现：肌肤出现红紫或青紫斑块，时作时止，手足心热，潮热盗汗，颧红，心烦口干，常伴齿衄、鼻衄、月经过多等症，舌质红，少苔，脉细数。

1.知柏地黄丸

【药物成分】知母、熟地黄、黄柏、山茱萸（制）、山药、牡丹皮、茯苓、泽泻。

【功能主治】滋阴清热。用于阴虚火旺，症见潮热盗汗、口干咽痛、耳鸣遗精、小便短赤。

【药物规格】每8丸相当于原生药3g。

【使用方法】口服。一次8丸，一日3次。

【注意事项】①孕妇慎服。②虚寒证患者不适用，其表现为怕冷、手足凉、喜热饮。③本品不宜和感冒类药同时服用。④本品宜空腹或饭前服，用开水或淡盐水送服。⑤服药1周症状无改善者应去医院就诊。⑥按照用法用量服用，小儿应在医师指导下服用。⑦对本品过敏者禁用，过敏体质者慎用。⑧本品性状发生改变时禁止使用。⑨儿童必须在成人监护下使用。⑩请将本品放在儿童不能接触的地方。⑪如正在使用其他药品，使用本品前请咨询医师或药师。

2.二至丸

【药物成分】女贞子（蒸）、墨旱莲。

【功能主治】补益肝肾，滋阴止血功效。用于肝肾阴虚，症见眩晕耳鸣、咽干鼻燥、腰膝酸痛、月经量多。

【药物规格】水蜜丸，每袋装9g。

【使用方法】口服。一次9g，一日2次。

【注意事项】①忌不易消化食物。②感冒发热病人不宜服用。③有高血压、心脏病、肝病、糖尿病、肾病等慢性病严重者应在医师指导下服用。④儿童、孕妇、哺乳期妇女应在医师指导下服用。⑤服药4周症状无缓解者应去医院就诊。⑥对本品过敏者禁用，过敏体质者慎用。⑦本品性状发生改变时禁止使用。⑧儿童必须在成人监护下使用。⑨将本品放在儿童不能接触的地方。⑩如正在使用其他药品，使用本品前请咨询医师或药师。

3.茜草丸

【药物成分】渣驯膏、茜草、紫草茸、安息香、藏菖蒲、山矾叶、草乌、麝香、圆柏膏。

【功能主治】清肾热，消炎止痛，主治吐血后虚热燥渴。

【药物规格】水丸，每10丸重2.5g。

【使用方法】口服。一次2~4丸，一日1~2次。

【注意事项】脾胃虚寒及无瘀滞者慎服。

[鉴别应用]

以上药物都治疗阴虚火旺导致的紫斑，但是通过药物分析可以看出临床应用各有侧重。知柏地黄丸清热作用较强，针对阴虚火旺型紫斑的潮热、口干等症状患者较适用。二至丸滋阴作用强，针对阴虚火旺型紫斑患者眩晕、耳鸣等阴虚症状明显者适用。茜草丸可清肾热，消炎止痛，对阴虚火旺紫斑患者有疼痛症状适用。

（三）气不摄血

主要表现：肌肤反复出现紫斑，经久不愈，神疲乏力，食欲不振，面色苍白或萎黄，头晕目眩，舌质淡，苔白，脉弱。

1.人参归脾丸

【药物成分】人参、白术（麸炒）、茯苓、甘草（蜜炙）、黄芪（蜜炙）、当归、木香、远志（去心甘草炙）、龙眼肉、酸枣仁（炒）；辅料为赋形剂蜂蜜。

【功能主治】益气补血，健脾养心。用于气血不足，症见心悸，失眠，食少乏力，面色萎黄，月经量少、色淡。

【药物规格】大蜜丸，每丸重9g。

【使用方法】口服。一次1丸，一日2次。

【注意事项】①本品不宜和感冒类药同时服用。②不宜喝茶和吃萝卜，以免影响药效。③服本药时不宜同时服用藜芦、五灵脂、皂荚或其制剂。④高血压患者或正在接受其他药物治疗者应在医师指导下服用。⑤本品宜饭前服用或进食时服用。⑥服药2周后症状未改善或服药期间出现食欲不振、胃脘不适等症者，应去医院就诊。⑦按照用法用量服用，小儿及年老者应在医师指导下服用。⑧对本品过敏者禁用，过敏体质者慎用。⑨本品性状发生改变时禁止使用。⑩儿童必须在成人监护下使用。⑪请将本品放在儿童不能接触的地方。⑫如正在使用其他药品，使用本品前请咨询医师或药师。⑬服用前应除去蜡皮、塑料球壳；本品可嚼服，也可分份吞服。

2.固本统血颗粒

【药物成分】锁阳、菟丝子、肉桂、巴戟天、黄芪、山药、附子、枸杞子、党参、淫羊藿。

【功能主治】滋阴补气，清肺降火。用于气阴两虚，症见潮热、咳嗽、形体瘦弱、自汗盗汗、乏力或病后津伤。

【药物规格】每袋装20g。

【使用方法】口服。一次1丸，一日2次。

【注意事项】尚不明确。

3.归参补血丸

【药物成分】羊睾丸浸膏、枸杞子、牛鞭胶粉、当归、牛骨髓提取物、龙眼肉、猪脾脏浸膏粉、红参、猪肝脏粉、三七、何首乌（制）、黄芪。

【功能主治】温补脾肾，益气荣血。用于脾肾两虚引起的虚劳贫血、缺铁性贫血，症见面色苍白、体弱肢冷、心悸、发斑。

【药物规格】①大蜜丸，每丸重9g；②水蜜丸，每袋装6g。

【使用方法】口服。①大蜜丸，一次1丸，一日2次；②水蜜丸，一次1袋，一日2次。

【注意事项】①忌油腻食物。②外感或实热内盛者不宜服用。③服用本品同时不宜服用藜芦、五灵脂、皂荚或其制剂；不宜喝茶和吃萝卜，以免影响药效。④本品宜饭前服用。⑤服药2周或服药期间症状无改善或症状加重者，或出现新的严重症状者，应立即停药并去医院就诊。⑥对本品过敏者禁用，过敏体质者慎用。⑦本品性状发生改变时禁止使用。⑧请将本品放在儿童不能接触的地方。⑨如正在使用其他药品，使用本品前请咨询医师或药师。

[鉴别应用]

以上药物都治疗气不摄血导致的紫斑，但是通过药物分析可以看出临床应用各有侧重。人参归脾丸从病机入手，补气养血，针对气虚血溢伴随心悸、失眠等精神虚弱患者疗效较好。固本统血颗粒中锁阳、菟丝子、肉桂等药，在黄芪、山药、当归补气养血的同时，培补肾阴，肾气旺则体内气足，对气阴两虚、乏力多汗的患者较为适用。归参补血丸中用一系列动物药材，在补气养血的同时针对患者体弱的特点，对于紫斑出血并见身体虚弱、易劳累体质的患者适用。

参考文献

［1］徐艳丽.桑菊饮加味联合维生素A治疗慢性鼻炎60例［J］.中国医学创新，2012，9（25）：130-131.

［2］李宝红，吴君，邓妙丽，等.清胃黄连丸抗炎作用的实验研究［J］.西北药学杂志，2011，6（26）：192-193.

［3］顾明，赵蕾，高霁，等.中药补肾固齿丸对牙周炎治疗作用机制的探讨［J］.北京口腔医学，2009，17（03）：132-134.

［4］陈奇有，周一平，陈四艳，等.川贝雪梨膏抗炎解热及免疫调节作用的研究［J］.中国中医药科技，2001，8（06）：358-359.

［5］程法森.十灰丸为主配合中药治疗咯血33例［J］.中国中医急症，1994，3（05）：236.

［6］毛万宝.地榆槐角丸加减配合马应龙麝香痔疮栓治疗混合痔98例［J］.四川中医，2011，29（10）：98-99.

［7］王国录，刘智明．金砂五淋丸治疗慢性前列腺炎临床总结［J］.陕西中医学院学报，2005，28（03）：27-28.

［8］黄庆伟．紫地宁血散治疗内痔出血98例疗效观察［J］.中国现代医生，2013，51（15）：90-91.

第三节　痰饮

痰饮指体内水液输布、运化失常，停积于某些部位的一类病症。痰，古代通"淡"，是指水一类的可以"淡荡流动"的物质。饮也指水液，作为致病因素，则指病理性质的液体。为此，古代所称的"淡饮""流饮"，实均指痰饮而言。广义痰饮包括痰饮、悬饮、溢饮、支饮四类，是诸饮的总称。狭义痰饮则指饮停胃肠之证。痰饮在中医中分为脾阳虚弱、引留胃肠，悬饮分为邪犯胸肺、饮停胸胁、络气不和、阴虚内热，溢饮主要为表寒里饮，支饮分为寒饮伏肺、脾肾阳虚等证型。

一、痰饮

痰饮指患者以心下满闷、呕吐清水痰涎、胃肠沥沥有声、形体昔肥今瘦为症状，属饮停胃肠。

（一）脾阳虚弱

患者表现如下：胸胁支满，心下痞闷，胃中有振水音，脘腹喜温畏冷，泛吐清水痰涎，饮入易吐，口渴不欲饮水，头晕目眩，心悸气短，食少，大便或溏，形体逐渐消瘦。舌苔白滑，脉弦细而滑。

痰饮丸

【药物成分】肉桂、淡附片、苍术、麸炒白术、炒紫苏子、炒莱菔子、干姜、炒白芥子、炙甘草。

【功能主治】温补脾肾，助阳化饮。主治脾肾阳虚、痰饮阻肺所致的咳嗽、气促发喘、咯吐白痰、畏寒肢冷、腰酸背痛、腹胀食少。

【药物规格】丸剂，每丸重0.18g。

【使用方法】口服。一次14丸，一日2次，儿童酌减。

【注意事项】①忌生冷及油腻难消化的食物。②服药期间要保持情绪乐观，切忌生气恼怒。③患感冒发烧、热性咳嗽、潮热咯血等症及孕妇禁服。心脏病、高血压患者慎用。④服药3天症状无缓解者应去医院就诊。⑤对本品过敏者禁用，过敏体质者慎用。如正在使用其他药品，使用本品前请咨询医师或药师。

（二）饮留胃肠

患者表现如下：心下坚满或痛，自利，利后反快，虽利心下续坚满，或水走肠间，沥沥有声，腹满，便秘，口舌干燥，舌色白或黄，脉沉弦或伏。

五苓散

【药物成分】泽泻、茯苓、猪苓、炒白术、肉桂。

【功能主治】温阳化气，利湿行水。用于阳气不化、水湿内停所致的水肿，症见小便不利、水肿腹胀、呕逆泄泻、渴不思饮。

【药物规格】每袋装6g。

【使用方法】口服。一次6~9g，一日2次。

【注意事项】①忌生冷及油腻难消化的食物。②服药期间要保持情绪乐观，切忌生气恼怒。③请仔细阅读说明书并遵医嘱使用。如与其他药物同时使用可能会发生药物相互作用，详情请咨询医师或药师。

二、悬饮

（一）邪犯胸肺

患者表现：寒热往来，身热起伏，汗少，或发热不恶寒，有汗而热不解，咳嗽，痰少，气急，胸胁刺痛，呼吸、转侧疼痛加重，心下痞硬，干呕，口苦，咽干，舌苔薄白或黄，脉弦数。

1.参苏丸

【药物成分】党参、紫苏叶、葛根、前胡、茯苓、半夏（制）、陈皮、枳壳（炒）、桔梗、木香、甘草、生姜、大枣。

【功能主治】益气解表，疏风散寒，祛痰止咳。用于身体虚弱、感受风寒所致感冒，症见恶寒发热、头痛鼻塞、咳嗽痰多、胸闷呕逆、乏力气短。

【药物规格】每袋6g。

【使用方法】口服。一次6~9g，一日2~3次。

【注意事项】①忌烟、酒及辛辣、生冷、油腻食物。②不宜在服药期间同时服用滋补性中药。③风热感冒者不适用。④有高血压、心脏病、肝病、糖尿病、肾病等慢性病严重者应在医师指导下服用。⑤儿童、孕妇、哺乳期妇女应在医师指导下服用。⑥发热体温超过38.5℃的患者，应去医院就诊。⑦服药3天症状无缓解者应去医院就诊。⑧对本品过敏者禁用，过敏体质者慎用。⑨本品性状发生改变时禁止使用。⑩儿童必须在成人监护下使用。⑪请将本品放在儿童不能接触的地方。⑫如正在使用其他药品，使用本品前请咨询医师或药师。

2.参苏宣肺丸

【药物成分】人参、紫苏叶、陈皮、法半夏、茯苓、甘草、葛根、木香、枳壳（麸炒）、前胡、桔梗。

【功能主治】解表散寒，宣肺化痰。用于肺经痰湿，感冒风寒引起的头痛鼻塞、周身不适、咳嗽痰多、胸膈满闷、气逆恶心。

【药物规格】每100粒重6g。

【使用方法】姜汤或温开水送服。一次1袋，一日3次。

【注意事项】燥热咳嗽者不宜服用。

［鉴别应用］

以上药物都治疗脾阳虚弱导致的悬饮病证，但是通过药物分析可以看出各药物临床应用各有侧重。参苏丸方中党参益气扶正，紫苏叶发散表寒，共为主药。葛根、前胡解肌发表、宣肺止咳，为辅药。茯苓、半夏、陈皮、桔梗开胸利气，化痰止咳；枳壳、木香宽胸除满，共为佐药。甘草调和诸药，为使药。诸药相配，既能扶正以助祛邪（寒邪），又可祛邪不伤正（正气），最终达到元气恢复、风寒尽散、诸症得愈之目的。参苏宣肺丸偏于甘平可以滋润，总体上能温中解表、且能行气化痰。对症治疗肺经痰湿，感冒风寒引起的头痛鼻塞周身不适、咳嗽痰多、胸膈满闷、气逆恶心等症状。

（二）饮停胸胁

患者表现：胸胁疼痛，咳唾引痛，痛势较前减轻，而呼吸困难加重，咳逆气喘，急促不能平卧，或仅能偏卧于停饮的一侧，病侧肋间胀满，甚则可见病侧胸廓隆起，舌苔白，脉沉弦或弦滑。

1.开胸顺气丸

【药物成分】槟榔、炒牵牛子、陈皮、木香、姜厚朴、醋三棱、醋莪术、猪牙皂。

【功能主治】消积化滞，行气止痛。用于气郁食滞所致的胸胁胀满、胃脘疼痛、嗳气呕恶、食少纳呆。

【药物规格】每袋6g。

【使用方法】口服。一次3g（半袋）~9g（1袋半），一日1~2次。

【注意事项】年老体弱者慎用。

2.利膈丸

【药物成分】炒莱菔子、槟榔、酒大黄、姜厚朴、山楂、六神曲（炒）、砂仁、桔梗、醋青皮、麸炒枳壳、麸炒麦芽、木香、陈皮、麸炒苍术、广藿香、草果仁、甘草。

【功能主治】宽胸利膈，消积止痛。用于气滞不舒，胸膈胀满，脘腹疼痛，停饮。

【药物规格】每丸重9g。

【使用方法】口服。一次3g（半袋）~9g（1袋半），一日1~2次。

【注意事项】孕妇忌服。

【现代研究】戴剑华等研究观察润降利膈丸治疗反流性食管炎100例患者的临床疗效，采用中药制剂润降利膈丸配合西药奥美拉唑治疗反流性食管炎100例，并与单纯应用奥美拉唑治疗50例对照观察，结果通过对内镜证实痊愈和显效的患者进行了随访观察，治疗组复发率明显低于对照组，说明通过中医药的整体调理，改变了胃食管反流的病理基础，起到了防止复发的效果。

3.乌金丸

【药物成分】益母草、小茴香（盐制）、川芎、补骨脂（盐制）、吴茱萸（制）、当归、艾叶（炭）、白芍、莪术（醋制）、蒲黄（炒）、百草霜、三棱（醋制）、香附（醋制）、熟地黄、延胡索（醋制）、木香。

【功能主治】调经化瘀。用于气郁结滞，症见胸胁刺痛、产后血瘀、小腹疼痛、五心烦热、面黄肌瘦。

【药物规格】每丸重9g。

【使用方法】口服。一次1丸，一日2次。

【注意事项】孕妇遵医嘱服用。

[鉴别应用]

以上药物都治疗饮停胸胁导致的悬饮病症，但是通过药物分析可以看出各药物临床应用各有侧重。开胸顺气丸方中槟榔、牵牛子消积导滞逐水，为主药；木香、陈皮、厚朴行气和胃止痛，为辅药；配以三棱、莪术活血行气，消积止痛；猪牙皂清热去痰，宽胸利膈。诸药相合以奏顺气宽胸、消积化滞止痛之功。利膈丸具有开郁顺气、消食除胀的功效，用于气郁不舒，症见胸腹胀满、宿食停水、饮食少、呕逆腹痛等。乌金丸主治妇人思虑过度，变生多疾，孕育不成，崩中带下，五心烦热，口苦咽干，饮食无味，身疼羸瘦，面目萎黄，手足痿软，经水不匀，肚腹胀痛，鬓发黄落，喜卧倦起；产后恶血上行，心腹刺痛，败血不止及子宫一切恶疾。

（三）络气不和

患者表现：胸胁疼痛，如灼如刺，胸闷不舒，呼吸不畅，或有闷咳，甚则迁延，经久不已，阴雨更甚，可见病侧胸廓变形，舌苔薄，舌质暗，脉弦。

1.香附丸

【药物成分】醋香附、当归、川芎、炒白芍、熟地黄、炒白术、砂仁、陈皮、黄芩。

【功能主治】疏肝健脾，养血调经。用于肝郁血虚、脾失健运所致的月经不调、月经前后诸证。症见经行前后不定期，经量或多或少，有血块，经前胸闷、心烦、双乳胀痛、食欲不振。

【药物规格】①水蜜丸每10丸重1g；②大蜜丸每丸重9g。

【使用方法】用黄酒或温开水送服。水蜜丸一次9~13g，大蜜丸一次1~2丸，一日2次。

【注意事项】①忌辛辣、生冷食物。②感冒发热病人不宜服用。③有高血压、心脏病、肝病、糖尿病、肾病等慢性病严重者应在医师指导下服用。④青春期少女及更年期妇女应在医师指导下服用。⑤平素月经正常，突然出现月经过少，或经期错后，或阴道不规则出血者应去医院就诊。⑥服药1个月症状无缓解者应去医院就诊。⑦对本品过敏者禁用，过敏体质者慎用。⑧本品性状发生改变时禁止使用。⑨请将本品放在儿童不能接触的地方。⑩如正在使用其他药品，使用本品前请咨询医师或药师。

2.越鞠丸

【药物成分】香附（醋制）、川芎、栀子（炒）、苍术（炒）、六神曲（炒）。

【功能主治】理气解郁，宽中除满。用于胸脘痞闷、腹中胀满、饮食停滞、嗳气吞酸患者。

【药物规格】水丸：①每袋装18g；②每袋装60g。

【使用方法】口服。一次6~9g，一日2次。

【注意事项】①服药期间忌气怒，宜进食易消化之食物。②孕妇慎用。③服药3天后症状无改善或加重者，应立即停药并去医院就诊。④药品性状发生改变时禁止服用。⑤儿童必须在成人监护下使用。⑥请将此药品放在儿童不能接触的地方。⑦如正在服用其他药品，使用本品前请咨询医师或药师。

［鉴别应用］

以上药物都治疗络气不和导致的悬饮病症，但是通过药物分析可以看出各药物临床应用各有侧重。香附丸方中香附疏肝理气；当归、川芎、白芍、熟地黄四物养血和血，以上共为主药；辅以白术培补脾胃；砂仁、陈皮理气健脾和胃以开化源；佐用黄芩清泄郁热。诸药合用，使血旺肝疏脾健，气血畅达，共达疏肝健脾、养血调经之效。越鞠丸方中香附行气，开气郁；苍术燥湿，解湿郁；川芎活血，调血郁；栀子清热，除火郁；神曲消食，祛食郁。五药多能行气，气畅则诸郁自解。

（四）阴虚内热

患者表现如下：咳呛时作，咯吐少量黏痰，口干咽燥，或午后潮热，颧红，心烦，手足心热，盗汗，或伴胸胁闷痛，病久不复，形体消瘦。舌质偏红，少苔，脉细数。

1.六君子丸

【药物成分】党参、白术（麸炒）、茯苓、半夏（制）、陈皮、甘草（蜜炙）；辅料为生姜、大枣。

【功能主治】补脾益气，燥湿化痰。用于脾胃虚弱，食量不多，气虚痰多，腹胀便溏。

【药物规格】每袋重9g。

【使用方法】口服。一次9g，一日2次。

【注意事项】①忌食生冷、油腻、不易消化食物。②不适用于脾胃阴虚者，主要表现为口干、舌红少津、大便干。③小儿、年老体弱者应在医师指导下服用。④对本品过敏者禁用，过敏体质者慎用。⑤本品性状发生改变时禁止使用。⑥儿童必须在成人监护下使用。⑦请将本品放在儿童不能接触的地方。⑧如正在使用其他药品，使用本品前请咨询医师或药师。

2.补中益气丸

【药物成分】黄芪（炙）、党参、甘草（炙）、当归、白术（炒）、升麻、柴胡、陈皮、生姜、大枣。

【功能主治】调补脾胃，益气升阳，甘温除热。主治脾胃虚弱、中气下陷所致的食少腹胀、体倦乏力、动辄气喘、身热有汗、头痛恶寒、久泻、脱肛、子宫脱垂等症。

【药物规格】每8丸相当于原生药3g。

【使用方法】口服。一次3g，一日2~3次。

【注意事项】①阴虚发热、感冒发热、暴饮暴食、脘腹胀满实证者及命门火衰、虚寒或湿热泻痢者均不宜服用；②服药期间忌食辛辣、生冷、油腻等不易消化的食物；③忌与感冒类药、藜芦或其制剂同时服用；④儿童、孕妇、哺乳期妇女及有高血压、心脏病、肝病、糖尿病、肾病等慢性病严重者应在医师指导下服用；⑤服药期间若出现头痛、头晕、复视等症，或皮疹、面红者，以及血压有上升趋势者应立即停药。

［鉴别应用］

以上药物都治疗阴虚内热导致的悬饮病症，但是通过药物分析可以看出各药物临床应用各有侧重。六君子丸乃是四君子汤加陈皮以理气散逆，主要调理脾胃，再加半夏以燥湿除痰而成，治疗气虚有痰、脾虚腹胀鼓胀等。补中益气丸方中炙黄芪甘温补升，善补中益气，升阳举陷，故重用为君药。党参甘补而平，善补中益气，兼能养血；炒白术甘补扶正，苦燥利水，善补气健脾，燥湿助运；炙甘草甘平偏温，既益气补中，又调和诸药。诸药合用，既增强君药补中益气之功，又除水湿，故共为臣药。陈皮辛散苦降而温，善理气健脾开胃，补而不滞；当归甘补辛散温通，善补血和血，以利中气化生；大枣甘温，善补中益气；生姜辛微温，善温中开胃。四药相合，既助君臣药补中益气，又理气健脾开胃，使诸药补而不滞，促进补力发挥，故共为佐药。柴胡苦辛微寒，轻清升散；升麻辛微甘性凉，升散清泄。二药合用，可助君药升举下陷之清阳，故共为使药。全方配伍，补中兼升，使中气得健，清阳得升，共奏补中益气、升阳举陷之功，故善治脾胃虚弱、中气下陷诸病症。

三、溢饮

表寒里饮

患者表现：身体沉重而疼痛，甚则肢体浮肿，恶寒，无汗，或有咳喘，痰多白沫，胸闷，干呕，口不渴，苔白，脉弦紧。

1.小青龙合剂

【药物成分】麻黄、桂枝、白芍、干姜、细辛、炙甘草、法半夏、五味子。

【功能主治】解表化饮，止咳平喘。主治风寒水饮，症见恶寒发热、无汗、喘咳痰稀等。

【药物规格】每瓶装100mL。

【使用方法】口服。一次10~20mL，一日3次，用时摇匀。

【注意事项】①忌烟、酒及辛辣、生冷、油腻食物。②不宜在服药期间同时服用滋补性中药。③内热咳喘及虚喘者不适用。④支气管扩张、肺脓肿、肺心病、肺结核患者出现咳嗽时应去医院就诊。⑤高血压、心脏病患者慎用。有肝病、糖尿病、肾病等慢性病严重者应在医师指导下服用。⑥儿童、孕妇、哺乳期妇女、年老体弱者应在医师指导下服用。⑦服药期间，若患者发热体温超过38.5℃，或出现喘促气急者，或咳嗽加重、痰量明显增多者应去医院就诊。⑧严格按用法用量服用，本品不宜长期服用。⑨用药3天症状无缓解者应去医院就诊。⑩对本品过敏者禁用，过敏体质者慎用。⑪本品性状发生改变时禁止使用。⑫儿童必须在成人监护下使用。⑬请将本品放在儿童不能接触的地方。⑭如正在使用其他药品，使用本品前请咨询医师或药师。

【现代研究】谢加富等研究探讨小青龙合剂结合基础治疗对慢性阻塞性肺疾病患者排痰效果的影响，为中西医结合治疗COPD提供一种新的综合方法。其选择COPD急性期患者90例，分为治疗组和对照组，治疗组患者在抗感染、雾化吸入等基础治疗的同时每日口服小青龙合剂，对照组采用抗感染、雾化吸入等基础治疗。结果显示治疗2周后，治疗组与对照组比较，日排痰量比对照组明显减少。这表明小青龙合剂结合基础治疗对COPD患者可促进痰液排出，提高排痰效果，在COPD治疗中具有一定价值。

2.午时茶颗粒

【药物成分】苍术、柴胡、羌活、防风、白芷、川芎、广藿香、前胡、连翘、陈皮、山楂、枳实、麦芽（炒）、甘草、桔梗、六神曲（炒）、紫苏叶、厚朴、红茶。

【功能主治】祛风解表，化湿和中。主治外感风寒、内伤食积证，症见恶寒发热、头痛身楚、胸脘满闷、恶心呕吐、腹痛腹泻等症。

【药物规格】每袋装6g。

【使用方法】开水冲服。一次6g，一日1~2次。

【注意事项】①忌烟、酒及辛辣、生冷、油腻食物。②风热感冒者不适用。③糖尿病患者及有高血压、心脏病、肝病、肾病等慢性病严重者应在医师指导下服用。④儿童、孕妇、哺乳期妇女、年老体弱者应在医师指导下服用。⑤发热体温超过38.5℃的患者应去医院就诊。⑥吐泻严重者应及时去医院就诊。⑦服药3天症状无缓解者应去医院就诊。⑧对本品过敏者禁用，过敏体质者慎用。⑨本品性状发生改变时禁止使用。⑩儿童必须在成人监护下使用。⑪请将本品放在儿童不能接触的地方。⑫如正在使用其他药品，使用本品前请咨询医师或药师。

[鉴别应用]

以上药物都治疗表寒里饮导致的溢饮，但是通过药物分析可以看出各药物临床应用各有侧重。小青龙合剂方中麻黄味甘辛温，为发散之主药，表不解，应发散之，故以麻黄为君；桂枝味辛热，甘草味甘平，辛甘化阳，助麻黄以发表散寒，所以为臣；芍药味酸性微寒，五味子味酸性温，两者所以为佐者，寒饮伤脾，咳逆而喘，则肺气逆，故用芍药、五味子为佐，以敛肺止咳平喘；干姜、细辛味辛性热，半夏味辛性温，三者所以为使者，水饮内停，津液不行，故用此以散寒饮逆气收，寒水散，津液通行，汗出而诸证均解。午时茶颗粒方中防风辛温解表，祛风散邪；紫苏叶发表散寒，行气宽中；羌活、白芷发散风寒，通痹止痛，共为君药。苍术、厚朴、藿香、陈皮、枳实辛温行气，健脾和胃；山楂、六神曲、麦芽健胃消食；柴胡和解表里，共为臣药。川芎走诸窍并入血分，连翘制约大队温燥药之热性，甘草调和为使药。诸药相配，共奏解表散寒、和中化滞、表里兼治之功。

四、支饮

（一）寒饮伏肺证

患者表现如下：咳逆喘满不得卧，咯吐白沫痰涎，清稀量多，经久不愈，天冷受寒加重，甚至引起面浮足肿；或病邪平素伏而不作，遇寒即发，患者形寒发热，背痛，腰痛，目泣自出，身体阵阵瞤动。舌苔白滑或白腻，脉弦紧。

1.小青龙合剂

【药物成分】麻黄、桂枝、白芍、干姜、细辛、甘草（蜜炙）、法半夏、五味子。

【功能主治】本品解表化饮，止咳平喘。本品用于风寒水饮，症见恶寒发热、无汗、喘咳痰稀。

【药物规格】每瓶装100mL。

【使用方法】口服。一次10~20mL，一日3次。用时摇匀。

【注意事项】①忌烟、酒及辛辣、生冷、油腻食物。②不宜在服药期间同时服用滋补性中药。③内热咳喘及虚喘者不适用。④支气管扩张、肺脓肿、肺心病、肺结核患者出现咳嗽时应去医院就诊。⑤高血压、心脏病患者慎用。有肝病、糖尿病、肾病等慢性病严重者应在医师指导下服用。⑥儿童、孕妇、哺乳期妇女、年老体弱者应在医师指导下服用。⑦服药期间，若患者发热体温超过38.5℃，或出现喘促气急者，或咳嗽加重、痰量明显增多者应去医院就诊。⑧严格按用法用量服用，本品不宜长期服用。⑨用药3天症状无缓解者，应去医院就诊。⑩对本品过敏者禁用，过敏体质者慎用。⑪本品性状发生改变时禁止使用。⑫儿童必须在成人监护下使用。⑬请将本品放在儿童不能接触的地方。⑭如正在使用其他药品，使用本品前请咨询医师或药师。

2. 葶苈丸

【药物成分】甜葶苈（炒令香）、郁李仁（浸，去皮、尖，熬紫色，称）（与葶苈二味别研如膏，令极匀）白术、牵牛子15g（一半生用，另一半熟用）、赤茯苓（去皮）、桑白皮（蜜炙，锉）、羌活（洗去土）、汉防己、陈橘皮（去白）、泽泻。

【功能主治】治腹中湿热，目下作肿，如新卧起蚕之状，两足胫微肿，中满气急咳嗽，喘息有音，少思饮食。

【药物规格】蜜炼为丸。

【使用方法】口服。每服15丸，一日2次，渐加至20丸。

【注意事项】服药期间，忌食生葱。

[鉴别应用]

以上药物都治疗咳嗽气喘、胸闷脘胀、痰多清稀、面部或四肢浮肿的支饮，但是通过药物分析可以看出临床应用各有侧重，小青龙合剂方中麻黄味甘辛温，为发散之主药，表不解，应发散之，故以麻黄为君；桂枝味辛热，甘草味甘平，辛甘化阳，助麻黄以发表散寒，所以为臣；芍药味酸性微寒，五味子味酸性温，两者所以为佐者，寒饮伤脾，咳逆而喘，则肺气逆，故用芍药、五味子为佐，以敛肺止咳平喘；干姜、细辛味辛性热，半夏味辛性温，三者所以为使者，水饮内停，津液不行，故用此以散寒饮，寒水散，津液通行，汗出而诸症均解。葶苈丸主治肺痈、喘不得卧、肺痈、胸满胀、一身面目浮肿、鼻塞、清涕出、不闻香臭酸辛、咳逆上气、喘鸣迫塞、支饮胸满者。

（二）脾肾阳虚证

患者表现如下：喘促动则为甚，心悸，气短，或咳而气怯，痰多，食少，胸闷，怯寒肢冷，神疲，少腹拘急不仁，脐下动悸，小便不利，双足浮肿，或吐涎沫而头目昏眩。舌体胖大，质淡，苔白润或腻，脉沉细而滑。

1. 金匮肾气丸

【药物成分】熟地黄、茯苓、山药、山茱萸（酒炙）、牡丹皮、泽泻、桂枝、牛膝（去头）、车前子（盐炙）、附子（炙）；辅料为蜂蜜。

【功能主治】温补肾阳，化气行水。用于肾虚水肿，腰膝酸软，小便不利，畏寒肢冷。

【药物规格】大蜜丸每丸重6g；水蜜丸每10粒中2g。

【使用方法】口服。大蜜丸一次1丸，水蜜丸一次4~5g（20~25粒），一日2次。

【注意事项】①忌房欲、气恼，忌食生冷食物。②服用大蜜丸前应除去蜡皮、塑料球壳。③本品不可整丸吞服。

【现代研究】蒋朱秀等观察金匮肾气丸联合穴位敷贴对支气管哮喘临床缓解期肾阳虚证患者的哮喘控制情况和免疫功能的影响，将80例支气管哮喘患者分为治疗组和对照组，于夏季三伏天对照组予吸入布地奈德福莫特罗粉吸入剂治疗，治疗组在对照组治疗的基础上，在三伏期间给予穴位敷贴和内服金匮肾气丸治疗。结果显示，治疗组患者完全控制率45.0%，部分控制率50.0%，未得到控制率5.0%；对照组完全控制率7.5%，部分控制率40.0%，未得到控制率52.5%，治疗组疗效明显优于对照组。这表明金匮肾气丸联合穴位敷贴可以有效提高支气管哮喘临床缓解期肾阳虚证患者的免疫功能，改善临床症状。

2.五苓胶囊

【药物成分】泽泻、茯苓、猪苓、肉桂、白术（炒）。

【功能主治】温阳化气，利湿行水。用于阳不化气，水湿内停所致的水肿，症见小便不利、水肿腹胀、呕逆泄泻、渴不思饮。

【药物规格】每粒装0.45g。

【使用方法】口服。一次3粒，一日2次。

【注意事项】对牛乳过敏者禁用。

［鉴别应用］

上述二方均能温阳化饮，但前方补肾，后方温脾，主治各异，二方合用，温补脾肾，以化水饮，用于喘促、气短、胸闷、怯寒肢冷、心悸气短者。五苓散是古代水逆病的专方，经典的通阳利水剂，适用于以口渴、吐水、腹泻、汗出而小便不利为特征的疾病。方中重用泽泻为主药，直达膀胱，渗湿利水；辅以茯苓、猪苓之淡渗，增强利水蠲饮之功；佐以白术健脾以助运化水湿之力；更佐桂枝，一则外解太阳之表，二则温化膀胱之气。五药合方则水行气化，表解脾健而蓄水停饮之证可除。至于水肿、泄泻、霍乱、痰饮诸病，由于脾虚不运、水湿泛溢所致者，本方既可利水渗湿，又能健脾化湿，故一并治之。金匮肾气丸可补阴之虚，助阳之弱。方名肾气丸者，因气属阳，补肾中之阳气也。方中有六味地黄丸（熟地黄、山药、山茱萸、泽泻、茯苓、牡丹皮），以滋肾水，又含附子、桂枝壮肾中之阳。

参考文献

戴建华，赵建群，易恒.润降利膈丸治疗反流性食管炎100例临床观察［J］.河北中医，2009，31（01）：21-22.

谢加富，曹锐彬，陈仕章，等.小青龙合剂配合基础治疗对慢性阻塞性肺疾病患者排痰效果的影响［J］.实用医学杂志，2009，25（01）：144-146.

蒋朱秀，郑小伟，江劲，等.金匮肾气丸联合穴位敷贴对支气管哮喘临床缓解期肾阳虚证患者免疫功能的影响［J］.中医杂志，2016，57（11）：938-941.

第四节　消渴

消渴指由于阴亏燥热，五脏虚弱所导致的以多饮多尿、多食、形体消瘦，或尿有甜味为主要临床表现的病症。西医学中的糖尿病与本病基本一致，可参照此病辨证用药；西医学的尿崩症，因具有多尿、烦渴的临床特点，与消渴病有某些相似之处，亦可参考此病辨证论治。中医学辨治消渴，大致分为津伤燥热、阴精亏虚、气阴两虚、阴阳两虚、瘀血阻滞五类。

一、津伤燥热

患者主要表现：烦渴多饮，口干舌燥，尿频量多，消谷善饥，身体渐瘦，舌质红而干，苔薄黄或苔少，脉滑数或弦细或细数。

1.生津消渴胶囊

【药物成分】天花粉、生地黄、知母、麦冬、北沙参、黄芩、五味子、石膏。

【功能主治】清热润肺，生津止渴。用于消渴病引起的口渴多饮、口干舌燥等。

【药物规格】每粒装0.4g。

【使用方法】口服。一次3~4粒，一日3次。

【注意事项】①定期复查血糖。②有高血压、心脏病、肝病、肾病等慢性病严重者应在医师指导下服用。③儿童、孕妇应在医师指导下服用。④对本品过敏者禁用，过敏体质者慎用。⑤本品性状发生改变时禁止使用。⑥儿童必须在成人监护下使用。⑦如正在使用其他药品，使用本品前请咨询医师或药师。

2.玉泉胶囊

【药物成分】天花粉、葛根、人参、麦冬、生地黄、黄芪、茯苓、乌梅、甘草、五味子。

【功能主治】养阴益气，生津止渴，清热除烦。用于气阴不足，症见口渴多饮、消食善饥及糖尿病属上述证候者。

【药物规格】每粒装0.5g。

【使用方法】口服。一次5粒，一日4次。

【注意事项】①定期复查血糖。②有高血压、心脏病、肝病、肾病等慢性病严重者应在医师指导下服用。③儿童、孕妇应在医师指导下服用。④对本品过敏者禁用，过敏体质者慎用。⑤本品性状发生改变时禁止使用。⑥儿童必须在成人监护下使用。⑦如正在使用其他药品，使用本品前请咨询医师或药师。

3.糖尿灵片

【药物成分】天花粉、葛根、生地黄、麦冬、五味子、甘草、糯米（炒黄）、南瓜粉。

【功能主治】养阴滋肾，生津止渴，清热除烦。适用于轻中型糖尿病。

【药物规格】每片重0.3g。

【使用方法】开水冲服。一次4~6片，一日3次。

【注意事项】①定期复查血糖。②有高血压、心脏病、肝病、肾病等慢性病严重者应在医师指导下服用。③儿童、孕妇应在医师指导下服用。④对本品过敏者禁用，过敏体质者慎用。⑤本品性状发生改变时禁止使用。⑥儿童必须在成人监护下使用。⑦如正在使用其他药品，使用本品前请咨询医师或药师。

4.消渴康颗粒

【药物成分】石膏、知母、生地黄、麦冬、天花粉、玉竹、玄参、牛膝、丹参、泽泻、党参、山茱萸、枇杷叶、南五味子。

【功能主治】清热养阴，生津止渴。症见口渴喜饮、消谷易饥、小便频数、急躁易怒、怕热心烦、大便干结等。

【药物规格】每袋装9g。

【使用方法】餐前温开水送服。一次1袋，一日3次，30天为1个疗程。

【注意事项】①定期复查血糖。②有高血压、心脏病、肝病、肾病等慢性病严重者应在医师指导下服用。③儿童、孕妇应在医师指导下服用。④对本品过敏者禁用，过敏体质者慎用。⑤本品性状发生改变时禁止使用。⑥儿童必须在成人监护下使用。⑦如正在使用其他药品，使用本品前请咨询医师或药师。

5.杞黄降糖胶囊

【药物成分】西洋参、知母、石膏、苦瓜干、蚕茧、黄芪、山药、生地黄、玄参、北沙参、麦冬、玉竹、黄精、天花粉、鸡内金、黄连、山茱萸、枸杞子、女贞子、淫羊藿。

【功能主治】益气养阴、生津清热。用于消渴气阴两虚兼燥热伤津证，症见倦怠乏力、口渴喜饮、易饥多食、尿多。

【药物规格】每粒装0.54g。

【使用方法】餐后服用。一日3次，一次2~3粒。

【注意事项】①定期复查血糖。②有高血压、心脏病、肝病、肾病等慢性病严重者应在医师指导下服用。③儿童、孕妇应在医师指导下服用。④对本品过敏者禁用，过敏体质者慎用。⑤本品性状发生改变时禁止使用。⑥儿童必须在成人监护下使用。⑦如正在使用其他药品，使用本品前请咨询医师或药师。

二、阴精亏虚

主要表现：尿频尿多，浊如脂膏或尿甜，口干欲饮，形体消瘦。舌红，舌体瘦而干，苔少或薄白，脉细或细数。

1.六味地黄胶囊

【药物成分】熟地黄、酒山茱萸、牡丹皮、山药、茯苓、泽泻。

【功能主治】滋阴补肾。用于消渴口渴喜饮、腰膝酸软、五心烦热等症。

【药物规格】每粒装0.3g或0.5g。

【使用方法】口服。一次1粒，一日2次。

【注意事项】①忌辛辣、生冷、油腻食物。②本品宜饭前服用。③有高血压、心脏病、肝病、糖尿病、肾病等慢性病严重者应在医师指导下服用。④儿童、孕妇应在医师指导下服用。⑤对本品过敏者禁用，过敏体质者慎用。⑥本品性状发生改变时禁止使用。⑦儿童必须在成人监护下使用。⑧如正在使用其他药品，使用本品前请咨询医师或药师。⑨定期复查血糖。

2.麦味地黄胶囊

【药物成分】麦冬、五味子、熟地黄、山茱萸（制）、山药、茯苓、泽泻、牡丹皮。

【功能主治】滋肾养肺。用于消渴肺肾阴亏，表现为潮热盗汗、咽干、眩晕耳鸣、腰膝酸软。

【药物规格】每粒装0.35g。

【使用方法】口服。一次3~4粒，一日3次。

【注意事项】①忌不易消化食物。②感冒发热病人不宜服用。③有高血压、心脏病、肝病、糖尿病、肾病等慢性病严重者应在医师指导下服用。④儿童、孕妇、哺乳期妇女应在医师指导下服用。⑤对本品过敏者禁用，过敏体质者慎用。⑥本品性状发生改变时禁止使用。⑦儿童必须在成人监护下使用。⑧如正在使用其他药品，使用本品前请咨询医师或药师。

三、气阴两虚

主要表现如下：口干欲饮，能食易饥，尿频量多，神疲乏力。舌红或淡红，苔白，脉沉细无力。

1.消渴丸

【药物成分】葛根、生地黄、黄芪、天花粉、玉米须、南五味子、山药、格列本脲。

【功能主治】滋肾养阴，益气生津。用于气阴两虚所致的消渴病，症见多饮、多尿、多食、消瘦、体倦乏力、眠差、腰痛。

【药物规格】水丸，每10丸重2.5g。

【使用方法】口服，饭前用温开水送服。一次5~10丸，一日2~3次。

【注意事项】①孕妇、哺乳期妇女不宜服用。②Ⅰ型糖尿病患者，Ⅱ型糖尿病患者伴有酮症酸中毒、昏迷、严重烧伤、感染、严重外伤和重大手术者禁用。③肝、肾功能不全者、对磺胺类药物过敏者、白细胞减少者禁用。④本品是中西复方制剂，鉴于尚无充分的临床研究数据证实本复方制剂可以减低或消除其中化学药品的不良反应或其他应当注意的事项，故此项下罗列与化学药品关联的相关内容，以提示医患在使用本品时予以关注。

本品服用量应根据病情从一次5丸起逐渐递增，一次服用量不超过10丸，每日不超过30丸；至疗效满意时，可逐渐减少每次服用量或减少服用次数至每日2次的维持剂量。每日服用2次时，应在早餐及午餐前各服用1次，晚餐前尽量不服用。请在医生指导下，进行服量控制。

年龄超过65岁的糖尿病患者对低血糖耐受差，对此类糖尿病患者用药时应密切注意避免低血糖反应。其血糖控制标准略宽于一般人，空腹血糖<7.8mmol/L（140mg/dL），餐后2小时血糖<11.1mmol/L（200mg/dL）即可。

本品不宜与其他磺胺类药物合用。

本品与下列药物合用，可增加低血糖的发生。a.如治疗痛风的丙磺舒、别嘌醇，可抑制磺脲类药物由尿中排泄；b.如酒精、H2受体阻滞剂（西咪替丁、雷尼替丁）、氯霉素、抗真菌药咪康唑、抗凝药，能延迟磺脲类药物的代谢。磺脲类与酒精同服可引起腹痛、恶心、呕吐、头痛以及面部潮红（尤以使用氯磺丙脲时）。与香豆素类抗凝剂合用时，开始时二者血浆浓度皆升高，以后二者血浆浓度皆减少，故应按情况调整两药的用量；c.如水杨酸盐、贝特类降血脂药，可促使与血浆白蛋白结合的磺脲类药物分离出来；d.药物本身具有致低血糖作用的药物，如酒精、水杨酸类、胍乙啶、单胺氧化酶抑制剂、奎尼丁；e.合用其他降血糖药物：如胰岛素、二甲双胍、阿卡波糖、胰岛素增敏剂；f.β肾上腺受体阻滞剂可干扰低血糖时机体的升血糖反应，阻碍肝糖酵解，同时又可掩盖低血糖的警觉症状。

本品与下列药物合用，可增加高血糖的发生：a.糖皮质激素、雌激素、噻嗪类利尿剂、苯妥英钠、利福平；b.β肾上腺受体阻滞剂可拮抗磺脲类药物的促胰岛素分泌作用，故也可致高血糖。

用药期间应定期检测血糖、尿糖、尿酮体、尿蛋白和肝肾功能、血常规，并进行眼科检查。

体质虚弱、高热、恶心呕吐、肾上腺皮质功能减退或垂体前叶功能减退者慎用。

出现低血糖症状时，可采用以下措施：a.补充葡萄糖：轻者立即口服葡萄糖，如无葡萄糖，可予口服甜果汁、糖水；重者静脉注射葡萄糖，要观察到患者意识恢复。②胰升糖素治疗：皮下、肌肉或静脉注射胰升糖素，由于其作用时间短，且会再次出现低血糖，因此在注射后仍要补充葡萄糖或进食，需继续观察以保证患者完全脱离危险期。

2.降糖舒片

【药物成分】熟地黄、生地黄、枸杞子、刺五加、黄芪、玄参、麦冬、知母、葛根、人参、黄精、天花粉、益智仁、牡蛎、丹参、荔枝核、生石膏、芡实、山药、五味子、乌药、枳壳。

【功能主治】补气养阴，生津止渴。适用于气阴两虚导致便秘等症的消渴。

【药物规格】每片0.3g。

【使用方法】口服。一次4~6片，一日3次。

【注意事项】①忌食辛辣。②定期复查血糖。③有高血压、心脏病、肝病、肾病等慢性病严重者应在医师指导下服用。④儿童、孕妇应在医师指导下服用。⑤对本品过敏者禁用，过敏体质者慎用。⑥本品性状发生改变时禁止使用。⑦儿童必须在成人监护下使用。⑧如正在使用其他药品，使用本品前请咨询医师或药师。

3.降糖甲片

【药物成分】黄芪、黄精（酒炙）、生地黄、太子参、天花粉。

【功能主治】补气养阴，生津止渴。用于气阴两虚型消渴气短乏力、口渴潮热等症。

【药物规格】片芯重0.3g。

【使用方法】口服。一次6片，一日3次。

【注意事项】①定期复查血糖。②有高血压、心脏病、肝病、肾病等慢性病严重者应在医师指导下服用。③儿童、孕妇应在医师指导下服用。④对本品过敏者禁用，过敏体质者慎用。⑤本品性状发生改变时禁止使用。⑥儿童必须在成人监护下使用。⑦如正在使用其他药品，使用本品前请咨询医师或药师。

4.参芪降糖片

【药物成分】人参茎叶皂苷、五味子、黄芪、山药、生地黄、覆盆子、麦冬、茯苓、天花粉、泽泻、枸杞子

【功能主治】益气养阴，滋脾补肾。适用于气阴两虚、脾虚便溏、肾亏腰酸的消渴。

【药物规格】每片0.35g。

【使用方法】口服。一次3片，一日3次，1个月为1个疗程，效果不显著或治疗前症状较重者，一次用量可达8片，一日3次。

【注意事项】①有实热证者禁用，待实热证退后可服用。②定期复查血糖。③有高血压、心脏病、肝病、肾病等慢性病严重者应在医师指导下服用。④儿童、孕妇应在医师指导下服用。⑤对本品过敏者禁用，过敏体质者慎用。

⑥本品性状发生改变时禁止使用。⑦儿童必须在成人监护下使用。⑧如正在使用其他药品，使用本品前请咨询医师或药师。

5.渴乐宁胶囊

【药物成分】黄芪、黄精（酒炙）、生地黄、太子参、天花粉。

【功能主治】益气养阴，生津止渴。适用于气阴两虚所致的消渴病，症见口渴多饮、五心烦热、乏力多汗、心慌气短。

【药物规格】每粒装0.45g。

【使用方法】口服。一次4粒，一日3次，3个月为1个疗程。

【注意事项】①个别患者有轻度消化道症状，一般在用药过程中可自行消失。②定期复查血糖。③有高血压、心脏病、肝病、肾病等慢性病严重者应在医师指导下服用。④儿童、孕妇应在医师指导下服用。⑤对本品过敏者禁用，过敏体质者慎用。⑥本品性状发生改变时禁止使用。⑦儿童必须在成人监护下使用。⑧如正在使用其他药品，使用本品前请咨询医师或药师。

四、阴阳两虚

患者主要表现如下：多饮多尿，尿液混浊如膏，甚则饮一溲一，畏寒，四肢欠温，面色黧黑，耳轮干枯，舌淡苔白而干，脉沉细无力。

1.金匮肾气丸

【药物成分】桂枝、附子、熟地黄、山茱萸、山药、茯苓、泽泻、丹皮、知母、黄柏。

【功能主治】滋阴补肾，温阳益气。适用于阴阳两虚的消渴病，症见乏力自汗、形寒肢冷、腰膝酸软、耳轮焦干、多饮多尿、混浊如膏，或浮肿少尿，或五更泄，舌淡苔白，脉沉细无力。

【药物规格】每100粒重20g。

【使用方法】口服。一次20粒（4g）~25粒（5g），一日2次。

【注意事项】①孕妇忌服，忌房欲、气恼，忌食生冷物。②定期复查血糖。③有高血压、心脏病、肝病、肾病等慢性病严重者应在医师指导下服用。④儿童、孕妇应在医师指导下服用。⑤对本品过敏者禁用，过敏体质者慎用。⑥本品性状发生改变时禁止使用。⑦儿童必须在成人监护下使用。⑧如正在使用其他药品，使用本品前请咨询医师或药师。

2.益肾消渴胶囊

【药物成分】生地黄、熟地黄、山药、麦冬、天冬、北沙参、天花粉、黄芪、山茱萸、枸杞子、牡蛎、肉桂、牡丹皮。

【功能主治】滋阴固肾。适用于阴阳两虚的消渴病，症见尿频量多，兼有口渴心烦、腰酸乏力，舌红易干，脉沉细数。

【药物规格】每粒装0.4g。

【使用方法】口服。一次4粒，一日3次。

【注意事项】①孕妇忌服。②定期复查血糖。③有高血压、心脏病、肝病、肾病等慢性病严重者应在医师指导下服用。④儿童、孕妇应在医师指导下服用。⑤对本品过敏者禁用，过敏体质者慎用。⑥本品性状发生改变时禁止使用。⑦儿童必须在成人监护下使用。⑧如正在使用其他药品，使用本品前请咨询医师或药师。

3.七味消渴胶囊

【药物成分】黄芪、蚕蛾、黄精（酒制）、枸杞子、葛根、天花粉、大黄（酒制）。

【功能主治】滋阴壮阳，益气活血，用于消渴病阴阳两虚兼气虚血瘀证。症见倦怠乏力、口渴、四肢寒冷、腰膝酸痛、自汗、肢体疼痛、胸闷胸痛等。

【药物规格】每粒装0.3g。

【使用方法】口服。一次4粒，一日3次。疗程2个月。

【注意事项】①根据病情需要，本品可与西药口服降糖药合并使用。②定期复查血糖。③有高血压、心脏病、肝病、肾病等慢性病严重者应在医师指导下服用。④儿童、孕妇应在医师指导下服用。⑤对本品过敏者禁用，过敏体质者慎用。⑥本品性状发生改变时禁止使用。⑦儿童必须在成人监护下使用。⑧如正在使用其他药品，使用本品前请咨询医师或药师。

五、瘀血阻滞

患者主要表现如下：口干尿多，形体消瘦，面色晦暗。舌暗或有瘀斑，或舌下青筋紫暗怒张，苔薄白或少苔，脉弦或沉涩或结代。

1.糖脉康颗粒

【药物成分】黄芩、生地黄、赤芍、葛根、桑叶、淫羊藿。

【功能主治】养阴清热，活血化瘀，益气固肾。用于糖尿病气阴两虚兼血瘀所致的倦怠乏力，气短懒言，自汗，盗汗，五心烦热，口渴喜饮，胸中闷痛，肢体麻木或刺痛，便秘，舌质红少津，舌体胖大，舌薄或花剥，或舌暗有瘀斑，脉弦细或细数，

【药物规格】每袋重5g。

【使用方法】口服。一次1袋，一日3次。

【注意事项】①孕妇慎服或遵医嘱。②定期复查血糖。③有高血压、心脏病、肝病、肾病等慢性病严重者应在医师指导下服用。④儿童、孕妇应在医师指导下服用。⑤对本品过敏者禁用，过敏体质者慎用。⑥本品性状发生改变时禁止使用。⑦儿童必须在成人监护下使用。⑧如正在使用其他药品，使用本品前请咨询医师或药师。

2.地芍消渴颗粒

【药物成分】生地黄、赤芍、黄连、麦冬、桑叶、葛根、黄精、丹参、牛膝、黄芪、淫羊藿。

【功能主治】滋阴清热，益气活血。用于阴虚热盛兼血瘀症消渴的辅助治疗，可改善口渴多饮、多食、多尿、消瘦、烦躁易怒、肢体麻木等症状。

【药物规格】每袋装5g。

【使用方法】口服。一次5g，一日4次。

【注意事项】①有出血倾向者慎用。②定期复查血糖。③有高血压、心脏病、肝病、肾病等慢性病严重者应在医师指导下服用。④儿童、孕妇应在医师指导下服用。⑤对本品过敏者禁用，过敏体质者慎用。⑥本品性状发生改变时禁止使用。⑦儿童必须在成人监护下使用。⑧如正在使用其他药品，使用本品前请咨询医师或药师。

3.渴络欣胶囊

【药物成分】黄芪、女贞子、水蛭、大黄、太子参、枸杞子。

【功能主治】益气养阴、活血化瘀。用于消渴属气阴两虚兼夹血瘀证，症见咽干口燥、倦怠乏力、多食易饥、气短懒言、五心烦热、肢体疼痛、尿液混浊。

【药物规格】每粒装0.5g。

【使用方法】口服。一次4粒，一日3次，疗程8周。

【注意事项】①慢性腹泻者慎用。②本品是在血糖、血压控制比较理想（空腹血糖＜7.8mmol/L，餐后2h血糖＜13.0mmol/L，HbA1c＜8%，血压＜160/95mmHg）的状况下使用。③本品尚无联合使用血管紧张素转化酶抑制剂（ACEI）和血管紧张素Ⅱ受体拮抗剂（ARB）药物的研究资料。④服药期间定期检测血糖及尿白蛋白，并注意结合饮食控制和体育锻炼等方法综合治疗。⑤对渴络欣胶囊过敏或过敏体质者慎用。⑥尚无研究数据支持渴络欣胶囊可用于孕妇、哺乳期妇女，以及糖尿病酮症酸中毒及严重感染者。⑦本品尚未进行过受试者空腹血糖≥13.9mmol/L和（或）餐后2小时血糖≥16.6mmol/L条件下的相关研究。⑧本品尚未进行过受试者尿蛋白＞3.5g/24h，血肌酐＞176μmol/L条件下的相关研究。

4.愈三消胶囊

【药物成分】黄芪、生地黄、熟地黄、麦冬、天冬、玄参、五味子、淫羊藿（制）、丹参、红花、当归、黄连、知母、党参、天花粉、红参、鹿茸。

【功能主治】养阴生津，益气活血。用于消渴属气阴两虚夹瘀证者，症见口渴喜饮、易饥多食、疲倦乏力、自汗盗汗、舌质暗，有瘀斑，脉细数等。

【药物规格】每粒装0.4g。

【使用方法】饭前口服。一次8粒，一日3次，疗程3个月或遵医嘱。

【注意事项】①少数患者服用后可出现上腹不适、恶心，一般可自行缓解。②孕妇忌服；病情属阴虚火旺者不宜服用。③定期检查血糖；有高血压、心心脏病、肝病、肾病等慢性病严重者应在医师指导下服用。④儿童、孕妇应在医师指导下服用。⑤对本品过敏者禁用，过敏体质者慎用。⑥本品性状发生改变时禁止使用。⑦儿童必须在成人监护下使用。⑧如正在使用其他药品，使用本品前请咨询医师或药师。

5.芪蛭降糖胶囊

【药物成分】黄芪、生地黄、黄精、水蛭。

【功能主治】益气养阴，活血化瘀。适用于气阴两虚兼血瘀引起的口渴、多饮、多尿、易饥、体瘦乏力、自汗盗汗、面色晦暗，肢体麻木。

【药物规格】每粒装0.5g。

【使用方法】口服。一次5粒，一日3次，疗程为3个月。

【注意事项】①孕妇禁用。②有凝血机制障碍、出血倾向者慎用。③定期检查血糖；有高血压、心脏病、肝病、肾病等慢性病严重者应在医师指导下服用。④儿童、孕妇应在医师指导下服用。⑤对本品过敏者禁用，过敏体质者慎用。⑥本品性状发生改变时禁止使用。⑦儿童必须在成人监护下使用。⑧如正在使用其他药品，使用本品前请咨询医师或药师。

参考文献

［1］李朝敏，王仲，阎博华，等.六味地黄软胶囊治疗消渴病（2型糖尿病）肾阴虚证的临床研究［J］.四川中医，2012，30（11）：63-65.

［2］韩茹，曾志航，陈光亮.消渴丸治疗2型糖尿病及低血糖反应研究概况［J］.中成药，2013，35（06）：1299-1303.

［3］李清波.消渴丸联合其他中成药治疗2型糖尿病［J］.中国社区医师，2008（21）：47.

［4］孙嘉霓.糖尿病的中医辨证治疗试探——兼析金匮肾气丸治消渴［J］.中医研究，2001（01）：4-5.

［5］闫峰，范秀丽.芪蛭降糖胶囊对2型糖尿病患者治疗的研究［J］.糖尿病新世界，2016，19（19）：45-46.

第五节　自汗盗汗

自汗属于中医汗证范畴，指由于阴阳失调、腠理不固而致汗液外泄失常的病症。其中白昼汗出，动辄尤甚者，称为自汗。盗汗是中医的一个病症名，是以入睡后汗出异常，醒后汗泄即止为特征的一种病症。"盗"有偷盗的意思，古代医家用盗贼每天在夜里鬼祟活动，来形容该病症，即每当人们入睡或刚一闭眼而将入睡之时，汗液像盗贼一样偷偷地泄出来。

一、肺卫不固

患者表现如下：汗出恶风，稍劳尤甚，易于感冒，体倦乏力，面色少华，脉细弱，苔薄白。

1.玉屏风颗粒

【药物成分】黄芪、防风、白术。

【功能主治】益气，固表，止汗。用于表虚不固者，症见自汗恶风、面色㿠白，或体虚易感风邪者。

【药物规格】每袋装5g。

【使用方法】开水冲服。一次5g，一日3次。

【注意事项】①忌油腻食物。②本品宜饭前服用。③按照用法用量服用，小儿、孕妇、高血压、糖尿病患者应在医师指导下服用。④服药2周或服药期间症状无明显改善者，或症状加重者，应立即停药并去医院就诊。⑤对本品过敏者禁用，过敏体质者慎用。⑥本品性状发生改变时禁止使用。⑦儿童必须在成人监护下使用。⑧请将本品放在儿童不能接触的地方。⑨如正在使用其他药品，使用本品前请咨询医师或药师。

2.复芪止汗颗粒

【药物成分】黄芪、党参、麻黄根、炒白术、煅牡蛎、五味子（蒸）。

【功能主治】益气，固表，敛汗。用于气虚不固导致的多汗、倦怠、乏力，用于多汗症，对气虚型者尤佳。

【药物规格】颗粒剂，每袋装20g。

【使用方法】开水冲服。儿童5岁以下一次20g，一日2次；5~12岁一次20g，一日3次；成人一次40g，一日2次。

【注意事项】佝偻病、结核病、甲状腺功能亢进、更年期综合征等患者，服用本品同时应做病因治疗。

【现代研究】李雪嫣等比较研究复芪止汗颗粒和玉屏风散口服液对免疫抑制小鼠的免疫调节作用，通过给小鼠腹腔注射环磷酰胺制备免疫抑制模型小鼠，分别以生理盐水、玉屏风散口服液和复芪止汗颗粒灌胃，测定其器官指数、IL-1β、腹腔巨噬细胞吞噬指数、自然细胞杀伤活性、血清溶血素水平、IL-4、CD19+、T淋巴细胞增殖指数、T淋巴细胞亚群及IFN-γ水平，结果玉屏风散和复芪止汗颗粒均能不同程度地拮抗环磷酰胺所致的细胞免疫抑制作用，作用基本相似，且在恢复脾脏指数、血清IFN-γ水平和CD3+T淋巴细胞百分比方面，玉屏风散优于复芪止汗颗粒。这说明复芪止汗颗粒在提高免疫抑制小鼠免疫功能方面的作用与玉屏风散口服液相似，但玉屏风散口服液在提高小鼠细胞免疫功能方面效果优于复芪止汗颗粒。

3.参芪膏

【药物成分】党参、黄芪。

【功能主治】补脾益肺。用于脾肺气虚，症见动辄喘乏、四肢无力、食少纳呆、大便溏泄。

【药物规格】每瓶装300g。

【使用方法】口服。一次10g，一日2次。

【注意事项】①忌油腻食物。②凡脾胃虚弱导致呕吐泄泻、腹胀便溏、咳嗽痰多者慎用。③感冒病人不宜服用。④高血压、糖尿病患者应在医师指导下服用。⑤本品宜饭前服用。⑥按照用法用量服用，小儿及孕妇应在医师指导下服用。⑦服药2周或服药期间症状无改善或症状加重者，或出现新的严重症状者，应立即停药并去医院就诊。⑧对本品过敏者禁用，过敏体质者慎用。⑨本品性状发生改变时禁止使用。⑩儿童必须在成人监护下使用。⑪请将本品放在儿童不能接触的地方。⑫如正在使用其他药品，使用本品前请咨询医师或药师。

［鉴别应用］

以上药物都治疗肺卫不固导致的自汗盗汗病证，但是通过药物分析可以看出临床应用各有侧重。玉屏风颗粒方中黄芪补肺益气，固表止汗，是为君药；白术补气健脾，与黄芪合用，可增强固表止汗之功，是为臣药；防风走肌表而散风邪，是为佐使药。诸药配合成方，固表不留邪，祛邪而不伤正，对肺脾气虚，肌表不固，自汗时出，以及气虚感冒，用之颇宜。复芪止汗颗粒方中黄芪甘温，入肺脾经，益气固表止汗，补肺实卫，使腠理开阖有度，补脾益气，使汗液疏泄正常，故为君药；党参、白术均以补脾益气见长，白术另可益气止汗，五味子酸温，能益气收敛，固涩止汗，此三药益气固表合助君药之力，兼能止汗，故为臣药；麻黄根和牡蛎收敛固表止汗而为佐药。六味合用，本标兼得，可收益气固表、敛汗止汗之功。参芪膏除固表止汗外，还有补气养血、益肾助阳之功效，用于气血亏虚、肾阳不足所致的气短懒言、神疲乏力、头晕眼花、腰膝酸软。

二、阴虚火旺

患者表现如下：夜寐盗汗，或有自汗，五心烦热，或兼午后潮热，两颧色红，口渴。舌红少苔，脉细数。

1. 知柏地黄丸

【药物成分】知母、熟地黄、黄柏、山茱萸（制）、山药、牡丹皮、茯苓、泽泻。

【功能主治】滋阴清热。用于阴虚火旺，症见潮热盗汗、口干咽痛、耳鸣遗精、小便短赤。

【药物规格】每8丸相当于原生药3g。

【使用方法】口服。一次8丸，一日3次。

【注意事项】①孕妇慎服。②虚寒证患者不适用，其表现为怕冷、手足凉、喜热饮。③本品不宜和感冒类药同时服用。④本品宜空腹或饭前服用开水或淡盐水送服。⑤服药1周症状无改善，应去医院就诊。⑥按照用法用量服用，小儿应在医师指导下服用。⑦对本品过敏者禁用，过敏体质者慎用。⑧本品性状发生改变时禁止使用。⑨儿童必须在成人监护下使用。⑩请将本品放在儿童不能接触的地方。⑪如正在使用其他药品，使用本品前请咨询医师或药师。

2. 虚汗停颗粒

【药物成分】黄芪、浮小麦、大枣、糯稻根、牡蛎（煅）；辅料为蔗糖。

【功能主治】益气养阴，固表敛汗。用于气阴不足之自汗、盗汗及小儿盗汗。

【药物规格】每袋装5g。

【使用方法】用开水冲服。成人一次10g，一日3次；4周岁以下儿童，一次5g，一日2次；4周岁以上儿童，一次5g，一日3次。

【注意事项】①忌辛辣、生冷、油腻食物。②感冒发热病人不宜服用。③本品宜饭前服用。④高血压、心脏病、肝病、肾病等慢性病患者应在医师指导下服用。⑤服药2周症状无缓解者应去医院就诊。⑥儿童、孕妇、哺乳期妇女应在医师指导下服用。⑦对本品过敏者禁用，过敏体质者慎用。⑧本品性状发生改变时禁止使用。⑨儿童必须在成人监护下使用。⑩请将本品放在儿童不能接触的地方。⑪如正在使用其他药品，使用本品前请咨询医师或药师。

【现代研究】刘声波等进行虚汗停颗粒的药效学研究，认为人体气血阴阳失调，体虚及病后体弱，腠理不固，津液外泄过多，即汗出过多，多现代医学的神经内分泌失调有关。经实验表明，虚汗停颗粒具有显著的止汗、抗疲劳及提高机体免疫功能的作用，为其益气养阴、固表敛汗的功能及临床应用提供了一定的药效学实验依据。

3. 更年安片

【药物成分】生地黄、泽泻、麦冬、熟地黄、玄参、茯苓、仙茅、磁石、牡丹皮、珍珠母、五味子、夜交藤、制何首乌、浮小麦、钩藤；辅料为硬脂酸镁、薄膜包衣剂。

【功能主治】滋阴清热，除烦安神。用于更年期出现的潮热汗出、眩晕、耳鸣、失眠、烦躁不安。

【药物规格】每片重0.31g。

【使用方法】口服。一次6片，一日2~3次。

【注意事项】①忌食辛辣，少进油腻。②感冒时不宜服用。③伴有月经紊乱或其他疾病如高血压、心脏病、糖尿病、肾病等患者，应在医师指导下服用。④眩晕症状较重者，应去医院就诊。⑤严格按照用法用量服用，服药2周症状无缓解者应去医院就诊。本品不宜长期服用。⑥对本品过敏者禁用，过敏体质者慎用。⑦本品性状发生改变时禁止使用。⑧请将本品放在儿童不能接触的地方。⑨如正在使用其他药品，使用本品前请咨询医师或药师。

[鉴别应用]

以上药物都治疗阴虚火旺导致的自汗盗汗病症，但是通过药物分析可以看出各药物临床应用各有侧重。知柏地黄丸方中的熟地黄滋肾阴，益精髓；山茱萸滋肾益肝；山药滋肾补脾；泽泻泻肾降浊；牡丹皮泻肝火；茯苓渗脾湿；知母、黄柏清肾中伏火，清肝火。因此知柏地黄丸具有滋阴降火的作用，故阴虚火旺而致的骨蒸劳热、虚烦盗汗、腰脊痛、遗精、腰酸腿软、头晕目眩、耳鸣耳聋、牙痛、咽喉肿痛等症均可使用该药。虚汗停颗粒用于气阴不足所致的自汗、盗汗及小儿盗汗。在西医临床应用里，现代医学明确诊断为多汗症可参照以上中医证候及临床表现，合理使用虚汗停颗粒。更年安片方中生地黄、熟地黄滋阴清热，补肾填精益髓，为君药；玄参、麦冬滋阴清热，茯苓、泽泻、牡丹皮健脾利水，泻火降浊，为臣药；珍珠母、磁石重镇潜阳安神，钩藤平肝息风而止眩晕，夜交藤养血安神除烦，五味子、浮小麦滋阴敛汗，养心安神，仙茅温阳益肾，意在阳中求阴，俱为佐药。

三、心血不足

患者表现如下：睡则汗出，醒则自止，心悸怔忡，失眠多梦，神疲气短，面色少华。舌质淡，苔白，脉细。

1.归脾丸

【药物成分】党参、白术（炒）、黄芪（炙）、茯苓、远志（制）、酸枣仁（炒）、龙眼肉、当归、木香、大枣（去核）、甘草（炙）。

【功能主治】益气健脾，养血安神。用于心脾两虚，症见气短心悸、失眠多梦、头昏头晕、肢倦乏力、食欲不振。

【药物规格】大蜜丸，每丸重9g。

【使用方法】口服。一次1丸，一日3次。

【注意事项】①忌油腻食物。②外感或实热内盛者不宜服用。③本品宜饭前服用。④按照用法用量服用，小儿、孕妇、高血压、糖尿病患者应在医师指导下服用。⑤服药2周症状未明显改善或症状加重者，应立即停药并到医院应诊。⑥对本品过敏者禁用，过敏体质者慎用。⑦本品性状发生改变时禁止使用。⑧儿童必须在成人的监护下使用。⑨请将本品放在儿童不能接触的地方。⑩如正在使用其他药品，使用本品前请咨询医师或药师。

2.柏子养心丸

【药物成分】柏子仁、党参、炙黄芪、川芎、当归、茯苓、制远志、酸枣仁、肉桂、醋五味子、半夏曲、炙甘草、朱砂。

【功能主治】补气，养血，安神。主要用于心气虚引起的心悸易惊、失眠多梦、健忘等病症。

【药物规格】丸剂，大蜜丸每丸重9g。

【使用方法】口服。大蜜丸一次1丸，一日2次。

【注意事项】孕妇慎用。

3. 天王补心丸

【药物成分】丹参、当归、石菖蒲、党参、茯苓、五味子、麦冬、天冬、生地黄、玄参、远志（制）、酸枣仁（炒）、柏子仁、桔梗、甘草、朱砂。

【功能主治】滋阴养血，补心安神。主治心阴不足，症见心悸健忘、失眠多梦、大便干燥。

【药物规格】大蜜丸，每丸重9g。

【使用方法】口服。一次1丸，一日2次。

【注意事项】①本品处方中含朱砂，不宜过量久服，肝肾功能不全者慎用。②服用前应除去蜡皮、塑料球壳；本品可嚼服，也可分份吞服。

[鉴别应用]

以上药物都治疗心血不足导致的自汗盗汗病症，但是通过药物分析可以看出各药物临床应用各有侧重。归脾丸方中的人参、黄芪、白术、炙甘草能益气健脾，以滋生化之源，使心气虚得补，气能生血，从气治血；当归、龙眼肉能补养心血；酸枣仁、茯苓、炙远志能养心安神；木香能理气醒脾，使其补而不滞。全方共建健脾补血，养心安神之功。柏子养心丸主要针对心气不足、心阳虚寒的患者，症见夜寐多梦、心悸易惊、神疲气短、健忘盗汗、身体乏力，舌质淡红，舌苔薄白，脉细略数等。但由于此方中温热药偏多，所以燥热心烦、肝阳上亢等有热象者均不宜服用。天王补心丸具有滋阴养血、补心安神的功效，用于心脏血虚重于气虚、阴虚重于阳虚导致的心悸健忘、失眠多梦、大便干燥等症状的患者。

四、邪热郁蒸

患者表现如下：蒸蒸汗出，汗液易黏或衣服黄染，面赤烘热，烦躁，口苦，小便色黄，舌苔薄黄，脉象弦数。

1. 龙胆泻肝丸

【药物成分】龙胆、柴胡、黄芩、栀子（炒）、泽泻、木通、车前子（盐炒）、当归（酒炒）、生地黄、炙甘草。

【功能主治】清肝胆，利湿热。用于肝胆湿热，症见头晕目赤、耳鸣耳聋、胁痛口苦、尿赤、湿热带下。

【药物规格】每100粒重6g。

【使用方法】口服。一次3~6g，一日2次。

【注意事项】①忌烟、酒及辛辣食物。②不宜在服药期间同时服用滋补性中药。③有高血压、心脏病、肝病、糖尿病、肾病等慢性病严重者应在医师指导下服用。④服药后大便次数增多且不成形者，应酌情减量。⑤孕妇慎用。儿童、哺乳期妇女、年老体弱及脾虚便溏者应在医师指导下服用。⑥服药3天症状无缓解者应去医院就诊。⑦对本品过敏者禁用，过敏体质者慎用。⑧本品性状发生改变时禁止使用。⑨儿童必须在成人监护下使用。⑩请将本品放在儿童不能接触的地方。⑪如正在使用其他药品，使用本品前请咨询医师或药师。

【现代研究】张帼雄应用龙胆泻肝丸临床治疗汗证，认为该方是一清肝泻胆、清热利湿、祛邪而不伤正的有效方剂。临床但见口苦咽干、便干溲赤、胸胁苦满，舌红苔黄或黄厚、厚腻，脉弦或弦数、弦滑，无论内科、外科、妇儿、皮肤、五官、精神科诸病症皆可辨证施用，运用得当，皆可奏效。且龙胆泻肝丸为一制作为成药的丸剂，服用方便，无煎煮之麻烦。

2.四妙丸

【药物成分】苍术、牛膝、黄柏（盐炒）、薏苡仁。

【功能主治】清热利湿。用于湿热下注所致的汗证。

【药物规格】每15粒重1g。

【使用方法】口服。一次6g，一日2次。

【注意事项】孕妇慎用。

［鉴别应用］

以上药物都治疗邪热郁蒸导致的自汗盗汗，但是通过药物分析可以看出各药物临床应用各有侧重。龙胆泻肝丸方中龙胆草大苦大寒，既能清利肝胆实火，又能清利肝经湿热，故为君药。黄芩、栀子苦寒泻火，燥湿清热，共为臣药。泽泻、木通、车前子渗湿泄热，导热下行；实火所伤，损伤阴血，当归、生地黄养血滋阴，邪去而不伤阴血；共为佐药。柴胡舒畅肝经之气，引诸药归肝经；甘草调和诸药，共为佐使药。四妙丸方中以黄柏为君药，取其寒以胜热，苦以燥湿，且善除下焦之湿热。苍术苦温，薏苡仁健脾燥湿除痹，共为臣药。牛膝活血通经络，补肝肾，强筋骨，且引药直达下焦，为佐药。诸药合用，共奏清热利湿之功。

参考文献

李雪嫣，张李峰，程卫东，等.玉屏风散口服液和复芪止汗颗粒对免疫抑制小鼠的影响［J］中药药理与临床，2013，29（02）：17-20.

刘声波，朱柏华，王汝俊，等.虚汗停颗粒的药效学研究［J］中医研究，2002，15（01）：16-18.

张帼雄.龙胆泻肝丸临证二得［J］光明中医，2007，22（05）：35-36.

第六节　虚劳

虚劳又称虚损，是由于禀赋薄弱、后天失养及外感内伤等多种原因引起的，以脏腑功能衰退、气血阴阳亏损、日久不复为主要病机，以五脏虚证为主要临床表现的多种慢性虚弱证候的总称。

一、气虚

（一）肺气虚

患者表现如下：短气不足以息，动则益甚，少气懒言，自汗乏力，咳嗽不力，痰液清稀，时寒时热，平素容易感冒，面色苍白或萎黄。舌淡，脉虚无力。

1.益肺健脾颗粒

【药物成分】黄芪、甘草、太子参、陈皮、葡萄糖酸钙、氧化镁、枸橼酸、维生素B_1、磷酸氢钙。

【功能主治】健脾补肺，止咳化痰。用于脾肺气虚所致的慢性支气管炎的缓解期。

【药物规格】每袋装8g。

【使用方法】开水冲服。一次8g，一日3次；小儿酌减。

【注意事项】尚不明确。

【现代研究】王东等研究探讨益肺健脾颗粒对老年慢阻肺（COPD）患者（肺脾气虚型）的肺功能及免疫功能的影响，选取COPD老年患者分为观察组和对照组，对照组常规治疗，观察组加用益肺健脾颗粒治疗。经相应治疗后，2组患者肺功能均有所改善，但观察组治疗后各指标明显比对照组要高，治疗后观察组CD3[+]、IgA、IgM水平明显升高，CD4[+]/CD8[+]比值也明显增加。治疗后，观察组的证候积分明显比对照组降低，且观察组的总有效率明显比对照组高。这说明益肺健脾颗粒能有效改善COPD稳定期肺脾气虚型患者的肺功能及临床症状，增强患者免疫功能，提高患者临床疗效，值得在临床上使用。

2.人参保肺丸

【药物成分】人参、罂粟壳、五味子（醋炙）、川贝母、陈皮、砂仁、枳实、麻黄、苦杏仁（去皮炒）、石膏、甘草、玄参。

【功能主治】益气补肺，止嗽定喘。用于肺气虚弱、津液亏损引起的虚劳久嗽、气短喘促等症。

【药物规格】每丸重6g。

【使用方法】口服。一次2丸，一日2~3次。

【注意事项】尚不明确。

［鉴别应用］

以上药物都治疗肺气虚导致的虚劳病症，但是通过药物分析可以看出各药物临床应用各有侧重。益肺健脾颗粒在补肺气同时有健脾功效，健脾以助补肺，补肺佐以健脾，双管齐下，疗效颇佳。人参保肺丸偏重补肺气，对于肺气日久虚弱，气虚伴随津液耗伤导致的咳嗽、气短喘促症状疗效较好。

（二）心气虚

患者表现如下：心悸，怔忡，胸闷气短，活动后加重，面色淡白或㿠白，自汗。舌淡苔白，脉虚弱。

1.柏子养心丸

【药物成分】柏子仁、党参、炙黄芪、川芎、当归、茯苓、制远志、酸枣仁、肉桂、醋五味子、半夏曲、炙甘草、朱砂。

【功能主治】补气，养血，安神。主要用于心气虚引起的心悸易惊、失眠多梦、健忘等。

【药物规格】丸剂，大蜜丸每丸重9g。

【使用方法】口服。大蜜丸一次1丸，一日2次。

【注意事项】孕妇慎用。

2.补气养血丸

【药物成分】红参、黄芪、阿胶、当归、熟地黄、补骨脂、锁阳、白芍、玉竹、麦冬、五味子、龙眼肉、山茱萸、苍术、杜仲、冬虫夏草菌丝、甘草（炙）。

【功能主治】用于气血两虚、脾肾亏损证，症见面色不华、心悸、乏力、胸闷气短、腰膝酸软、耳鸣、健忘、不思饮食，舌质淡红苔薄白，脉细弱。

【药物规格】丸剂，每12丸重1g。

【使用方法】口服。一次8g，一日2~3次，或遵医嘱。1个月为1个疗程，可停服3~5天后继续服用，3个疗程为1个观察周期。

【注意事项】白细胞高于10×10^9/L时停服，伴有严重感染、出血者暂停使用。

[鉴别应用]

以上药物都治疗心气虚导致的虚劳病症，但是通过药物分析可以看出各药物临床应用各有侧重。柏子保心丸中柏子仁具有养心安神的功效，在补心气心血的同时滋养心气，保养心血，可以增加睡眠质量，改善神经记忆。补气养血丸重在气血同补，主要用于心血虚以致心气不足、心悸乏力等。

（三）脾气虚

患者表现如下：脾气虚弱，运化失职，水谷内停，或纳少胀满，食后尤甚；脾运失职，水湿下注，故大便溏薄；脾虚日久，气血乏源，肢体失养，故肢体倦怠；气血不能上养头面则面色萎黄。

1.参苓白术丸

【药物成分】人参、茯苓、白术（麸炒）、山药、白扁豆（炒）、莲子、薏苡仁（炒）、砂仁、桔梗、甘草。

【功能主治】健脾，益气。用于体倦乏力、食少便溏。

【药物规格】每100粒重6g。

【使用方法】口服。一次6g，一日3次。

【注意事项】①泄泻兼有大便不通畅，肛门有下坠感者忌服。②服本药时不宜同时服用藜芦、五灵脂、皂荚或其制剂。③不宜喝茶和吃萝卜以免影响药效。④本品不宜和感冒类药同时服用。⑤高血压、心脏病、肾脏病、糖尿病严重患者及孕妇应在医师指导下服用。⑥本品宜饭前服用或进食时服用。⑦按照用法用量服用，小儿应在医师指导下服用。⑧服药2周后症状未改善者应去医院就诊。⑨对本品过敏者禁用，过敏体质者慎用。⑩本品性状发生改变时禁止使用。⑪儿童必须在成人监护下使用。⑫请将本品放在儿童不能接触的地方。⑬如正在使用其他药品，使用本品前请咨询医师或药师。

【现代研究】邝爱华从影像学角度探讨参苓白术丸对脾虚型子颈癌术后患者腹腔淋巴结转移的影响，对辨证为脾虚的子宫颈癌患者使用参苓白术丸，对照组患者未使用该药，随访3年，比较两组患者增强CT下的腹腔淋巴结转移情况及存活率。结果显示，观察组首次发现腹腔淋巴结转移时间间隔明显长于对照组，转移淋巴结数量明显少于对照组，且3年生存率显著高于对照组。这说明参苓白术丸有助于延缓脾虚型子宫颈癌术后患者腹腔淋巴结转移的时间，并减轻其侵润程度。

2.六君子丸

【药物成分】党参、白术（麸炒）、茯苓、半夏（制）、陈皮、甘草（蜜炙）；辅料为生姜、大枣。

【功能主治】补脾益气，燥湿化痰。用于脾胃虚弱，症见食量不多、气虚痰多、腹胀便溏。

【药物规格】每袋重9g。

【使用方法】口服。一次9g，一日2次。

【注意事项】①忌食生冷、油腻、不易消化食物。②不适用于脾胃阴虚证者，主要表现为口干、舌红少津、大便干。③小儿、年老体弱者应在医师指导下服用。④对本品过敏者禁用，过敏体质者慎用。⑤本品性状发生改变时禁止使用。⑥儿童必须在成人监护下使用。⑦请将本品放在儿童不能接触的地方。⑧如正在使用其他药品，使用本品前请咨询医师或药师。

［鉴别应用］

以上药物都治疗脾气虚导致的虚劳病症，但是通过药物分析可以看出各药物临床应用各有侧重。参苓白术丸主治脾气虚弱，湿邪内生，症见脘腹胀满、不思饮食、大便溏泄、四肢乏力、形体消瘦、面色萎黄、舌苔白腻、脉象细缓者，亦治小儿脾疳，症见面色萎黄、形容憔悴、毛发枯槁、精神萎靡、不思饮食、睡卧不宁，或脾虚水肿。六君子丸健脾补气，和中化痰，主治脾胃虚弱，表现为面黄体瘦，或久患疟痢，不思饮食，或呕吐泄泻，饮食不化，或时患饮食停滞的脾气虚患者。

（四）肾气虚

患者表现如下：腰膝酸软，面白神疲，听力减退，小便频数而清，或尿后余沥不尽，或夜尿频多，女子白带清稀。舌淡苔白，脉沉弱。

1.济生肾气丸

【药物成分】熟地黄、山茱萸（制）、牡丹皮、山药、茯苓、泽泻、肉桂、附子（制）、牛膝、车前子。

【功能主治】温肾化水，利水消肿。主治肾阳不足、水湿内停所致的肾虚水肿，症见腰膝酸重、小便不利、痰饮咳喘。

【药物规格】大蜜丸，每丸重9g。

【使用方法】口服。大蜜丸一次1丸，一日2~3次。

【注意事项】①过敏体质者慎用。②年老体弱者应在医师指导下服用。③饮食宜清淡，低盐饮食，忌烟酒。④防止感染，避免过度劳累。⑤避免感受风寒，劳逸适度。⑥勤做松弛腰部肌肉的体操，不可强力负重，不可负重久行。⑦加强体育锻炼，增强体质。

【现代研究】赵涛等研究济生肾气丸治疗慢性肾小球肾炎的临床疗效，选取脾肾阳虚型慢性肾小球肾炎患者，随机分为2组，其中对照组予常规用药进行治疗，治疗组加用济生肾气丸，治疗结束后，对比分析治疗前与治疗后患者肾功能指标、尿蛋白含量及临床疗效的差异。结果显示，治疗后与治疗前相比，2组患者24h尿蛋白含量均降低，治疗组24h尿蛋白含量下降更明显；治疗后检测2组患者肾功能指标发现，治疗后明显优于治疗前，且治疗组治疗改善的效果好于对照组；治疗后2组患者临床疗效显著，治疗组临床症状改善的总有效率为92.1%，对照组临床症状改善的总有效率为67.3%，治疗组改善程度较对照组明显。这表明济生肾气丸可温补脾肾，化气行水，补后天以强先天，健运脾胃，肾气得复，水湿得化，能够有效改善慢性肾炎的各项病理现象，疾病向愈合方向发展。

2.七味都气丸

【药物成分】醋五味子、山茱萸、茯苓、牡丹皮、熟地黄、山药、泽泻。

【功能主治】补肾纳气，涩精止遗。主治肾虚不能纳气之喘促，或久咳而咽干气短、遗精盗汗、小便频数。

【药物规格】每40丸重约3g

【使用方法】口服。一次9g，一日2次。

【注意事项】遵医嘱。

[鉴别应用]

以上药物都治疗肾气虚导致的虚劳病症，但是通过药物分析可以看出各药物临床应用各有侧重。济生肾气丸温补肾阳，化气行水。七味都气丸滋补肾阴，具有补肾纳气、涩精止遗的功效。用于虚不能纳气之喘促，或久咳而咽干气短，症见遗精盗汗、小便频数。肾不纳气者亦可以服用七味都气丸。

二、血虚

（一）心血虚

患者表现如下：心悸怔忡，失眠多梦，眩晕健忘，面色淡白不华，口唇色淡。舌淡苔白，脉象细弱。

1.归脾丸

【药物成分】党参、白术（炒）、黄芪（炙）、茯苓、远志（制）、酸枣仁（炒）、龙眼肉、当归、木香、大枣（去核）、甘草（炙）。

【功能主治】益气健脾，养血安神。用于心脾两虚，症见气短心悸、失眠多梦、头昏头晕、肢倦乏力、食欲不振。

【药物规格】大蜜丸每丸重9g。

【使用方法】口服。大蜜丸一次1丸，一日3次。

【注意事项】①忌油腻食物。②外感或实热内盛者不宜服用。③本品宜饭前服用。④按照用法用量服用，小儿、孕妇、高血压、糖尿病患者应在医师指导下服用。⑤服药2周症状未明显改善或症状加重者，应立即停药并到医院应诊。⑥对本品过敏者禁用，过敏体质者慎用。⑦本品性状发生改变时禁止使用。⑧儿童必须在成人的监护下使用。⑨请将本品放在儿童不能接触的地方。⑩如正在使用其他药品，使用本品前请咨询医师或药师。

2.稳心颗粒

【药物成分】党参、黄精、三七、琥珀、甘松。

【功能主治】益气养阴，活血化瘀。用于气阴两虚、心脉瘀阻所致的心悸不宁、气短乏力、胸闷胸痛；室性早搏、房室早搏。

【药物规格】①每袋装9g；②每袋5g（无蔗糖）。

【使用方法】开水冲服。一次1袋，一日3次，或遵医嘱。

【注意事项】①孕妇慎用。②用前请将药液充分搅匀，勿将杯底药粉丢弃。

3.参松养心胶囊

【药物成分】人参、麦冬、山茱萸、丹参、酸枣仁（炒）、桑寄生、赤芍、土鳖虫、甘松、黄连、南五味子、龙骨。

【功能主治】益气养阴，活血通络，清心安神。用于治疗冠心病室性早搏属气阴两虚、心络瘀阻证，症见心悸不安、气短乏力、胸部闷痛、失眠多梦、盗汗、神倦懒言。

【药物规格】每粒装0.4g。

【使用方法】口服。一次2~4粒，一日3次。

【注意事项】应注意配合原发性疾病的治疗。打开防潮袋后请注意防潮。

【研究进展】王卫卫等研究观察参松养心胶囊治疗合并缓慢心律失常的阵

发性房颤患者的临床疗效，选择合并缓慢性心律失常并发阵发性房颤患者随机分为治疗组及对照组，在原治疗基础上，治疗组加服参松养心胶囊，对照组加服复方丹参片，观察心律失常及临床症状改善情况。结果显示，治疗组临床症状明显改善，总有效率为83.3%，对照组总有效率为43.5%，治疗2个月后，治疗组平均心室率较治疗前有明显提高（且明显高于对照组）。这说明参松养心胶囊具有双向调节抗心律失常作用，尤其适用于合并缓慢心律失常的房颤患者。

[鉴别应用]

以上药物都治疗心血虚导致的虚劳病症，但是通过药物分析可以看出各药物临床应用各有侧重。归脾丸益气健脾，养血安神，在补养心血的同时还有补气作用，健脾纳气，气能生血，促进血液的新生。稳心颗粒养血补血，稳定心率，主要用于心血虚导致的心悸气短、心律不齐等病症。参松养心胶囊中加入麦冬、山茱萸等养阴药物，用于因心血虚导致心阴虚，有失眠多梦、盗汗等症状频发的患者。

（二）肝血虚

患者表现如下：眩晕耳鸣，视力减退，面白无华，肢体麻木，筋脉拘急或筋惕肉瞤，妇女月经不调，甚则闭经。舌淡苔白，脉细弦。

1.四物合剂

【药物成分】当归、川芎、白芍、熟地黄。

【功能主治】调经养血。用于血虚所致的面色萎黄、头晕眼花、心悸气短及月经不调。

【药物规格】①每支装10mL；②每瓶装100mL。

【使用方法】口服。一次10~15mL，一日3次。

【注意事项】①经期忌食生冷饮食。②服本药时不宜和感冒药同时服用。③有内科疾病或正在接受其他治疗者，均应在医师指导下服用。④一般服药一个月经周期，其症状无改善者应去医院就诊。⑤按照用法用量服用，服药过程中出现不良反应应停药，并向医师咨询。⑥药品性状发生改变时禁止服用。⑦请将此药品放在儿童不能接触的地方。⑧如正在服用其他药品，使用本品前请咨询医师或药师。

2.滋补肝肾丸

【药物成分】当归、熟地黄、何首乌（黑豆、酒炙）、女贞子（酒炙）、墨旱莲、五味子（醋炙）、北沙参、麦冬、续断、陈皮、浮小麦。

【功能主治】滋补肝肾，养血柔肝。用于肝肾阴虚，症见头晕失眠、心悸乏力、胁痛腰痛、午后低热，以及慢性肝炎、慢性肾炎而见阴虚证者。

【药物规格】每丸重9g。

【使用方法】口服。一次1~2丸，一日2次。

【注意事项】忌食生冷食物。

3.乌鸡白凤丸

【药物成分】乌鸡（去毛爪肠）、鹿角胶、鳖甲（醋制）、牡蛎（煅）、桑螵蛸、人参、黄芪、当归、白芍、香附（醋制）、天冬、甘草、生地黄、熟地黄、川芎、银柴胡、丹参、山药、芡实（炒）、鹿角霜。

【功能主治】补气养血，调经止带。用于气血两虚，症见身体瘦弱、腰膝酸软、月经不调、崩漏带下。

【药物规格】大蜜丸，每丸重9g。

【使用方法】口服。一次1丸，一日2次。

【注意事项】①忌辛辣、生冷食物。②感冒发热病人不宜服用。③有高血压、心脏病、肝病、糖尿病、肾病等慢性病严重者应在医师指导下服用。④青春期少女及更年期妇女应在医师指导下服用。⑤平素月经正常，突然出现月经过少，或经期错后，或阴道不规则出血者应去医院就诊。⑥伴有赤带者应去医院就诊。⑦服药1个月症状无缓解者应去医院就诊。⑧对本品过敏者禁用，过敏体质者慎用。⑨本品性状发生改变时禁止使用。⑩请将本品放在儿童不能接触的地方。⑪如正在使用其他前请咨询医师或药师。

【现代研究】石协桐等研究探讨乌鸡白凤丸对大鼠子宫内膜修复影响及作用机制，方法采用放血、饥饿加灌服羟基脲制备肾虚血亏大鼠模型，用乌鸡白凤丸进行干预，采用HE染色观察子宫内膜形态学变化；放射免疫法测定各组大鼠血清雌二醇、孕酮的水平，免疫组化法检测子宫内膜TGF-β1蛋白表达。结果显示，与空白组比较，模型组血清雌二醇水平降低，孕酮水平增高，子宫内膜TGFβ1蛋白表达减；与模型组比较，乌鸡白凤丸高剂量组雌二醇水平增高，子宫内膜TGFβ1蛋白表达增加。这说明乌鸡白凤丸可能通过调节血清雌二醇、孕酮水平及子宫内膜TGFβ1蛋白表达，促进子宫内膜修复，达到调节月经的作用。

[鉴别应用]

以上药物都治疗肝血虚导致的虚劳病症，但是通过药物分析可以看出各药物临床应用各有侧重。四物合剂重在补血，用于血虚引起的以面白、头晕、气短、月经不调等血虚病症。滋补肝肾丸补养阴血，具有柔肝作用，除用于血虚证外还可以补养肝肾。乌鸡白凤丸是妇科用药，主治妇女气血两虚、身体瘦弱、腰膝酸软、月经不调、崩漏带下等妇科血虚症状。

三、阴虚

（一）肺阴虚

患者表现如下：干咳或痰少而黏，咽干甚或失音，潮热盗汗，颧红，甚则痰中带血，声嘶。舌红少津，脉细数。

1. 麦味地黄丸

【药物成分】麦冬、五味子、熟地黄、山茱萸（制）、牡丹皮、山药、茯苓、泽泻。

【功能主治】滋肾养肺。用于肺肾阴亏，症见潮热盗汗、咽干、眩晕耳鸣、腰膝酸软。

【药物规格】大蜜丸，每丸重9g

【使用方法】口服。大蜜丸一次1丸，一日2次。

【注意事项】①忌不易消化食物。②感冒发热病人不宜服用。③高血压、心脏病、肝病、糖尿病、肾病等慢性病严重者应在医师指导下服用。④儿童、孕妇、哺乳期妇女应在医师指导下服用。⑤服药4周症状无缓解者应去医院就诊。⑥对本品过敏者禁用，过敏体质者慎用。⑦本品性状发生改变时禁止使用。⑧儿童必须在成人监护下使用。⑨请将本品放在儿童不能接触的地方。⑩如正在使用其他药品，使用本品前请咨询医师或药师。

2. 河车大造丸

【药物成分】紫河车、熟地黄、天冬、麦冬、杜仲（盐炒）、牛膝（盐炒）、黄柏（盐炒）、龟甲（制）；辅料为赋形剂蜂蜜。

【功能主治】滋阴清热，补肾益肺。用于肺肾两亏，症见虚劳咳嗽、骨蒸潮热、盗汗遗精、腰膝酸软。

【药物规格】水蜜丸，每100粒重10g；大蜜丸，每丸重9g。

【使用方法】口服。水蜜丸一次6g，一日2次。大蜜丸一次1丸，一日2次。

【注意事项】①忌不易消化食物。②感冒发热病人不宜服用。③高血压、心脏病、肝病、糖尿病、肾病等慢性病严重者应在医师指导下服用。④儿童、孕妇、哺乳期妇女应在医师指导下服用。⑤服药4周症状无缓解者应去医院就诊。⑥对本品过敏者禁用，过敏体质者慎用。⑦本品性状发生改变时禁止使用。⑧儿童必须在成人监护下使用。⑨请将本品放在儿童不能接触的地方。⑩如正在使用其他药品，使用本品前请咨询医师或药师。

【现代研究】陈希龙等观察河车大造丸加减合盖天力片治疗肝肾不足型原发性骨质疏松症的临床疗效，将原发性骨质疏松症患者随机分为两组，治疗组予河车大造丸加减合盖天力片治疗，对照组单服盖天力片治疗，观察两组治疗前后股骨颈骨密度及临床症状。结果显示，治疗组总有效率为96.5%，对照组为84.2%，治疗组在总体疗效、骨密度及症状积分的改善方面均优于对照组。这说明中西药联合治疗本病疗效优于单用钙剂治疗。

3. 七味都气丸

【药物成分】醋五味子、山茱萸、茯苓、牡丹皮、熟地黄、山药、泽泻。

【功能主治】补肾纳气，涩精止遗。主治肾虚不能纳气之喘促，或久咳而咽干气短、遗精盗汗、小便频数。

【药物规格】每40丸重约3g。

【使用方法】口服。一次9g，一日2次。

【注意事项】遵医嘱。

[鉴别应用]

以上药物都治疗肺阴虚导致的虚劳病症，但是通过药物分析可以看出各药物临床应用各有侧重。麦味地黄丸是在六味地黄丸基础上加入五味子、麦冬而成，以增强六味地黄丸的养阴生津、敛肺涩精之效，专治肺肾阴虚所致的肺痨、喘咳、遗精等。麦味地黄丸用法同六味地黄丸，用于治疗属肺肾阴虚证的肺结核、糖尿病、肺心病等患者，但感冒患者慎用。河车大造丸的补力比麦味地黄丸更强，适合有虚劳咳嗽、骨蒸潮热、盗汗遗精、腰膝酸软等症状的肺肾阴亏证患者服用。七味都气丸具有补肾纳气、涩精止遗的功效，适合有呼多吸少、喘促胸闷、久咳咽干气短、遗精盗汗、小便频数等症状的肾不纳气证患者服用。

（二）心阴虚

患者表现如下：心烦，失眠，潮热，盗汗，颧红，或口舌生疮。舌红少津，脉细数。

1. 天王补心丸

【药物成分】丹参、当归、石菖蒲、党参、茯苓、五味子、麦冬、天冬、生地黄、玄参、远志（制）、酸枣仁（炒）、柏子仁、桔梗、甘草、朱砂。

【功能主治】滋阴养血，补心安神。主治心阴不足，症见心悸健忘、失眠多梦、大便干燥。

【药物规格】大蜜丸，每丸重9g。

【使用方法】口服。一次1丸，一日2次。

【注意事项】①本品处方中含朱砂，不宜过量久服，肝肾功能不全者慎用。②服用前应除去蜡皮、塑料球壳；本品可嚼服，也可分份吞服。

【现代研究】郑世飞研究天王补心丹治疗心阴虚型失眠50例临床观察，结果显示，天王补心丹加减治疗失眠显著优于艾司唑仑片和谷维素组，患者均被治愈，明显优于对照组，表明中药治疗失眠标本兼治。而西药治疗失眠时，大多药物有成瘾性，治愈率低，不能从根本上解决失眠的病因。综上所述，应用天王补心丹加减治疗心阴虚型失眠，疗效较好，可在临床推广应用。

2. 安神补心丸

【药物成分】丹参、五味子（蒸）、石菖蒲、安神膏（合欢皮、菟丝子、墨旱莲、夜交藤、生地黄、珍珠母、女贞子（蒸）；辅料为滑石粉。

【功能主治】养心安神。用于心血不足、虚火内扰所致的心悸失眠、头晕耳鸣。

【药物规格】每15丸重2g。

【使用方法】口服。一次15丸，一日3次。

【注意事项】①忌烟、酒及辛辣、油腻食物。②服药期间要保持情绪乐观，切忌生气恼怒。③感冒发热病人不宜服用。④高血压、心脏病、肝病、糖尿病、肾病等慢性病严重者应在医师指导下服用。⑤儿童、孕妇、哺乳期妇女、年老体弱者应在医师指导下服用。⑥服药7天症状无缓解者应去医院就诊。⑦对本品过敏者禁用，过敏体质者慎用。⑧本品性状发生改变时禁止使用。⑨儿童必须在成人监护下使用。⑩请将本品放在儿童不能接触的地方。⑪如正在使用其他药品，使用本品前请咨询医师或药师。

3.养血安神丸

【药物成分】夜交藤、鸡血藤、熟地黄、生地黄、合欢皮、墨旱莲、仙鹤草。

【功能主治】养血安神。用于失眠多梦、心悸头晕。

【药物规格】每100粒重12g。

【使用方法】口服。一次6g，一日3次。

【注意事项】①脾胃虚弱者宜在饭后服用，以减轻药物对肠胃的刺激。②服药2周内症状未改善者应向医师咨询。③按照用法用量服用，小儿应在医师指导下服用。④对本品过敏者禁用，过敏体质者慎用。⑤本品性状发生改变时禁止使用。⑥儿童必须在成人监护下使用。⑦请将本品放在儿童不能接触的地方。⑧如正在使用其他药品，使用本品前请咨询医师或药师。

[鉴别应用]

以上药物都治疗心阴虚导致的虚劳病症，但是通过药物分析可以看出各药物临床应用各有侧重。天王补心丸是心阴不足引起心悸健忘、失眠多梦等症状的首选中成药，滋养心阴疗效较好。安神补心丸是通过补心来安神，治疗心血不足的导致的失眠头晕。而养血安神丸是通过养血来安神，治疗阴虚血少所导致的头晕失眠。

（三）脾胃阴虚

患者表现如下：口燥咽干，不思饮食，脘部灼热隐痛，干呕呃逆，大便干结。舌干少苔或无苔，脉细数。

1.养胃颗粒

【药物成分】炙黄芪、党参、白芍、甘草、陈皮、香附、乌梅、山药。

【功能主治】养胃健脾，理气和中。用于脾虚气滞所致的胃痛，症见胃脘不舒、胀满疼痛、嗳气食少；慢性萎缩性胃炎见上述证候者。

【药物规格】颗粒剂，每袋15g；每袋5g（无蔗糖）。

【使用方法】开水冲服。一次1袋，一日3次。

【注意事项】①注意饮食规律，忌食辛辣食物。②重度胃痛应在医师指导下服用。③本品一般以3个月为1个疗程。④请将此药品放在儿童不能接触的地方。

【现代研究】马海峰等观察养胃颗粒治疗慢性萎缩性胃炎伴肠化的疗效，将慢性萎缩性胃炎伴肠化患者随机分为两组，对照组采用叶酸和铝碳酸镁片作为基础治疗，试验组患者加养胃颗粒治疗，治疗前后对所有患者进行胃镜和胃黏膜病理活检，采用OLGA分级分期评估系统和直观模拟评分法对胃黏膜萎缩和肠上皮化生进行评分，同时对临床症状严重程度进行评分，比较两组间疗效差异。结果显示，治疗后试验组胃黏膜萎缩分级和肠化显著低于对照组，治疗后试验组患者临床症状评分显著低于对照组。这说明养胃颗粒辅助治疗慢性萎缩性胃炎伴肠化的效果较好，可一定程度地逆转腺体萎缩和肠化。

2.六君子丸

【药物成分】党参、白术（麸炒）、茯苓、半夏（制）、陈皮、甘草（蜜炙）；辅料为生姜、大枣。

【功能主治】补脾益气，燥湿化痰。用于脾胃虚弱，症见食量不多、气虚痰多、腹胀便溏。

【药物规格】每袋重9g。

【使用方法】口服。一次9g，一日2次。

【注意事项】①忌食生冷、油腻、不易消化食物。②不适用于脾胃阴虚，主要表现为口干、舌红少津、大便干。③小儿、年老体弱者应在医师指导下服用。④对本品过敏者禁用，过敏体质者慎用。⑤本品性状发生改变时禁止使用。⑥儿童必须在成人监护下使用。⑦请将本品放在儿童不能接触的地方。⑧如正在使用其他药品，使用本品前请咨询医师或药师。

［鉴别应用］

以上药物都治疗脾胃阴虚导致的虚劳病症，但是通过药物分析可以看出各药物临床应用各有侧重。养胃颗粒主要用于脾胃虚弱、气血亏虚导致的脾胃不适、胀满疼痛等症状，临床作用以偏养为主，适用于老年久病患者。六君子丸补脾益气，燥湿化痰，常用于脾胃运化功能失职、脾虚痰盛导致的脾虚痰多、腹胀便溏等症状患者。

（四）肝阴虚

患者表现如下：头晕耳鸣，两目干涩，视物模糊，急躁易怒，筋惕肉瞤，面部烘热。舌干红，脉弦细数。

1.杞菊地黄丸

【药物成分】枸杞子、菊花、熟地黄、酒山茱萸、牡丹皮、山药、茯苓、泽泻；辅料为蜂蜜。

【功能主治】滋肾养肝。用于肝肾阴亏，眩晕耳鸣，羞明畏光，迎风流泪，视物昏花。

【药物规格】大蜜丸，每丸重9g。

【使用方法】口服。大蜜丸一次1丸，一日2次。

【注意事项】①忌不易消化食物。②感冒发热病人不宜服用。③有高血压、心脏病、肝病、糖尿病、肾病等慢性病严重者应在医师指导下服用。④儿童、孕妇、哺乳期妇女应在医师指导下服用。⑤服药4周症状无缓解者应去医院就诊。⑥对本品过敏者禁用，过敏体质者慎用。⑦本品性状发生改变时禁止使用。⑧儿童必须在成人监护下使用。⑨请将本品放在儿童不能接触的地方。⑩如正在使用其他药品，使用本品前请咨询医师或药师。

2.知柏地黄丸

【药物成分】知母、熟地黄、黄柏、山茱萸（制）、山药、牡丹皮、茯苓、泽泻。

【功能主治】滋阴清热。用于阴虚火旺，症见潮热盗汗、口干咽痛、耳鸣遗精、小便短赤。

【药物规格】每8丸相当于原生药3g。

【使用方法】口服。一次8丸，一日3次。

【注意事项】①孕妇慎服。②虚寒证患者不适用，其表现为怕冷、手足凉、喜热饮。③本品不宜和感冒类药同时服用。④本品宜空腹或饭前服用开水或淡盐水送服。⑤服药1周症状无改善者应去医院就诊。⑥按照用法用量服用，小儿应在医师指导下服用。⑦对本品过敏者禁用，过敏体质者慎用。⑧本品性状发生改变时禁止使用。⑨儿童必须在成人监护下使用。⑩请将本品放在儿童不能接触的地方。⑪如正在使用其他药品，使用本品前请咨询医师或药师。

3.归芍地黄丸

【药物成分】当归、白芍（酒炒）、熟地黄、山茱萸（制）、牡丹皮、山药、茯苓、泽泻。

【功能主治】滋肝肾，补阴血，清虚热。用于肝肾两亏，阴虚血少，症见头晕目眩、耳鸣咽干、午后潮热、腰腿酸痛、足跟疼痛。

【药物规格】每丸重9g。

【使用方法】口服。大蜜丸一次1丸，一日2~3次。

【注意事项】①忌不易消化食物。②感冒发热病人不宜服用。③有高血压、心脏病、肝病、糖尿病、肾病等慢性病严重者应在医师指导下服用。④儿童、孕妇、哺乳期妇女应在医师指导下服用。⑤服药4周症状无缓解者应去医院就诊。⑥对本品过敏者禁用，过敏体质者慎用。⑦本品性状发生改变时禁止使用。⑧儿童必须在成人监护下使用。⑨请将本品放在儿童不能接触的地方。⑩如正在使用其他药品，使用本品前请咨询医师或药师。

【现代研究】李巧莉研究探讨分析归芍地黄丸加减联合常规疗法治疗肝血亏虚型复发性口腔溃疡患者的疗效及对患者免疫功能的影响，选择复发性口腔溃疡患者，将其分为观察组和对照组，均应用左旋咪唑片治疗，观察组同时给予归芍地黄丸加减口服，均连续治疗，比较临床疗效、血清细胞因子水平、免疫功能以及不良反应。结果显示，观察组治疗总有效率显著高于对照组，治疗后2组血清TNF-α、IL-2、IL-6水平均较治疗前显著降低，且治疗后观察组血清TNF-α、IL-2、IL-6水平显著低于对照组，治疗后观察组CD4$^+$、CD8$^+$水平显著低于对照组，而观察组CD4$^+$/CD8$^+$水平显著高于对照组。这说明归芍地黄丸加减联合常规疗法治疗肝血亏虚型复发性口腔溃疡能够显著提高患者临床疗效，并能有效减轻机体炎症水平，改善机体免疫功能，值得临床推广运用。

4. 二至丸

【药物成分】女贞子（蒸）、墨旱莲。

【功能主治】补益肝肾，滋阴止血。用于肝肾阴虚，症见眩晕耳鸣、咽干鼻燥、腰膝酸痛、月经量多。

【药物规格】水蜜丸，每袋装9g。

【使用方法】口服。一次9g，一日2次。

【注意事项】①忌不易消化食物。②感冒发热病人不宜服用。③有高血压、心脏病、肝病、糖尿病、肾病等慢性病严重者应在医师指导下服用。④儿童、孕妇、哺乳期妇女应在医师指导下服用。⑤服药4周症状无缓解者应去医院就诊。⑥对本品过敏者禁用，过敏体质者慎用。⑦本品性状发生改变时禁止使用。⑧儿童必须在成人监护下使用。⑨请将本品放在儿童不能接触的地方。⑩如正在使用其他药品，使用本品前请咨询医师或药师。

［鉴别应用］

以上药物都治疗肝阴虚导致的虚劳病症，但是通过药物分析可以看出各药物临床应用各有侧重。杞菊地黄丸是由六味地黄丸、枸杞、菊花所制成的。其中枸杞可补肾益精，养肝明目，菊花可清利头目。枸杞地黄丸具有良好的抗衰老、改善肝脏脂肪代谢功能等。知柏地黄丸由六味地黄丸加知母、黄柏组成，具有滋阴清热的功用。适合有潮热、盗汗、口干、咽痛、耳鸣、遗精、小便短赤等症状的阴虚火旺证患者服用。归芍地黄丸具有滋肝肾、补阴血、清虚热的功效，适合有头晕目眩、咽干、耳鸣、午后潮热、腰腿酸痛、脚跟疼痛等症状的肝肾两亏、阴虚血少证患者服用。在临床上，归芍地黄丸经常用于治疗属于肝肾阴虚证的月经不调。二至丸多为妇科用药，常用于治疗属于血虚证的各种妇科病（如月经量多等病症）。

（五）肾阴虚

患者表现如下：眩晕耳鸣，腰膝酸软，甚则耳聋足痿，失眠多梦，男子遗精，女子经少或闭经，五心潮热盗汗，溲赤便干。舌红少津，脉细数。

1.六味地黄丸

【药物成分】熟地黄、山茱萸（制）、牡丹皮、山药、茯苓、泽泻。

【功能主治】滋阴补肾。用于肾阴亏损，症见头晕耳鸣、腰膝酸软、骨蒸潮热、盗汗遗精。

【药物规格】大蜜丸，每丸重9g。

【使用方法】口服。大蜜丸一次1丸，一日2次。

【注意事项】①任何药物、食物都存在过敏人群，六味地黄丸也有相关报道。②很多食物、药物都不可以无限量服用，比如食盐过量服用会引起中毒；山楂过量服用会引起胃肠反应。药典或经典著作中说明无毒的药物，在超量服用的时候也可能出现副作用。再比如，六味地黄丸如果超大剂量服用也应被禁止。③有的药理研究者把六味地黄丸相关成分提纯后进行动物实验，也引起动物中毒。但这不代表六味地黄丸有这样的副作用，六味地黄丸的毒性很低，远远低于我们生活中很多常见的调料。

2.左归丸

【药物成分】熟地黄、菟丝子、牛膝、龟板胶、鹿角胶、山药、山茱萸、枸杞子；辅料为蜂蜜。

【功能主治】滋阴补肾，填精益髓。用于真阴不足证，症见自汗盗汗、头晕眼花、耳聋失眠、口燥舌干、腰酸腿软、遗精滑泄，舌红少苔，脉细。

【药物规格】水蜜丸，一盒装54g。

【使用方法】口服。一次9g，一日2次。

【注意事项】①忌油腻食物。②感冒病人不宜服用。③服药2周或服药期间症状无改善或症状加重者，或出现新的严重症状者，应立即停药并去医院就诊。④对本品过敏者禁用，过敏体质者慎用。⑤本品性状发生改变时禁止使用。⑥请将本品放在儿童不能接触的地方。⑦如正在使用其他药品，使用本品前请咨询医师或药师。

3.大补阴丸

【药物成分】熟地黄、盐知母、盐黄柏、醋龟甲、猪脊髓。

【功能主治】滋阴降火之功效。主治阴虚火旺，症见潮热盗汗、咳嗽、耳鸣。

【药物规格】大蜜丸，每丸重9g。

【使用方法】口服。水蜜丸一次6g，一日2~3次。

【注意事项】①忌辛辣、生冷、油腻食物。②孕妇慎用。③感冒病人不宜服用；虚寒证患者不适用，其表现为怕冷、手足凉、喜热饮。④本品宜饭前用开水或淡盐水送服。⑤高血压、心脏病、肝病、肾病等慢性病患者应在医师指导下服用。⑥服药2周症状无缓解者应去医院就诊。⑦对本品过敏者禁用，过敏体质者慎用。⑧本品性状发生改变时禁止使用。⑨儿童必须在成人监护下使用。⑩请将本品放在儿童不能接触的地方。⑪如正在使用其他药品，使用本品前请咨询医师或药师。

【现代研究】程敏等研究大补阴丸对雌性大鼠真性性早熟的治疗作用，对性早熟模型SD雌性大鼠给予大补阴丸进行干预，通过肉眼观察大鼠阴门开启时间，用阴道涂片法观察第1个发情间期出现的时间，取卵巢、子宫称重计算脏器系数，制作常规组织病理切片观察子宫、卵巢的组织形态并计算子宫壁厚度和卵巢黄体个数，检测血清中的E_2水平等，对大补阴丸对NMA性早熟大鼠的治疗作用进行判定，并通过半定量RT-PCR法检测下丘脑促性腺激素释放激素、G蛋白偶联受体54和KISS-1mRNA的表达，探讨大补阴丸的可能作用机制。结果显示，大补阴丸能明显减轻性早熟大鼠的子宫系数，减少动物阴道开口数，对子宫壁厚度和黄体生成数均有一定的降低作用，且能明显下调下丘脑GnRH、GPR54、KISS-1mRNA的表达水平，而对血清E_2水平无明显影响。这说明大补阴丸可能通过下调下丘脑KISS-1/GPR54 mRNA的表达，抑制下丘脑GnRH的合成和释放，从而抑制下丘脑-垂体-性腺轴的启动，达到治疗真性性早熟的目的。

[鉴别应用]

以上药物都治疗肾阴虚导致的虚劳病症，但是通过药物分析可以看出各药物临床应用各有侧重。六味地黄丸是补肾良药，肾阴亏损证患者可任选一种六味地黄制剂进行服用，应每日服2次。若病患者在服药后出现了腹胀便溏的症状，则应调整用药量或停止服药。脾肾阳虚者不可服用。左归丸的用法同六味地黄丸，需要注意的是，左归丸是纯补之剂，久服易滞碍脾胃，影响食欲，因此不宜长期服用。大补阴丸具有滋阴降火的功效。该药是针对阴虚火旺证患者而配制的，其方剂中同时使用了滋阴药和降火药，但以滋阴药为主。大补阴丸适合有潮热、盗汗、咳嗽、咳血、耳鸣、遗精等症状的阴虚火旺证患者服用。

四、阳虚

（一）心阳虚

患者表现如下；心胸憋闷或疼痛，心悸自汗，神倦嗜卧，面色苍白。舌淡或紫暗，脉细弱或沉迟。

1.炙甘草颗粒

【药物成分】甘草、生姜、桂枝、人参、生地黄、阿胶、麦门冬、麻仁、大枣。

【功能主治】益气滋阴，通阴复脉。用于气虚血少，心动悸，脉结代。

【药物规格】每袋装5g。

【使用方法】口服。一次1袋，一日2次。

【注意事项】①忌辛辣、生冷、油腻食物。②感冒发热病人不宜服用。③本品宜饭前服用。④高血压、心脏病、肝病、肾病等慢性病患者应在医师指导下服用。⑤服药2周症状无缓解者应去医院就诊。⑥儿童应在医师指导下服用。⑦对本品过敏者禁用，过敏体质者慎用。⑧药品性状发生改变时禁止服用。⑨儿童必须在成人监护下使用。⑩请将此药品放在儿童不能接触的地方。⑪如正在服用其他药品，使用本品前请咨询医师或药师。

2.参附强心丸

【药物成分】人参、附子（制）、桑白皮、猪苓、葶苈子、大黄。

【功能主治】益气助阳，强心利水。用于慢性心力衰竭而引起的心悸、气短、胸闷喘促、面肢浮肿等症属于心肾阳衰者。

【药物规格】水蜜丸，每袋装2.7g（每10丸重0.9g）。

【使用方法】口服。一次5.4g，一日2~3次。

【注意事项】尚不明确。

【现代研究】王蕾等基于肾素原受体介导的丝裂原活化蛋白激酶（MAPK）信号通路，研究参附强心丸对心肾综合征大鼠心肾凋亡的保护作用机制。结果显示，参附强心丸可明显减轻心肾综合征大鼠心肌肥厚，增加射血分数，血尿素氮（BUN），Cr明显降低，降低受损组织PRR mRNA表达和ERK1/2，p38蛋白表达，降低心肌和肾脏细胞凋亡率。这说明参附强心丸可通过降低心肾细胞凋亡，增强心肾综合征大鼠心肾功能。

[鉴别应用]

以上药物都治疗心阳虚导致的虚劳病症，但是通过药物分析可以看出各药物临床应用各有侧重。炙甘草颗粒为阴阳气血并补之剂，临床应用以脉结代、心动悸、虚羸少气、舌光色淡少苔为辨证要点。诸药合用，滋而不腻，温而不燥，使气血充足，阴阳调和，则心动悸、脉结代，皆得其平。参附强心丸补肾强心作用强大，用于慢性心力衰竭而引起的心悸、气短、胸闷喘促、面肢浮肿等症属于心肾阳衰者。

（二）脾阳虚

患者表现如下：腹胀纳少，腹痛喜温喜按，大便溏薄或完谷不化，形寒，四肢不温，神疲乏力，每因受凉或饮食不慎而加剧。舌质淡，苔白，脉弱。

1.人参健脾丸

【药物成分】人参、白术（麸炒）、茯苓、山药、陈皮、木香、砂仁、炙黄芪、当归、酸枣仁（炒）、远志（制）。

【功能主治】健脾益气，和胃止泻。用于脾胃虚弱所致的饮食不化、脘闷嘈杂、恶心呕吐、腹痛便溏、不思饮食、体弱倦怠。

【药物规格】大蜜丸每丸重6g。

【使用方法】口服。一次2丸，一日2次。

【注意事项】①忌不易消化食物。②感冒发热病人不宜服用。③有高血压、心脏病、肝病、糖尿病、肾病等慢性病严重者应在医师指导下服用。④儿童、孕妇、哺乳期妇女应在医师指导下服用。⑤服药4周症状无缓解者应去医院就诊。⑥对本品过敏者禁用，过敏体质者慎用。⑦本品性状发生改变时禁止使用。⑧儿童必须在成人监护下使用。⑨请将本品放在儿童不能接触的地方。⑩如正在使用其他药品，使用本品前请咨询医师或药师。⑪服用前应除去蜡皮、塑料球壳；本品可嚼服，也可分份吞服。

2.无比山药丸

【药物成分】山药、茯苓、泽泻、熟地黄、山茱萸、盐巴戟天、盐菟丝子、盐杜仲、牛膝、五味子、酒肉苁蓉、煅赤石脂。

【功能主治】健脾补肾。用于脾肾两虚，症见食少肌瘦、腰膝酸软、目眩耳鸣。

【药物规格】每40丸重3g。

【使用方法】口服。一次9g，一日2次。

【注意事项】①忌油腻食物。②外感或实热内盛者不宜服用。③孕妇慎用。④本品宜饭前服用。⑤按照用法用量服用，小儿应在医师指导下服用。⑥服药2周或服药期间症状未明显改善或症状加重者，应立即停药并到医院就诊。⑦对本品过敏者禁用，过敏体质者慎用。⑧本品性状发生改变时禁止使用。⑨儿童必须在成人监护下使用。⑩请将本品放在儿童不能接触的地方。⑪如正在使用其他药品，使用本品前请咨询医师或药师。

3.附子理中丸

【药物成分】附子（制）、党参、白术（炒）、干姜、甘草；辅料为蜂蜜。

【功能主治】温中健脾。用于脾胃虚寒，症见脘腹冷痛、呕吐泄泻、手足不温。

【药物规格】大蜜丸，每丸重9g。

【使用方法】口服。大蜜丸一次1丸，一日2~3次。

【注意事项】①忌不易消化食物。②感冒发热病人不宜服用。③有高血压、心脏病、肝病、糖尿病、肾病等慢性病严重者应在医师指导下服用。④孕妇慎用，哺乳期妇女、儿童应在医师指导下服用。⑤吐泻严重者应及时去医院就诊。⑥严格按用法用量服用，本品不宜长期服用。⑦服药2周症状无缓解者应去医院就诊。⑧对本品过敏者禁用，过敏体质者慎用。⑨本品性状发生改变时禁止使用。⑩儿童必须在成人监护下使用。⑪请将本品放在儿童不能接触的地方。⑫如正在使用其他药品，使用本品前请咨询医师或药师。

【现代研究】张文通等观察附子理中丸对脾阳虚证大鼠骨骼肌肌球蛋白ATP酶（M-ATP酶）活性的影响。结果显示，在获得性脾阳虚中，模型组M-ATP酶活性比对照组升高，高脂组比模型组降低，凉治组比高脂组降低，温治组比高脂组升高；在发育性脾阳虚中，模型组M-ATP酶活性比对照组升高，高脂组比模型组降低，凉治组比高脂组升高，温治组比高脂组降低。与获得性脾阳虚比较，性脾阳虚模型组、高脂组、凉治组和温治组分别升高。这说明附子理中丸回调脾阳虚大鼠骨骼肌M-ATP酶活性，对发育性脾阳虚大鼠的作用效能大于获得性脾阳虚。

[鉴别应用]

以上药物都治疗脾阳虚导致的虚劳病症，但是通过药物分析可以看出各药物临床应用各有侧重。人参健脾丸方中人参、茯苓、白术、黄芪益气健脾；山药、陈皮、砂仁健脾和胃；木香理气健脾，调理中焦气机；酸枣仁、远志安神定志；当归活血养血。诸药健脾益气，和胃止泻。无比山药丸健脾补肾功效作用较强，临床主要用于脾虚气弱、便溏泄泻、肾虚遗精、尿频、尿急、盗汗、内热消渴、骨蒸潮热、血虚萎黄、心悸怔忡、心慌不安、失眠健忘、神经衰弱、肺虚咳喘等。附子理中丸方中附子、干姜大辛大热，温中散寒共为主药；党参甘温入脾，补气健脾为辅药，白术健脾燥湿为佐药；甘草缓急止痛，调和诸药为使药。全方合用，可使寒气去，阳气复，中气得补，共奏温中健脾之功。

（三）肾阳虚

患者表现如下：腰膝酸痛，畏寒肢冷，男子遗精阳痿，或女子宫冷不孕，多尿，下利清谷或五更泄泻，面色㿠白或黧黑。舌质淡胖，有齿痕，苔白，脉沉弱。

1.金匮肾气丸

【药物成分】熟地黄、山药、山茱萸（酒炙）、茯苓、牡丹皮、泽泻、桂枝、附子（制）、牛膝（去头）、车前子（盐炙）；辅料为蜂蜜。

【功能主治】温补肾阳，化气行水。用于肾虚水肿，症见腰膝酸软、小便不利、畏寒肢冷。

【药物规格】每100粒重20g。

【使用方法】口服。一次20粒（4g）~25粒（5g），一日2次。

【注意事项】忌房欲、气恼，忌食生冷物。

【现代研究】刘旭东等研究选择了老年脾肾阳虚型高血压患者进行研究，将患者分为研究组和对照组，研究组采用金匮肾气丸联合硝苯地平控释片治疗，对照组采用硝苯地平控释片治疗。研究者观察2组患者治疗前后的降压效果、中医证候减少效果和血脂，结果显示研究组降压效果、中医证候减少效果和改善血脂代谢效果均优于对照组。该研究结果认为金匮肾气丸联合硝苯地平控释片治疗老年脾肾阳虚型高血压可增强治疗效果，显著减轻患者的中医证候水平，还能改善患者的血脂水平，具有较高的临床价值。

2.四神丸

【药物成分】肉豆蔻（煨）、补骨脂（盐炒）、五味子（醋制）、吴茱萸

（制）、大枣（去核）。

【功能主治】温肾散寒，涩肠止泻。主治肾阳不足所致的泄泻，症见肠鸣腹胀、五更溏泄、食少不化、久泻不止、面黄肢冷。

【药物规格】每袋装9g。

【使用方法】口服。一次9g，一日1~2次

【注意事项】忌食生冷、油腻。

3.右归丸

【药物成分】熟地黄、附子（炮附片）、肉桂、山药、山茱萸（酒炙）、菟丝子、鹿角胶、枸杞子、当归、杜仲（盐炒）。

【功能主治】温补肾阳，填精止遗。主治肾阳不足，命门火衰，症见腰膝酸冷、精神不振、怯寒畏冷、阳痿遗精、大便溏薄、尿频而清。

【药物规格】①小蜜丸，每10丸重1.8g；②大蜜丸，每丸重9g

【使用方法】口服。小蜜丸一次9g，大蜜丸一次1丸，一日3次。

【注意事项】尚不明确。

[鉴别应用]

以上药物都治疗肾阳虚导致的虚劳病症，但是通过药物分析可以看出各药物临床应用各有侧重。金匮肾气丸适合有腰痛、脚软、小腹拘急、下半身常有冷感、小便不利、尿频、脚气、痰饮、消渴等症状的肾阳不足证患者服用。四神丸方中补骨脂补命火，散寒邪，为君药；吴茱萸温中散寒，肉豆蔻温暖脾胃，涩肠止泻，均为臣药；五味子收敛固涩，是为佐药；生姜暖胃散寒，大枣补益脾胃，同为使药。诸药共成温肾暖脾，涩肠止泻之功。右归丸方中以附子、肉桂、鹿角胶为君药，温补肾阳，填精补髓。臣以熟地黄、枸杞子、山茱萸、山药滋阴益肾，养肝补脾。佐以菟丝子补阳益阴，固精缩尿；杜仲补益肝肾，强筋壮骨；当归养血和血，助鹿角胶以补养精血。诸药配合，温补肾阳，填精止遗。

参考文献

[1] 王东，刘江.益肺健脾颗粒改善老年慢阻肺患者肺功能及免疫功能[J].世界中医药，2016，11（12）：2634-2640.

[2] 邝爱华.参苓白术丸对脾虚型子宫颈癌术后腹腔淋巴结转移的影响[J].分子影像学杂志，2015，38（03）：265-270.

[3] 赵涛，王鹏飞，温旭，等.济生肾气丸治疗脾肾阳虚型慢性肾小球肾炎[J].吉林中医药，2015，35（01）：30-33.

[4] 王卫卫，王天红，袁静，等.参松养心胶囊治疗缓慢性心律失常并发阵发性心房颤动疗效观察[J].疑难病杂志，2014，13（09）：939-941.

[5] 石协桐，罗尧岳，刘婵，等.乌鸡白凤丸对肾虚血亏大鼠血清雌二醇、孕酮水平及子宫内膜TGFβ1蛋白表达的影响[J].中成药，2013，35（11）：

2511-2514.

[6] 陈希龙，梁晓辉.河车大造丸加减治疗肝肾不足型原发性骨质疏松症57例临床观察 [J].中医药导报，2010，16（08）：40-41.

[7] 郑世飞.天王补心丹加减治疗心阴虚型失眠50例临床观察 [J].中国民间疗法，2018，26（01）：23.

[8] 马海峰，何纪定，倪卫国.养胃颗粒治疗慢性萎缩性胃炎伴肠化的疗效观察 [J].中华中医药学刊，2015，33（06）：1429-1431.

[9] 李巧莉.归芍地黄丸加减联合常规疗法治疗肝血亏虚型复发性口腔溃疡疗效及对免疫功能影响 [J].现代中西医结合杂志，2017，26（15）：1668-1670.

[10] 程敏，叶小弟，缪云萍，等.大补阴丸治疗雌性大鼠真性性早熟的实验研究 [J].中国中药杂志，2013，38（03）：386-390.

[11] 王蕾，王梓，袁玲，等.参附强心丸调控肾素原受体介导MAPK信号通路抑制心肾细胞凋亡 [J].中国实验方剂学杂志，2016，22（03）：121-126.

[12] 张文通，唐汉庆，卢阿娜，等.附子理中丸对脾阳虚证大鼠骨骼肌肌球蛋白ATP酶活性的影响 [J].中华中医药学刊，2011，26（03）：490-494.

[13] 刘旭东，付坚，封木忠，等.金匮肾气丸联合硝苯地平控释片治疗老年脾肾阳虚型高血压的效果观察 [J].中国中药杂志，2015，40（24）：4908-4913.

第七节　内伤发热

凡由于气血阴阳亏虚，脏腑功能失调导致的发热，称为内伤发热。内伤发热一般以低热多见，但有时可以为高热，也有患者自觉发热而体温不高。中医将内伤发热分为肝郁发热、血瘀发热、湿阻发热、气虚发热、血虚发热、阴虚发热、阳虚发热七种证型。因湿阻发热临床中常用中成药较少，故本节不列出。

一、肝郁发热

患者表现如下：低热或潮热，症状常随情绪波动而起伏，或抑郁不欢，喜叹息，或烦躁易怒，胁肋胀满而痛，口苦咽干，或纳食不香，大便干结，或妇女月经不调，经来腹痛，或两乳胀痛。舌质红或舌边红，苔黄或少苔，脉数或弦细数。

丹栀逍遥丸

【药物成分】牡丹皮、焦栀子、柴胡（酒制）、酒白芍、当归、茯苓、白术（土炒）、薄荷、炙甘草；辅料为生姜。

【功能主治】疏肝解郁，清热调经。用于肝郁化火证，症见胸胁胀痛、烦闷急躁、颊赤口干、食欲不振或有潮热以及妇女月经先期、经行不畅、乳房与少腹胀痛。

【药物规格】每袋装6g。

【使用方法】口服。一次1~1.5袋（6~9g），一日2次。

【注意事项】①少吃生冷及油腻难消化的食品。②服药期间要保持情绪乐观，切忌生气恼怒。③服药1周后症状未见缓解或症状加重者，应及时到医院就诊。④孕妇慎用。⑤对本品过敏者禁用，过敏体质者慎用。⑥本品性状发生改变时禁止使用。⑦儿童必须在成人监护下使用。⑧请将本品放在儿童不能接触的地方。⑨如正在使用其他药品，使用本品前请咨询医师或药师。

二、血瘀发热

血府逐瘀口服液

【药物成分】桃仁、红花、当归、川芎、生地黄、赤芍、牛膝、柴胡、麸炒枳壳、桔梗、甘草。

【功能主治】活血化瘀，行气止痛。用于气滞血瘀所致的胸痹、头痛日久，痛如针刺而有定处，兼有内热烦闷、心悸失眠、急躁易怒。

【药物规格】每支装10mL。

【使用方法】空腹服。一次2支，一日3次。

【注意事项】忌食辛冷食物；孕妇禁用。

三、气虚发热

补中益气丸

【药物成分】炙黄芪、党参、炙甘草、白术（炒）、当归、升麻、柴胡、陈皮。

【功能主治】补中益气，升阳举陷。用于中气不足，症见低热或高热、体倦乏力、食少腹胀、便溏久泻、肛门下坠。

【药物规格】丸剂，每袋9g。

【使用方法】口服。一次9g（约一瓶盖），一日2~3次。

【注意事项】①忌不易消化食物。②感冒发热病人不宜服用。③有高血压、心脏病、肝病、糖尿病、肾病等慢性病严重者应在医师指导下服用。④儿童、孕妇、哺乳期妇女应在医师指导下服用。⑤服药4周症状无缓解者应去医院就诊。⑥对本品过敏者禁用，过敏体质者慎用。⑦本品性状发生改变时禁止使用。⑧儿童必须在成人监护下使用。⑨请将本品放在儿童不能接触的地方。⑩如正在使用其他药品，使用本品前请咨询医师或药师。

四、血虚发热

归脾丸

【药物成分】党参、白术（炒）、炙黄芪、茯苓、远志（制）、酸枣仁（炒）、龙眼肉、当归、木香、大枣（去核）、炙甘草。

【功能主治】益气健脾，养血安神。用于心脾两虚，症见气短心悸、失眠多梦、头昏头晕、肢倦乏力、食欲不振。

【药物规格】每瓶装200丸。

【使用方法】口服。一次8~10丸，一日3次。

【注意事项】①忌不易消化食物。②感冒发热病人不宜服用。③有高血压、心脏病、肝病、糖尿病、肾病等慢性病严重者应在医师指导下服用。④儿童、孕妇、哺乳期妇女应在医师指导下服用。⑤服药4周症状无缓解者应去医院就诊。⑥对本品过敏者禁用，过敏体质者慎用。⑦本品性状发生改变时禁止使用。⑧儿童必须在成人监护下使用。⑨请将本品放在儿童不能接触的地方。⑩如正在使用其他药品，使用本品前请咨询医师或药师。

五、阴虚发热

六味地黄丸

【药物成分】熟地黄、山茱萸（制）、牡丹皮、山药、茯苓、泽泻；辅料为黄酒。

【功能主治】本品滋阴补肾。用于肾阴亏损，症见头晕耳鸣、腰膝酸软、骨蒸潮热、盗汗遗精。

【药物规格】每丸重9g。

【使用方法】一次1丸，一日2次。

【注意事项】①忌辛辣食物。②不宜在服药期间服感冒药。③服药期间出现食欲不振、胃脘不适、大便稀、腹痛等症状时，应去医院就诊。④服药2周后症状未改善者应去医院就诊。⑤按照用法用量服用，孕妇、小儿应在医师指导下服用。⑥对本品过敏者禁用，过敏体质者慎用。⑦本品性状发生改变时禁止使用。⑧儿童必须在成人监护下使用。⑨请将本品放在儿童不能接触的地方。⑩如正在使用其他药品，使用本品前请咨询医师或药师。

【现代研究】随着六味地黄丸临床应用范围的不断扩大，其药理学研究也不断深入。现代研究表明，六味地黄丸具有调节机体免疫、抗肿瘤的作用。如免疫调节作用：马健等报道六味地黄汤能够增强正常动物免疫器官清除自由基的能力，降低其受损度。练颖认为六味地黄丸有助于提高激素和免疫抑制剂对系统性红斑狼疮（SLE）的疗效，减少复发，并能对抗激素的不良反应。抗肿瘤作用：刘福君研究表明，本方汤剂对恶性程度高，生长迅速的瘤株无直接作用，但能抑制多种化学诱变剂的诱瘤。沙玲君等治疗晚期肺癌患者42例，在应用化疗的同时予以服用六味地黄丸，随访结果表明，化疗联合六味地黄丸组的生存率超过单纯化疗组，有统计学差异；在生存质量方面，化疗联合六味地黄丸组仍优于单纯化疗组。这均提示六味地黄丸对肿瘤细胞有一定杀伤或抑制作用。

六、阳虚发热

金匮肾气丸

【药物成分】熟地黄、山药、山荣萸（酒炙）、茯苓、牡丹皮、泽泻、桂枝、附子（制）；辅料为蜂蜜。

【功能主治】温补肾阳，化气行水。用于肾虚水肿，症见腰膝酸软、小便不利、畏寒肢冷。

【药物规格】每丸重6g。

【使用方法】口服。一次1丸，一日2次。

【注意事项】忌房欲、气恼，忌食生冷物。

【现代研究】现代药理研究提示金匮肾气丸对下丘脑-垂体-靶腺轴有显著调节作用，对神经细胞有增殖修复作用，有抗氧化、抗衰老、抗应激，抗纤维化、抗肿瘤等作用。

参考文献

［1］马健，卞慧敏，龚婕宁，等.滋阴代表方对小鼠脑、免疫器官及其SOD、MDA的影响［J］.中国实验方剂学杂志，2000，6（02）：46-48.

［2］练颖.六味地黄丸对激素和免疫抑制剂治疗系统性红斑狼疮干预作用的研究［J］.四川中医，2006，24（02）：20.

［3］刘福君.地黄及六味地黄汤（丸）的免疫药理及抗肿瘤作用［J］.中草药，1996，27（03）：116.

［4］沙玲君，徐爱乡.六味地黄丸在晚期肺癌治疗中的应用［J］.白求恩医科大学学报，1999，25（01）：100.

［5］王雨桐，王蕾.金匮肾气丸的临床和药理实验研究进展［J］.中医药导报，2015，21（05）：53-55.

第八节　肥胖

肥胖是由于多种原因导致体内膏脂堆积过多，体重异常增加，并伴有头晕乏力、神疲懒言、少动气短等症状的一类病症。中医一般将肥胖分为胃热滞脾、脾虚不运、痰湿内盛、脾肾阳虚证。因脾肾阳虚型肥胖在临床无常用中成药，故本节不列举。

一、胃热滞脾

患者表现如下：多食，消谷善饥，形体肥胖，脘腹胀满，面色红润，心烦头昏，口干口苦，脘腹灼痛，嘈杂，得食则缓。舌红苔黄腻，脉弦滑。

保和丸

【药物成分】山楂（焦）、茯苓、半夏（制）、六神曲（炒）、莱菔子（炒）、陈皮、麦芽（炒）、连翘。

【功能主治】消食，导滞，和胃。用于食积停滞，症见脘腹胀满、嗳腐吞酸、不欲饮食。

【药物规格】每瓶装200丸。

【使用方法】口服。一次8丸，一日2次；小儿酌减。

【注意事项】①饮食宜清淡，忌酒及辛辣、生冷、油腻食物。②不宜在服药期间同时服用滋补性中药。③有高血压、心脏病、肝病、糖尿病、肾病等慢性病严重者应在医师指导下服用。④儿童、孕妇、哺乳期妇女、年老体弱者应在医师指导下服用。⑤服药3天症状无缓解者应去医院就诊。⑥对本品过敏者禁用，过敏体质者慎用。⑦本品性状发生改变时禁止使用。⑧儿童必须在成人监护下使用。⑨请将本品放在儿童不能接触的地方。⑩如正在使用其他药品，使用本品前请咨询医师或药师。

【现代研究】肖卫云研究保和丸加味治疗脂肪肝的临床观察，结果提示保和丸加味治疗确实可减轻肝脏的病理损伤及脂肪变性程度，从根本病因上治疗脂肪肝，其具体机制有待进一步研究，可能与其调节脂质代谢有关。治疗过程中两组患者均未出现严重不良反应。这说明保和丸加味治疗脂肪肝不良作用较少，不增加并发症发生率。任翔麟研究并比较多潘立酮与保和丸汤剂治疗功能性消化不良的疗效差异，结果表明保和丸汤剂治疗功能性消化不良患者优势明显，能有效缓解患者的消化不良症状，不良反应较少。

二、脾虚不运

参苓白术丸

【药物成分】人参、白术、麸炒、茯苓、山药、薏苡仁、莲子、白扁豆、砂仁、桔梗、甘草。

【功能主治】健脾，益气。用于体倦乏力、食少便溏。

【药物规格】每100粒重6g。

【使用方法】口服。一次6g，一日3次。

【注意事项】①泄泻兼有大便不通畅、肛门有下坠感者忌服。②服本药时不宜同时服用藜芦、五灵脂、皂荚或其制剂。③不宜喝茶和吃萝卜以免影响药效。④本品不宜和感冒类药同时服用。⑤高血压、心脏病、肾脏病、糖尿病严重患者及孕妇应在医师指导下服用。⑥本品宜饭前服用或进食同时服。⑦按照用法用量服用，小儿应在医师指导下服用。⑧服药2周后症状未改善者应去医院就诊。⑨对本品过敏者禁用，过敏体质者慎用。⑩本品性状发生改变时禁止使用。⑪儿童必须在成人监护下使用。⑫请将本品放在儿童不能接触的地方。

三、痰湿内盛

礞石滚痰丸

【药物成分】沉香、黄芩、金礞石、熟大黄。

【功能主治】降火逐痰。用于实热顽痰,发为癫狂惊悸,或咳喘痰稠,大便秘结。

【药物规格】每袋装6g。

【使用方法】口服。一次6~12g,一日1次。

【注意事项】非痰热实证、体虚及小儿虚寒成惊者忌用;癫狂重症者需在专业医生指导下配合其他治疗方法;忌食辛辣、油腻食物;切勿久服过量。

参考文献

[1] 肖卫云.保和丸加味治疗脂肪肝的临床观察[J].光明中医,2017,32(16):2349-2351.

[2] 任翔麟.保和丸汤剂治疗功能性消化不良的疗效分析[J].深圳中西医结合杂志,2017,27(14):90-91.

第八章　肢体经络疾病用药

第一节　痹病

痹病是由于人体正气不足,卫外不固,感受风、寒、湿、热等外邪,致使经络闭阻,气血运行不畅,引起以肌肉、筋骨、关节发生疼痛、酸楚、麻木、重着、灼热、屈伸不利,甚或关节肿大变形为主要临床表现的病症。中医将痹病分为行痹、痛痹、着痹、热痹、尪痹五种。

一、行痹

患者表现如下:肢体关节疼痛,游走不定。发病初期肢节亦红亦肿,屈伸不利,或恶风,或恶寒。舌质红,舌苔微厚,脉浮缓或浮紧。

驱风通络药酒

【药物成分】豹骨胶(狗骨胶代)、五加皮、红花、木瓜、续断、当归、川牛膝、白茄根、玉竹、川芎、秦艽、天麻。

【功能主治】追风定痛,除湿散寒。用于风寒湿痹所致的四肢麻木、关节酸痛。

【药物规格】每瓶装250mL。

【使用方法】口服。一次10~15mL,一日2次。

【注意事项】①忌寒凉及油腻食物。②本品宜饭后服用;不胜酒者慎服。③不宜在服药期间同时服用其他泻火及滋补性中药。④热痹者不适用,主要表现为关节肿痛如灼、痛处发热,疼痛窜痛无定处、口干唇燥。⑤有高血压、心脏病、肝病、肾病等慢性病患者应在医师指导下服用。⑥服药7天症状无缓解者应去医院就诊。⑦严格按照用法用量服用,年老体弱者应在医师指导下服用。⑧对本品过敏者禁用,过敏体质者慎用。⑨本品性状发生改变时禁止使用。⑩请将本品放在儿童不能接触的地方。⑪如正在使用其他药品,使用本品前请咨询医师或药师。

二、痛痹

寒痹停片

【药物成分】马钱子(制)、乳香(制)、没药(制)、生地黄、青风藤、制川乌、淫羊藿、制草乌、薏苡仁、乌梢蛇。

【功能主治】温经通络,散寒止痛。用于痛痹证。

【药物规格】每片重0.33g。

【使用方法】口服。一次3~4片，一日3次；或遵医嘱。

【注意事项】尚不明确。

三、着痹

风湿圣药胶囊

【药物成分】土茯苓、桃仁、玉竹、五味子、黄柏、防风、羌活、独活、防己、威灵仙、蚕砂、绵萆薢、桂枝、当归、红花、人参、青风藤、穿山龙。

【功能主治】祛风除湿，舒筋通络止痛。用于风湿性关节炎及类风湿关节炎（关节未变形者）。

【药物规格】每粒装0.3g。

【使用方法】口服。一次4~6粒，一日3次。

【注意事项】孕妇忌服。

四、热痹

痹克颗粒

【药物成分】青风藤、白薇、追风伞、五匹风、知母、丹参、肿节风。

【功能主治】清热除湿，活血止痛。用于痹病湿热痹阻、瘀血阻络证所致的肌肉、关节疼痛，以及类风湿性关节炎见以上证候者。

【药物规格】每袋装10g。

【使用方法】开水冲服，饭后服用。一次10g，一日3次。

【注意事项】孕妇忌用。

五、尪痹

尪痹颗粒

【药物成分】生地黄、熟地黄、续断、附片（黑顺片）、独活、骨碎补、桂枝、淫羊藿、防风、威灵仙、皂角刺、羊骨、白芍、狗脊（制）、知母、伸筋草、红花。

【功能主治】补肝肾，强筋骨，祛风湿，通经络。用于肝肾不足、风湿阻络所致的尪痹，症见肌肉、关节疼痛、局部肿大、僵硬畸形、屈伸不利、腰膝酸软、畏寒乏力；类风湿关节炎见上述证候者。

【药物规格】每袋装6g。

【使用方法】开水冲服。一次6g，一日3次。

【注意事项】孕妇禁用，忌食生冷食物。

【现代研究】类风湿关节炎在中医学属于"痹病"范畴，陈岳祥等研究复方粉背雷公藤治疗类风湿关节炎的临床疗效，发现复方粉背雷公藤能明显缓解类风湿关节炎患者关节疼痛症状，显著提高患者的生活质量，同时患者红细胞沉降率、C反应蛋白、类风湿因子等实验室指标也有所改善。崔永通过观察雷公藤甲素对IL-18刺激体外培养的滑膜成纤维细胞合成以及释放IL-8和IL-6的影响发现，雷公藤甲素能够抑制IL-18诱导的骨关节滑膜成纤维细胞合成和分泌IL-8、IL-6，从蛋白水平探讨了雷公藤甲素的抗炎疗效。

参考文献

[1] 陈岳祥，胡建方，乔艳，等.复方粉背雷公藤治疗类风湿关节炎的临床观察 [J].华南国防医学杂志，2009，23（02）：4.

[2] 崔勇.雷公藤甲素对类风湿关节炎滑膜成纤维细胞释放炎症介质的作用 [J].中国病理生理杂志，2010，26（10）：2027.

第二节 痉证

痉证指筋脉失养或热甚风动所引起的项背强急、四肢抽搐，甚至角弓反张为主要表现的一种病症。中医将痉证分为邪壅经脉、肝经热盛、阳明热盛、心营热盛、阴虚风动、气虚亏虚、瘀血内阻七种证型。其中阴虚风动、邪壅经脉、肝经热盛、阳明热盛、心营热盛、瘀血内阻证的痉证临床应用中成药较少，故本节不列出。

气血亏虚

八珍颗粒

【药物成分】党参、白芍、白术、熟地黄、茯苓、当归、川芎、甘草。

【功能主治】补气益血。用于气血两亏，症见面色萎黄、食欲不振、四肢乏力、妇女月经过多。

【药物规格】每袋装3.5g（无蔗糖）。

【使用方法】开水冲服。一次1袋，一日2次。

【注意事项】①孕妇慎用。②本品不宜和感冒类药同时服用。③服本药时不宜同时服用藜芦或其制剂。④本品为气血双补之药，性质较黏腻，有碍消化，故咳嗽痰多、脘腹胀痛、纳食不消、腹胀便溏者忌服。⑤本品宜饭前服用或进食时服用。⑥按照用法用量服用，高血压患者、小儿及年老体虚者应在医师指导下服用。⑦服药期间出现食欲不振、恶心呕吐、腹胀便溏者应去医院就诊。⑧对本品过敏者禁用，过敏体质者慎用。⑨本品性状发生改变时禁止使用。⑩儿童必须在成人监护下使用。⑪请将本品放在儿童不能接触的地方。

第三节 痿病

痿证指脏腑内伤，肢体筋脉失养，而致肢体筋脉弛缓，软弱无力，日久不用，甚则肌肉萎缩或瘫痪为主要临床表现的一种病症。中医将痿证分为肺热津伤、湿热浸淫、脾胃亏虚、肝肾亏虚等证。

一、肺热津伤

患者表现如下：病起发热，或热退后突然出现肢体软弱无力，咽干呛咳，皮肤干燥，心烦口渴，小便黄少，大便干燥。舌质红，苔黄。脉细数。

麦味地黄丸

【药物成分】熟地黄、山茱萸（制）、山药、茯苓、牡丹皮、泽泻、麦冬、五味子。

【功能主治】滋肾养肺。用于肺肾阴亏，症见潮热盗汗、咽干、眩晕耳鸣、腰膝酸软。

【药物规格】大蜜丸，每丸重9g。

【使用方法】口服。大蜜丸一次1丸，一日2次。

【注意事项】①忌不易消化食物。②感冒发热病人不宜服用。③有高血压、心脏病、肝病、糖尿病、肾病等慢性病严重者应在医师指导下服用。④儿童、孕妇、哺乳期妇女应在医师指导下服用。⑤服药4周症状无缓解者应去医院就诊。⑥对本品过敏者禁用，过敏体质者慎用。⑦本品性状发生改变时禁止使用。⑧儿童必须在成人监护下使用。⑨请将本品放在儿童不能接触的地方。⑩如正在使用其他药品，使用本品前请咨询医师或药师。

二、湿热浸淫

四妙丸

【药物成分】苍术、牛膝、盐黄柏、薏苡仁。

【功能主治】清热利湿。用于湿热下注所致的痹病，症见足膝红肿、筋骨疼痛。

【药物规格】每袋装6g。

【使用方法】口服。一次6g（一次1袋），一日2次。

【注意事项】孕妇慎用。

【现代研究】张会良等研究四妙丸方加味联合推拿治疗老年膝骨关节炎疗效观察，结果提示四妙丸有很好的抗炎、解热、镇痛作用，因此能够对老年膝骨关节炎产生较好疗效。现代药理研究表明，本方中黄柏具有良好的抗菌、消炎作用，能提高吞噬细胞功能，对关节炎有明显效果，同时还可有效调节机体免疫，其活性物质黄柏碱和木兰花碱对腹腔巨噬细胞产生的白细胞介素1和肿瘤坏死因子具有很好的抑制作用。苍术具有利尿、抗菌、消炎、抗病毒等作用，少量苍术挥发油对蛙有镇静作用，苍术醇具有镇痛作用，β-桉叶醇能降低骨骼肌乙酰胆碱受体敏感性。薏苡仁素的解热、镇痛作用类似于氨基比林。牛膝具有显著的抗炎、镇痛作用，牛膝中多种皂苷类成分的镇痛效果与剂量呈现出一定的量效关系。

三、脾胃亏虚

参苓白术丸

【药物成分】人参、白术、麸炒、茯苓、山药、薏苡仁、莲子、白扁豆、砂仁、桔梗、甘草。

【功能主治】健脾，益气。用于体倦乏力、食少便溏。

【药物规格】每100粒重6g。

【使用方法】口服。一次6g，一日3次。

【注意事项】①泄泻兼有大便不通畅、肛门有下坠感者忌服。②服本药时不宜同时服用藜芦、五灵脂、皂荚或其制剂。③不宜喝茶和吃萝卜以免影响药效。④本品不宜和感冒类药同时服用。⑤高血压、心脏病、肾脏病、糖尿病严重患者及孕妇应在医师指导下服用。⑥本品宜饭前服用或进食同时服。⑦按照用法用量服用，小儿应在医师指导下服用。⑧服药2周后症状未改善者应去医院就诊。⑨对本品过敏者禁用，过敏体质者慎用。⑩本品性状发生改变时禁止使用。⑪儿童必须在成人监护下使用。⑫请将本品放在儿童不能接触的地方。

四、肝肾亏虚

健步虎潜丸

【药物成分】熟地黄、龟甲、锁阳、枸杞子、菟丝子、补骨脂、杜仲炭、人参、黄芪、秦艽、防风、当归、白芍、木瓜。

【功能主治】用于腰腿疼痛、关节作痛、筋骨无力、四肢麻木、血少风多、偏正头风、头痛脑涨、神经衰弱，以及因水土或风湿所引起之大骨节和关节炎等症。

【药物规格】每瓶1000粒，每100粒重30g。

【使用方法】成人一日2次，一次20粒；十六岁以下儿童减半，饭后用温水吞服或遵医嘱。

【注意事项】尚不明确。

参考文献

［1］张会良，杨健松，王康振. 四妙丸方加味联合推拿治疗老年膝骨关节炎疗效观察［J］.河北中医，2016，38（12）：1809-1812.

［2］李丹丹，江培，杨书美，等. 黄柏的化学成分、药理作用及临床应用研究进展［J］. 黑龙江医药，2014，27（03）：601-605.

［3］赵爱梅. 苍术的药理作用研究［J］. 光明中医，2009，24（01）：181-182.

［4］褚娟红，叶骞. 薏苡仁的药理及临床研究概况［J］. 辽宁中医药大学学报，2008，10（04）：159-160.

［5］赵兴梅，徐光忠，李建利，等. 川牛膝和怀牛膝的现代药理研究概况［J］. 华西药学杂志，2004，19（03）：205-207.

第四节　颤证

颤证指凡因脑髓失充，筋脉、肢体失控而发生以头部或肢体摇动、颤抖为主要临床表现的一类病症。中医将颤证分为风阳内动、痰热动风、血瘀风动、髓海不足、气虚亏虚五型。因血瘀风动型颤证在临床中无常用中成药，故本节不列出。

一、风阳内动

患者表现如下：头部摇动，不能自主，头晕脑涨，面红，口干舌燥，急躁易怒，或项强不舒。舌质红，舌苔黄。脉弦或弦数。

六味地黄丸

【药物成分】（大蜜丸）熟地黄、山茱萸（制）、牡丹皮、山药、茯苓、泽泻；辅料为黄酒。

【功能主治】本品滋阴补肾。用于肾阴亏损，症见头晕耳鸣、腰膝酸软、骨蒸潮热、盗汗遗精。

【药物规格】每丸重9g。

【使用方法】一次1丸，一日2次。

【注意事项】①忌辛辣食物。②不宜在服药期间服感冒药。③服药期间出现食欲不振、胃脘不适、大便稀、腹痛等症状时，应去医院就诊。④服药2周后症状未改善者应去医院就诊。⑤按照用法用量服用，孕妇、小儿应在医师指导下服用。⑥对本品过敏者禁用，过敏体质者慎用。⑦本品性状发生改变时禁止使用。⑧儿童必须在成人监护下使用。⑨请将本品放在儿童不能接触的地方。⑩如正在使用其他药品，使用本品前请咨询医师或药师。

【现代研究】张薇等观察六味地黄丸加减中药膏方治疗肝肾阴虚型帕金森病效果，结果发现六味地黄丸加减中药膏方配合多巴丝肼片治疗肝肾不足型帕金森病效果良好，可有效改善患者的运动和非运动症状，且服用方便，较安全。

二、痰热动风

礞石滚痰丸

【药物成分】沉香、黄芩、金礞石、熟大黄。

【功能主治】降火逐痰。用于实热顽痰发为癫狂惊悸，或咳喘痰稠、大便秘结。

【药物规格】每袋装6g。

【使用方法】口服。一次6~12g，一日1次。

【注意事项】非痰热实证、体虚及小儿虚寒成惊者忌用；癫狂重症者，需在专业医生指导下配合其他治疗方法；忌食辛辣、油腻食物；切勿久服过量。

三、髓海不足

龟鹿二仙膏

【药物成分】龟甲、鹿角、枸杞子、党参；辅料为蔗糖。

【功能主治】温肾益精，补气养血。用于肾虚精亏所致的腰膝酸软。

【药物规格】每瓶装100mL。

【使用方法】口服。一次15~20g，一日3次。

【注意事项】①忌食辛辣食物。②脾胃虚弱者慎用。③本品不宜和感冒药同时服用。④本品宜饭前服用或进食时服用。⑤按照用法用量服用，高血压、糖尿病患者应在医师指导下服用。⑥服药2周内症状未改善者，或服药期间出现胃脘不适、食欲不振、便溏，头痛等症状时，应去医院就诊。⑦对本品过敏者禁用，过敏体质者慎用。⑧本品性状发生改变时禁止使用。⑨请将本品放在儿童不能接触的地方。⑩如正在使用其他药品，使用本品前请咨询医师或药师。

五、气虚亏虚

八珍颗粒

【药物成分】党参、白芍、白术、熟地黄、茯苓、当归、川芎、甘草。

【功能主治】补气益血。用于气血两亏，症见面色萎黄、食欲不振、四肢乏力、妇女月经过多。

【药物规格】每袋装3.5g（无蔗糖）。

【使用方法】开水冲服。一次1袋，一日2次。

【注意事项】①孕妇慎用。②本品不宜和感冒类药同时服用。③服本药时不宜同时服用藜芦或其制剂。④本品为气血双补之药，性质较黏腻，有碍消化，故咳嗽痰多、脘腹胀痛、纳食不消、腹胀便溏者忌服。⑤本品宜饭前服用或进食同时服。⑥按照用法用量服用，高血压患者、小儿及年老体虚者应在医师指导下服用。⑦服药期间出现食欲不振、恶心呕吐、腹胀便溏者应去医院就诊。⑧对本品过敏者禁用，过敏体质者慎用。⑨本品性状发生改变时禁止使用。⑩儿童必须在成人监护下使用。⑪请将本品放在儿童不能接触的地方。

参考文献

张薇，王大明，赵瀛. 六味地黄丸加减中药膏方治疗肝肾阴虚型帕金森病效果观察［J］. 中国乡村医药，2016，23（16）：51-53.

第五节　腰痛

腰痛指凡由于腰部受损，气血运行失调，脉络拙急，或肾虚腰府失养所引起的以腰部一侧或两侧或正中发生疼痛为主要症状的一类病症。中医将腰痛分为寒湿腰痛、湿热腰痛、瘀血腰痛、肾虚腰痛四种。

一、寒湿腰痛

患者表现如下：腰部冷痛重着，每遇阴雨天或腰部感寒加剧，痛处喜温，转侧不利，静卧痛势不减，体倦乏力，或肢末欠温，食少腹胀。舌质淡，苔白腻，脉沉紧或沉迟。

腰息痛胶囊

【药物成分】白芷、草乌（制）、独活、续断、牛膝、三七、防风、威灵仙、秦艽、川加皮、防己、海风藤、杜仲、土草薢、何首乌、桑寄生、当归、骨碎补、红花、千年健、赤芍、桂枝、对乙酰氨基酚。

【功能主治】舒筋活络，祛瘀止痛，活血祛风。用于风湿性关节炎、肥大性腰椎炎、肥大性胸椎炎、颈椎炎、坐骨神经痛、腰肌劳损。

【药物规格】每粒装0.3g。

【使用方法】口服。一次2粒，一日3次，饭后服。

【注意事项】胃肠不适者慎服。

二、湿热腰痛

二妙丸

【药物成分】苍术（炒）、黄柏（炒）。

【功能主治】燥湿清热。用于湿热下注，症见腰部疼痛不适等。

【药物规格】每袋装6g。

【使用方法】口服。一次6~9g，一日2次。

【注意事项】①忌烟酒、辛辣、油腻及腥发食物。②有高血压、心脏病、肝病、糖尿病、肾病等慢性病严重者应在医师指导下服用。③儿童、妇女、哺乳期妇女、年老体弱者用在医师指导下服用。④服药期间，如局部皮疹需要使用外用药时，应向专科医生咨询。⑤如瘙痒重者应去医院就诊。⑥服药7天症状无缓解者应去医院就诊。⑦对本品过敏者禁用，过敏体质者慎用。⑧本品性状发生改变时禁止使用。⑨儿童必须在成人监护下使用。⑩请将本品放在儿童不能接触的地方。⑪如正在使用其他药品，使用本品前请咨询医师或药师。

三、瘀血腰痛

血府逐瘀口服液

【药物成分】桃仁、红花、当归、川芎、生地黄、赤芍、牛膝、柴胡、麸炒枳壳、桔梗、甘草。

【功能主治】活血化瘀，行气止痛。用于气滞血瘀所致的胸痹、头痛日久，痛如针刺而有定处，兼有内热烦闷、心悸失眠、急躁易怒。

【药物规格】每支装10mL。

【使用方法】空腹服。一次2支，一日3次。

【注意事项】忌食辛冷食物；孕妇禁用。

四、肾虚腰痛

1.左归丸

【药物成分】枸杞子、龟甲胶、鹿角胶、牛膝、山药、山茱萸、熟地黄、菟丝子；辅料为蜂蜜。

【功能主治】滋肾补阴。用于真阴不足，症见腰酸膝软、盗汗、神疲口燥。

【药物规格】每瓶装54g（同仁堂）。

【使用方法】口服。一次9g（90粒），一日2次。

【注意事项】①忌油腻食物。②感冒病人不宜服用。③服药2周后或服药期间症状无改善或症状加重者，或出现新的严重症状者，应立即停药并去医院就诊。④对本品过敏者禁用，过敏体质者慎用。⑤本品性状发生改变时禁止使用。⑥请将本品放在儿童不能接触的地方。⑦如正在使用其他药品，使用本品前请咨询医师或药师。

【现代研究】许江鱼观察左归丸加减联合国际化标准治疗方案治疗肾阴亏损型骨质疏松症的临床疗效，结果提示左归丸加减联合国际化标准治疗方案和单纯国际化标准治疗方案均能有效治疗肾阴亏损型骨质疏松症，缓解患者的临床症状，在改善患者中医证候、减轻骨痛和增加骨密度等方面，前者临床疗效优于后者，其原因与中医对肾阴亏损型质疏松症病机认识有关。此法中西结合，安全有效，可达到解除疾苦、提高患者生活质量的目的，值得推广。

2.右归丸

【药物成分】熟地黄、附子（炮附片）、肉桂、山药、山茱萸（酒炙）、菟丝子、鹿角胶、枸杞子、当归、杜仲（盐炒）。

【功能主治】温补肾阳，填精止遗。用于肾阳不足，命门火衰，症见腰膝酸冷、精神不振、怯寒畏冷、阳痿遗精、大便溏薄、尿频而清。

【药物规格】每瓶装45g（仲景）（丸剂）。

【使用方法】口服。一次9g（50丸），一日3次。

【注意事项】尚不明确。

参考文献

许江鱼.左归丸加减联合国际化标准治疗方案治疗肾阴亏损型骨质疏松症的临床观察［D］. 黑龙江中医药大学，2013：22-39.